Dream Yoga

Si este libro le ha interesado y desea que lo mantengamos informado de nuestras publicaciones, puede escribirnos a comunicacion@editorialsirio.com, o bien suscribirse a nuestro boletín de novedades en: www.editorialsirio.com

Título original: DREAM YOGA
Traducido del inglés por Francesc Prims
Diseño de portada: Editorial Sirio, S.A.

© de la edición original
2016 Andrew Holecek

© prefacio
2016 Stephen LaBerge

© de la presente edición
EDITORIAL SIRIO, S.A.

EDITORIAL SIRIO, S.A.	NIRVANA LIBROS S.A. DE C.V.	DISTRIBUCIONES DEL FUTURO
C/ Rosa de los Vientos, 64	Camino a Minas, 501	Paseo Colón 221, piso 6
Pol. Ind. El Viso	Bodega nº 8,	C1063ACC
29006-Málaga	Col. Lomas de Becerra	Buenos Aires
España	Del.: Alvaro Obregón	(Argentina)
	México D.F., 01280	

www.editorialsirio.com
sirio@editorialsirio.com

I.S.B.N.: 978-84-17030-33-9
Depósito Legal: MA-927-2017

Impreso en Imagraf Impresores, S. A.
c/ Nabucco, 14 D - Pol. Alameda
29006 - Málaga

Impreso en España

Puedes seguirnos en Facebook, Twitter, YouTube e Instagram.

Andrew Holecek

WITHDRAWN

Dream Yoga

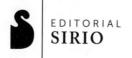
EDITORIAL
SIRIO

A Cindy Wilson,
por mostrarme que los sueños pueden hacerse realidad

PREFACIO

por Stephen Laberge,
doctor en psicofisiología

¡Adelante con la exploración lúcida de los mundos oníricos y lo que hay más allá de ellos! Pero ¿qué dirección es hacia delante? Ten en cuenta que cuando estás caminando en posición vertical en el mundo de los sueños lo normal es que estés tumbado en el mundo físico. Así que lo que en el sueño es ir recto hacia delante se corresponde con ciertos ángulos en la realidad física. Considera esto: supón que te haces consciente de que estás soñando (es decir, te vuelves «lúcido» en el sueño). Supón que decides que quieres visitar tu cuerpo físico. Es posible que recuerdes perfectamente que en este momento este duerme en una cama en algún lugar de Silicon Valley ¡pero que en el sueño no sepas cómo se va a San José! Esto se debe a que no hay ninguna dirección hacia la que puedas encaminarte desde tu mundo onírico; no hay ninguna dirección en la que puedas caminar para llegar allí, por más «lejos» que vayas. No puedes llegar allí desde aquí más que de una manera, que es despertar.

Pero la «onironía» de esto es que no puedes emprender ese camino si no sabes que estás soñando. Nuestras experiencias oníricas les parecen tan reales a nuestras mentes durmientes que, por lo general, es solo después de que nos hemos despertado cuando reconocemos nuestros sueños como las experiencias mentales que son. Sin embargo, como he mencionado anteriormente, hay una feliz excepción, muy significativa: los *sueños lúcidos*, en los que advertimos que estamos soñando mientras permanecemos dormidos respecto al mundo exterior. Esto significa que sabemos que estamos soñando, y también *sabemos* que lo sabemos. Esto nos permite dirigir nuestros sueños en la dirección de nuestros objetivos y (esto es importante) de nuestros ideales, lo cual no puede hacerse sino conscientemente.

He dedicado mi carrera científica a la exploración de este estado de consciencia extraordinario. Las investigaciones llevadas a cabo por mis colegas y por mí mismo en la Universidad de Stanford han demostrado la realidad objetiva de los sueños lúcidos, han permitido definir los tipos básicos de sueños lúcidos que existen y sus características psicofisiológicas y han conducido al desarrollo de nuevas técnicas y tecnologías para inducirlos con mayor eficacia. También he aprendido a acceder voluntariamente a los sueños lúcidos y los he encontrado maravillosamente educativos, en el sentido más profundo del término. Es decir, he comprobado que constituyen un medio de sacar a la luz lo que tenemos dentro.

Por supuesto, como dijo Walt Disney: «Es de algún modo divertido hacer lo imposible», y esta es una respuesta obvia a la pregunta de por qué la gente encuentra que los sueños lúcidos son gratificantes. También parece haber algo intrínsecamente gratificante en el incremento de la atención plena y la presencia asociadas con el *recordar*. Pero lo más profundamente significativo para mí han sido las experiencias de integración de las propias sombras, aparecidas en forma de figuras, lo cual se traduce en un aumento de la compasión, la comprensión y la plenitud. Este proceso de integración es una forma de yoga de los sueños y su práctica conduce a experiencias de trascendencia, las cuales puede reconocerse que presentan similitudes con el yoga tibetano de los sueños, que es el tema de este libro. Esto no es así por casualidad. He tenido contactos significativos con la tradición budista tibetana a partir de un taller que hice con el lama tibetano Tarthang Tulku en Esalen en 1972. En el libro *Exploración de los sueños lúcidos* (escrito en coautoría con Howard Rheingold), describí este encuentro como una experiencia que marcó el inicio de mi empresa de despertar de «este sueño» (la realidad ordinaria). Aunque nunca me hice budista tibetano, siempre he respetado esta tradición y he estado agradecido por lo que he aprendido de ella. Veinticinco años después de ese taller, empecé a enseñar sobre el yoga de los sueños lúcidos en colaboración con seguidores occidentales de la tradición tibetana, empezando por B. Alan Wallace y, más recientemente, Andrew Holecek.

Conocí a Andrew en uno de nuestros retiros anuales llamados Sueño y Despertar. Fue en Hawái en 2012 (puedes obtener más información sobre estos encuentros en mi sitio web, www.lucidity.com). Encontré que Andrew era una persona encantadora; era cálido e ingenioso y tenía un sentido del humor maravillosamente desarrollado. Con esto quiero decir que se reía con todas mis bromas (también se reirá con esta). Me gustó enseguida y le pregunté si quería regresar como profesor invitado, principalmente porque quería conocerlo mejor. Estoy muy contento de haberlo hecho. Hace seis meses impartimos juntos un programa en el Shambhala Mountain Center, en Colorado, y Andrew y su esposa, Cindy, me alojaron generosamente en su casa durante varios días antes de que comenzara el programa. Me sentí bendecido por compartir su vivienda, que encarnaba muy claramente el luminoso amor de sus habitantes. En el transcurso de la semana que estuvimos juntos, experimenté numerosos exponentes de esos pequeños actos de bondad y amor que Wordsworth declaró que eran «la mejor parte de la vida de un buen hombre». Quiero destacar uno: Andrew improvisó un recital de piano para nosotros; tocó muy bien, y de memoria, una selección de obras clásicas. Experimenté la música de una manera nueva. Me emocioné. Andrew tiene dones ocultos.

Los sueños lúcidos implican el conocimiento de estar soñando, lo que quiere decir que uno no está despierto. Sin embargo, esta es la paradoja: puesto que la sabiduría comienza con «saber que no se sabe nada», el despertar comienza con saber que no se está despierto. Si suponemos que ya estamos despiertos (como hacemos de forma implícita en la mayoría de los sueños, de forma explícita en los sueños denominados *falsos despertares* y en lo que no llamamos sueños en absoluto sino, presuntamente, *vida de vigilia*), ¿cómo podemos tan siquiera darle un marco a la posibilidad de despertar? ¡Si ya estamos despiertos! O eso es lo que creemos. Este es un exponente concreto del problema general de que pensar que ya sabemos impide aprender aquello que solo creemos que sabemos. Una parte de aprender a aprender consiste en empezar con lo único que sabemos: que no sabemos nada. Pero al menos sabemos que sabemos esto… Esta verdad está un nivel por encima del mero hecho de no saber nada. Sigue sin ser nada, pero se puede ver mejor.

Así que tal vez sea más conveniente que pienses en ti mismo como en alguien dormido en lugar de despierto, y en «oscurecido» en lugar de iluminado. Al aceptar tu estado original, lejos de deslumbrarte a ti mismo con una iluminación imaginada, puedes llegar a conocer la oscuridad y encontrar tal vez el tesoro escondido. ¿Recuerdas la historia en la que el personaje Nasrudín se encuentra bajo una farola, fuera de su casa, buscando una llave que ha perdido? Un vecino le ayuda a buscarla durante un rato, infructuosamente, hasta que le pregunta:

—¿Dónde, exactamente, has perdido la llave?

Nasrudín responde:

—En mi casa.

El vecino exclama:

—Entonces, ¿por qué diablos estamos buscándola *fuera*?

Con fría lógica, Nasrudín responde:

—Porque aquí hay más luz.

Puede ser que haya más luz en el mundo exterior, pero no es donde se perdió la llave y, por lo tanto, no es donde puede encontrarse. Tenemos que buscarla en el interior, en la oscuridad de dentro, en nuestro hogar más interno, más allá del yo, en el comienzo de todo. Andrew Holecek optó por buscar ahí donde se perdió la llave y seguir el camino de sabiduría que discurre en la oscuridad. El libro que tienes en las manos empieza con una cita de Rilke: «Creo en la noche». En el contexto del poema que termina con este credo, Rilke dice que prefiere la oscuridad de la que nació al pequeño círculo de luz, como el de una vela, que divide el mundo. La oscuridad es el todo no dividido, que lo acepta todo, que permite que todo potencial se manifieste.

Tal vez habrás advertido que en los párrafos anteriores he utilizado a menudo imágenes que hacen referencia al recordar, a buscar lo que se ha perdido, a un tesoro escondido, etcétera. Terminé mi libro más reciente, *Lucid Dreaming: A Concise Guide to Awakening in Your Dreams and in Your Life* («Los sueños lúcidos: una guía concisa para despertar en tus sueños y en tu vida») con una historia titulada «La joya preciosa». En un reino remoto caracterizado por la perfección, el hijo y la hija de un rey emprenden la misión de descender a otro mundo y buscar, y traer a su vuelta, una joya preciosa. Viajan disfrazados a una tierra extraña cuyos habitantes viven, casi todos, en la oscuridad. Ese lugar tiene sobre ellos el efecto de hacerles perder, muy pronto, el contacto del uno con el otro, así como todo el recuerdo de sus orígenes y su misión. Al vagar por ahí sumergidos en un sueño cada vez más profundo, pronto toman sus sueños por la única realidad. Cuando el rey se entera de la difícil situación en que se encuentran sus hijos, les manda este recordatorio: «Recordad vuestra misión; despertad de vuestro sueño y permaneced juntos». Gracias a este mensaje se despiertan a sí mismos y hacen frente a los peligros que rodean la joya, y con la ayuda mágica de esta regresan a su reino de luz, donde moran cada vez más felices, para siempre.

Si no fuese probable que algunos lo considerasen sublime pero otros blasfemo, diría que Andrew es un *Rinpoche*, denominación tibetana honorífica que significa «joya preciosa». Pero puedo usar una metáfora honorífica norteamericana y decir que *Andrew es una joya*. Esta es, en esencia, la razón por la que he escrito este prefacio. Que este libro te ayude a conocerle (y a encontrar la joya que tienes dentro).

Creo en la noche.

RAINER MARIA RILKE,
El libro de horas

PRÓLOGO

odos los seres humanos de este planeta duermen y sueñan. Es una característica silenciosa común a toda la humanidad. Todo el mundo sabe lo que se siente al tener un sueño tranquilo y todo el mundo sabe lo que se siente al despertarse sobresaltado. Todos hemos tenido pesadillas, sueños felices o dificultades para dormir. Ahora mismo, mientras estás leyendo esto, alrededor de la mitad de los habitantes de la Tierra están durmiendo y soñando, acurrucados en un misterioso estado de consciencia. Si pudieras desplazarte a un punto fijo en el espacio y observar nuestro planeta durante veinticuatro horas, verías cómo el manto de la oscuridad iría cubriendo todo el mundo. La parte delantera de este edredón arroparía a varios miles de millones de personas (y muchos billones de animales) mientras se duermen, mientras que la parte trasera se retiraría para exponer a miles de millones de personas más a los rayos del sol de la mañana. Y así pasamos nuestras vidas, día tras día y noche tras noche, sucumbiendo al poder del cosmos mientras el giro de nuestro planeta nos obliga a ajustarnos a su ritmo circadiano (y a entrar en estados de consciencia sobre los que sabemos muy poco).

¿Te has preguntado alguna vez lo que ocurre cuando te duermes y sueñas? ¿Qué son estos estados sombríos de la consciencia que todos compartimos? ¿Hay alguna manera de utilizar la noche y aprovechar el sueño y los sueños en aras del crecimiento psicológico y espiritual? ¿Podemos emplear el proceso del sueño para «despertar»? Este libro te mostrará que *sí*, que podemos. En las páginas siguientes descubrirás un mundo increíble que te espera en el silencio de la noche. Este mundo está lleno de asombro, misterio y una profundidad infinita. Es el mundo del espacio interior de tu propia mente; una dimensión de la realidad que es tan vasta y profunda como el espacio exterior cósmico.

Pasamos más tiempo en la cama que en cualquier otro lugar, «muertos» en cuanto al mundo exterior, pero potencialmente vivos en cuanto a un mundo interior emocionante. Permanecemos alrededor de un tercio de nuestras vidas perdidos en este espacio interior, y hasta seis años en el mundo de los sueños. Desde que estamos en la acogedora cuna hasta que llegamos a la tumba, algunos de los acontecimientos más trascendentales de la vida tienen lugar en el colchón: en él experimentamos el éxtasis del sexo, el gozo de dar a luz, la desolación de la enfermedad y, finalmente, la muerte. Pero las oportunidades de evolución psicológica y espiritual que ofrece la cama van más allá de estos acontecimientos. Si disponemos de las herramientas adecuadas, el hecho de desconectar de las experiencias exteriores nos permite acceder a unas experiencias interiores fascinantes.

Descubrí este mundo interior hace casi cuarenta años y lo he estado explorando desde entonces. Al igual que tú, llevo toda la vida soñando, y algunas de las experiencias más extraordinarias que he tenido nunca han acontecido en mis sueños. Al principio de la veintena, una de estas experiencias me cambió la vida.

Acababa de terminar un doble programa de pregrado en el campo de la música y en el de la biología, que me había supuesto cinco años de duros estudios. Estaba agotado y me tomé un año de descanso antes de ir a la universidad. Pasé la primera mitad de ese año trabajando en una cárcel federal de máxima seguridad. Mi trabajo consistía en supervisar cuadrillas de construcción integradas por presos: bandas variopintas de asesinos, violadores, extorsionadores y ladrones. Fue mi primera toma de contacto, descarnada, con el lado oscuro de la vida. A medida que fui entablando amistad con esos tipos duros vi que sus crímenes, en la mayoría de los casos, eran expresiones superficiales; me di cuenta de que esos hombres eran personas muy semejantes a mí, pero que habían perdido el rumbo.

La segunda mitad de ese año trabajé como asistente quirúrgico. Mi labor consistía en preparar a los pacientes para ser intervenidos y llevarlos a la sala de operaciones y después a la sala de recuperación. Este trabajo conllevaba un trato íntimo con los pacientes, lo cual me llevó a crudos descubrimientos sobre las duras realidades de la enfermedad y la muerte. Puesto que estaba pensando en matricularme en la facultad de medicina, me convertí en el niño mimado de un buen número de cirujanos. Me permitieron observar un sinfín de operaciones y hacer innumerables preguntas. Ahí tuve una maravillosa oportunidad de aprender sobre la vida y la muerte. Como era un hombre joven, viví esos dos puestos de trabajo como una introducción aleccionadora a la condición humana.

Durante ese año también empecé a interesarme por las ideas asociadas con el floreciente movimiento de la Nueva Era. Había comenzado a practicar la meditación trascendental dos años antes y me estaba implicando en otras prácticas espirituales. La meditación trascendental me mostró que había dimensiones de la realidad más profundas que mi mundo externo, un mundo superficial que me golpeó en la cara con esas dos experiencias laborales. También leí mucho; por ejemplo, leí a Edgar Cayce, *El material de Seth*, contenidos de psicología popular y libros extravagantes acerca de los sueños. La yuxtaposición de las experiencias espirituales celestiales, por una parte, y la infernal introducción que había experimentado a las enfermedades psicológicas, sociales y físicas, por la otra, me sacudió hasta la médula. ¿Cómo podía conciliar mis estados espirituales de gozo con las duras realidades de la cárcel y el hospital?

Hacia la mitad de ese año, empecé a tener sueños que parecían presagiar algo. Eran sueños recurrentes y aumentaron en frecuencia, lo que me llevó a experimentar una sensación inefable de anticipación. Sabía que estaba a punto de ocurrir algo. Un día, mientras me hallaba profundamente inmerso en uno de mis libros Nueva Era, mi mente se abrió de repente. En un instante me vi inundado por ideas y visiones de un mundo completamente nuevo. Fue como si un enorme martillo espiritual me golpeara en la parte superior del cráneo y me lo partiera. Incluso décadas después no doy con las palabras para describirlo. Ese nuevo mundo formaba un caleidoscopio de percepciones electrizantes; era como si se me hubiesen despegado unos párpados que tapaban unos ojos que no sabía que tenía. Me sentí despierto por primera vez, libre del letargo en que había estado viviendo mi vida.

Permanecí en ese estado de éxtasis durante dos semanas, convencido de que eso era lo que significa nacer de nuevo espiritualmente o estar místicamente despierto. En esa experiencia hubo dos aspectos que tuvieron una especial relevancia; uno estaba relacionado con la noche y el otro con el día, y ambos tenían que ver con los sueños.

El primero fue que mi vida onírica eclosionó. Tuve docenas de sueños potentes; muchos de ellos eran lúcidos (me daba cuenta de que estaba soñando mientras aún permanecía en el sueño) y otros eran proféticos. Muchos de esos sueños eran hiperreales, es decir, más intensos y reales que la experiencia de la vigilia. Empecé a escribir un diario de sueños y en el transcurso de esas dos semanas llené varios cuadernos. Era como si mi mente subconsciente más profunda hubiese entrado en erupción y hubiese arrojado un volcán de sueños. Algunos de esos sueños siguen orientando mi vida a día de hoy.

El segundo aspecto fue que mi experiencia diurna se hizo muy onírica. Mi mundo pasó a ser fluido, ilusorio y más etéreo. Lo veía todo como si fuese un símbolo transparente. Cuando caminaba por la orilla del lago Míchigan, cerca de mi casa, las olas me enseñaban sobre el surgimiento y la disolución de los pensamientos en mi mente. Cuando el sol irrumpía a través de las nubes, era una enseñanza acerca del brillo de la mente despierta a través de las brechas que había entre mis pensamientos. Un arcoíris me mostraba la naturaleza transitoria y efímera de las cosas. Dondequiera que miraba, era como si el mundo me estuviese enviando un mensaje. Estaba pisando una línea muy delgada entre la metanoia y la paranoia, es decir, entre derivar un significado espiritual de mi mundo y atribuirle significados excesivos. Además de mi exuberante diario de sueños, también llené varios cuadernos con ideas que se me entregaban durante el día. Me sumergí en una experiencia deslumbrante y muy surrealista. Me resulta imposible transmitir el impacto de esas semanas milagrosas, que fueron las más transformadoras que he experimentado en toda mi vida.

Puesto que mi experiencia de la vigilia se estaba volviendo más onírica y mis sueños nocturnos más reales (claros y estables), me resultaba difícil determinar si estaba despierto o dormido. Había momentos en que mis sueños me parecían extraordinariamente reales y la experiencia de la vigilia me parecía un sueño. Estos dos mundos, antes separados, se estaban mezclando.

Esto fue entretenido al principio, pero se me fue haciendo cada vez más desconcertante. Una experiencia que empezó siendo muy fresca acabó por asustarme. ¿Dónde estaba mi mundo sólido y seguro? Estaba perdiendo el contacto con la realidad. En lugar de preguntarme si eso era la iluminación, comencé a sentir pánico y preguntarme si estaba loco. Mi emoción en cuanto a estar espiritualmente despierto se vio reemplazada por el miedo a la locura.

Sentí que si acudía a un terapeuta, probablemente me daría medicación, o que incluso acabaría internado. El psiquiatra contemplativo R. D. Laing dijo:

> Los intentos de despertar antes de tiempo a menudo se ven castigados, especialmente por parte de aquellos que más nos aman. Porque ellos, benditos sean, están dormidos. Creen que cualquier persona que despierta o que, aún dormida, se da cuenta de que lo que tomamos por real es un «sueño», se está volviendo loca.[1]

En un intento desesperado de volver a tomar tierra, y por lo tanto de recobrar la cordura, renuncié a la experiencia. Me metí en mi Volkswagen Escarabajo, conduje hasta Colorado y me reuní con mis amigos, para beber y esquiar de regreso a la normalidad.

Tras una semana de distracciones intensas, empecé a recuperar la sensación de estabilidad dentro de la vigilia. No sé si fue la cerveza, mis ruidosos amigos o el hecho de pasar tanto tiempo en la naturaleza, pero di un gran suspiro de alivio cuando mi experiencia espiritual de dos semanas se desvaneció y recuperé mi sentido de la realidad.

Regresé a Míchigan y reanudé mi trabajo como asistente quirúrgico. Pero algo había cambiado. Las resacas de mis borracheras no podían borrar por completo la resaca de mis experiencias espirituales. Al cabo de unos pocos meses me sentí lo suficientemente estable como para volver a aventurarme en lo que había experimentado. Sabía que había vivido algo profundo y muy perturbador. A pesar de que había tenido éxito a la hora de volver a la realidad, había vislumbrado un nuevo mundo, y los sueños constituían una parte muy importante de él. Fue así como empecé a explorar el mundo del sueño y los sueños.

Me dediqué a leer todo lo que pude acerca de los sueños. Leí a Sigmund Freud, a Carl Jung y un sinnúmero de libros de psicólogos, científicos, místicos y charlatanes.[2] Me resultaron útiles, pero no del todo. Seguía sin entender lo que me había sucedido. Un día empecé a leer sobre el budismo y enseguida me llamó la atención el hecho de que *buda* significa, literalmente, «el despierto». ¿Qué significaba eso? ¿Despierto en oposición a qué? ¿De qué despertó el Buda y a qué despertó?

Al ir estudiando el budismo fui comprendiendo lo que me había ocurrido. Esas enseñanzas fueron lo único que encontré que pudiese explicar mi extravagante viaje de dos semanas. Inspirado por la historia del Buda y por cómo resonaban sus enseñanzas con mi experiencia, me comprometí a «despertar», lo que hizo de mí un budista en el sentido más puro del término. Durante los últimos treinta años he seguido estudiando esta noble tradición y practicando en su contexto. Cuando finalmente di con las enseñanzas budistas sobre el yoga de los sueños (que consiste en esforzarse por tener sueños lúcidos con el objetivo de llevar a cabo unas prácticas específicas dentro de esos sueños), supe que había llegado a mi hogar.

Aun cuando me considero budista, estoy interesado principalmente en la búsqueda de la verdad y en descubrir la naturaleza de la realidad. Esta verdad puede incluir o trascender las religiones tradicionales e incluso las filosofías de la Nueva Era, así como la ciencia y la filosofía. Estoy interesado en la evolución personal, sea lo que sea aquello que la favorezca. Así pues, si bien las enseñanzas de este libro se basan en la sabiduría de la tradición budista (en particular, en el budismo tibetano), también provienen de la psicología, la ciencia y mi propia experiencia. Nadie tiene la patente de la verdad. Así como mi experiencia unió el día y la noche, este libro va a continuar con el tema de la unidad, puesto que en él uno la sabiduría de Oriente con el conocimiento de Occidente en un intento de llevar el maravilloso mundo nocturno de los sueños a la nítida luz del día.

Como reflexión final, el hecho de compartir experiencias espirituales, incluidos sueños potentes, contiene una promesa y también un peligro. La promesa es que puede inspirarte y conectarte con los demás. El peligro es que puede inflarte el ego y, así, desinflar la potencia de la experiencia. En mi tradición budista se nos aconseja que no compartamos estas experiencias. El reconocido maestro tibetano Tulku Urgyen Rinpoche (*Rinpoche* es un término honorífico que significa «joya preciosa») dijo que hablar de las experiencias espirituales es como estar en una cueva con una vela y regalar la vela. Uno se queda a oscuras. Estas experiencias surgen en el santuario del silencio y deberían permanecer en él.[3]

En la literatura sobre los sueños lúcidos hay muchos libros en que los autores comunican su pericia al respecto por medio de señalar cuántos sueños lúcidos han tenido, de describir la facilidad con que pueden inducírselos o de compartir sueños que les resultaron transformadores. Entiendo la necesidad de escribir acerca de ello; a menudo, estos informes me resultan inspiradores. El dominio de la lucidez no cuenta con unas acreditaciones específicas, por lo que los escritores infunden confianza en sus lectores por medio de compartir sus experiencias. Tampoco tenemos modelos que seguir en este campo de aparición reciente, héroes del sueño certificados a quienes podamos emular.

¿Qué hace uno cuando la modestia es el resultado de la maestría? ¿Cómo transmite uno esa maestría sin violar la modestia o evitando caer en una contradicción escénica, es decir, evitando caer, sin darse cuenta, en la trampa que propugna que hay que evitar?[4] Este es el motivo por el cual te resultará difícil encontrar maestros del yoga de los sueños. Ellos no hablan de sus experiencias. Como proclama la tradición taoísta: «El que sabe no habla. El que habla no sabe».

Así que, a pesar de empezar este libro compartiendo una experiencia que me cambió la vida, voy a transitar un camino intermedio, tendiendo más a la omisión. De vez en cuando, no obstante, me apoyaré en los informes oníricos de otros, para reflejar lo que es posible experimentar por la noche. Es un equilibrio delicado el de ofrecer inspiración y a la vez evitar alimentar el autoengrandecimiento. Incluso la humildad puede encubrir la arrogancia. En cuanto a mí, basta con que diga que muchas de las experiencias más intensas de mi vida siguen teniendo lugar en mis sueños. Estos sueños son a menudo más vibrantes que cualquier cosa que haya experimentado en la realidad de la vigilia, y a menudo me han cambiado la vida. Creo en la noche.

Introducción

AVENTURAS DE LA CONSCIENCIA

El viaje que estamos a punto de emprender a lo largo de este libro es a la vez divertido y profundo. La mayoría de la gente no tiene ni idea del alcance de las posibilidades que hay en el ámbito de esta aventura de la consciencia, una aventura que acontece en la oscuridad de la noche.

Empezamos nuestro viaje con los sueños lúcidos. Soñar lúcidamente consiste en darse cuenta de que se está soñando, pero sin despertar del sueño. Uno es plenamente consciente dentro del sueño y puede hacer casi cualquier cosa que desee dentro de él. Los sueños lúcidos son lo último en recursos de entretenimiento para el hogar. La mente del soñador se convierte en el cine y uno mismo es el productor, el director, el guionista y el actor principal. Uno puede representar el guion de la historia de amor perfecta o de la aventura más loca. Los sueños lúcidos también se pueden utilizar para resolver problemas, ensayar situaciones y trabajar con cuestiones psicológicas. (Para obras que traten específicamente el tema de los sueños lúcidos, consulta la lista de lecturas recomendadas al final de este libro). Desde lo trivial hasta lo trascendente, los sueños lúcidos son un espectro de la experiencia que atañe generalmente a aspectos del mundo y la realización personal.

Si profundizamos más, los sueños lúcidos pueden convertirse en el yoga de los sueños y constituir una práctica espiritual. Esto no quiere decir que el hecho de soñar lúcidamente no sea espiritual; puede serlo. Pero como práctica, y en contraste con el yoga de los sueños, los sueños lúcidos no cuentan con tantos métodos orientados hacia lo espiritual. *Yoga* significa «unir» o «uncir». El yoga de los sueños nos une con los aspectos más profundos de nuestro ser; está más orientado hacia la autotranscendencia.

Hay otras tradiciones que trabajan con el sueño y los sueños con fines espirituales, como las prácticas al respecto de los sufíes y taoístas, determinados aspectos de la meditación trascendental y el *yoga nidra*. Me centraré principalmente en el yoga de los sueños del budismo tibetano, porque se trata de una especialidad de esta rama del budismo.

Desde la etimología de la palabra *buda* hasta las meditaciones nocturnas, esta tradición lleva unos veinticinco siglos explorando el comportamiento de la mente durante el período nocturno. En el poema biográfico *Buddhacarita* («La vida del Buda»), se dice que el Buda alcanzó la iluminación a través de cuatro «contemplaciones nocturnas». En la primera contemplación, quien iba a ser pronto el Buda recordó sus vidas pasadas y tuvo conocimiento del ciclo del renacimiento. En la segunda, vio que todos los seres pasan por este ciclo y que el karma acciona la rueda de la vida. Durante la tercera contemplación, vio los medios que llevaban a liberarse de este ciclo. Y en la cuarta, justo al amanecer, alcanzó el gran despertar y se convirtió en el Buda. Siguiendo su ejemplo, nosotros también vamos a «contemplar» la noche bajo una luz nueva y esclarecedora.

No se sabe exactamente cuál fue el origen del yoga de los sueños en el budismo. Algunos eruditos lo remontan al Buda. Namkhai Norbu, un maestro de la escuela *nyingma* del budismo tibetano, asegura que se originó en los tantras (especialmente en el *mahamaya tantra*), los cuales están envueltos en el misterio.[1] Guru Rinpoche, el fundador de la tradición *nyingma*, que llevó el budismo desde la India hasta el Tíbet, enseñó el yoga de los sueños dentro de su ciclo de enseñanzas. En las tradiciones *kagyu* y *gelugpa*, el yoga de los sueños se enseña sobre todo en los *Seis Yogas de Naropa*, que es quizá la fuente más antigua que se puede determinar. Naropa reunió los seis yogas, pero no fue su autor. El lama Thubten Yeshe señala:

> Los Seis Yogas de Naropa no fueron descubiertos por Naropa. Su origen se encuentra en las enseñanzas del Señor Buda. Su transmisión llegó finalmente al gran yogui indio del siglo XI Tilopa, quien a su vez los transmitió a su discípulo Naropa.[2]

Pero el maestro indio Lawapa («maestro de la manta», también conocido como Kambala) es el autor del yoga de los sueños tal como se presenta en los seis yogas. Transmitió sus enseñanzas a Jalandhara, quien las transmitió a Krishnacharya, quien a su vez las transmitió a Naropa. Tilopa, el fundador de la tradición *kagyu*, atribuye el yoga de los sueños específicamente a Lawapa.

Mi estudio del yoga del sueño y de los sueños proviene de todos estos linajes (y también de otros), pero mi práctica de este yoga se basa sobre todo en los seis yogas de Naropa. Cuatro de los seis yogas serán fundamentales para el viaje que emprenderemos en este libro: el yoga de las formas ilusorias, el yoga de los sueños, el yoga del sueño y el yoga del bardo. Los otros dos son el yoga *chandali* (*chandali* significa «calor interno») y el yoga *phowa* (*phowa* significa «transferencia de la consciencia»), que están más allá del ámbito de estas páginas.

Tenemos tendencia a pensar en el yoga como en algo físico (consistente en estirar el cuerpo con varias posturas), pero también hay yogas mentales, que trabajan para estirar la mente. Como el yoga mental, el yoga de los sueños puede dejar estrías en la mente. Pero los estiramientos, en cualquier nivel, son buenos para el crecimiento. Así como el yoga físico hace que el cuerpo sea más flexible, el yoga de los sueños hace que la mente sea más flexible, es decir, adaptable, maleable, suave, complaciente, obediente, dócil y abierta. ¿Quién no querría tener una mente así? Una vez que la mente está abierta y es flexible, se la puede llevar a tener todo tipo de nuevas experiencias.

Con el yoga de los sueños, en lugar de usar la mente como un centro de entretenimiento la convertimos en un laboratorio. Experimentamos con meditaciones del sueño y estudiamos la mente por medio de los sueños. En este punto nos convertimos en *onironautas espirituales*. La onirología es el estudio de los sueños y los onironautas son aquellos que navegan por ese mundo. Así como los astronautas exploran el espacio exterior del cosmos, los onironautas exploran el espacio interior de la mente.

Aunque el yoga de los sueños se originó como una práctica budista, el Dalái Lama dice esto respecto a esta forma de yoga:

> Es posible [practicar el yoga de los sueños] sin mucha preparación. El yoga de los sueños puede ser practicado tanto por los no budistas como por los budistas. Si un budista practica el yoga de los sueños, lo hace con una motivación y un propósito especiales. En el contexto budista, la práctica está dirigida a la realización de la vacuidad [la naturaleza de la realidad]. Pero la misma práctica puede ser llevada a cabo por los no budistas.[3]

La vacuidad es una doctrina fundamental en el budismo, y un tema central en nuestro viaje. También es uno de los conceptos más incomprendidos de todo el budismo. Regresaremos al concepto de vacuidad con frecuencia en este libro, y poco a poco lo iremos desvelando.

Si llevamos esta práctica más allá, el yoga de los sueños puede convertirse en el *yoga del sueño*, una meditación avanzada en que la conciencia se extiende no solo a los sueños, sino también al sueño profundo, sin sueños. Mantenerse despierto durante el sueño sin sueños es una antigua práctica del budismo tibetano. Con el yoga del sueño, el cuerpo se duerme, pero la mente permanece despierta. Uno se deja caer *conscientemente* en lo más profundo de su ser, en la conciencia sin forma más sutil (en lo que realmente es).

Si quieres ir aún más lejos, la noche tiene un destino final. El yoga de los sueños y el yoga del sueño pueden conducir al *yoga del bardo*, las famosas prácticas tibetanas que utilizan la oscuridad de la noche para prepararse para la oscuridad de la muerte. *Bardo* es una palabra tibetana que significa «brecha», «intervalo», «estado de transición» o «en el medio», y en este caso se refiere a la brecha que hay entre las vidas. Si crees en la reencarnación y quieres saber qué hacer después de tu muerte, el yoga del bardo es para ti. A un cierto nivel, todo en cuanto al yoga de los sueños y el yoga del sueño es una preparación para la muerte.

En este libro hablaré sucesivamente de los sueños lúcidos, el yoga de los sueños, el yoga del sueño y el yoga del bardo, que nos brindan prácticas para realizar en la oscuridad. El yoga de las formas ilusorias es la contraparte diurna de estos yogas. Todas estas prácticas están diseñadas para arrojar luz sobre algunos de los aspectos más profundos y oscuros de nuestro ser. Aquí me centraré principalmente en los sueños lúcidos y el yoga de los sueños (incluida la práctica diurna de las formas ilusorias). También abordaré el tema del yoga del sueño y, brevemente, el yoga del bardo, para aquellos que estén interesados en estas prácticas más avanzadas. Un mundo completamente nuevo, toda una «vida nocturna», te aguarda en la oscuridad. Con las técnicas que aquí se presentan, tendrás todo lo que necesitas para explorar con seguridad este espacio interior profundo.

Aun cuando no he visto nunca a nadie tener problemas a raíz de la práctica del yoga de los sueños, acaso no sea para todo el mundo, como ocurre con cualquier disciplina. Personas con tendencia a la disociación o la despersonalización deben consultar con un profesional de la salud mental antes de practicar la lucidez en los sueños o el yoga de los sueños. Los individuos con tendencias psicóticas, o todos aquellos que experimenten pérdidas del sentido de la realidad estable, podría ser que sufriesen un agravamiento de estos estados disociados de la mente. Como en el caso de cualquier tipo de meditación, siempre es conveniente que uno compruebe cuál es su motivación. Si estás buscando una forma de escapar de la realidad, probablemente las meditaciones nocturnas no son para ti.[4]

Así pues, ¿para quién es este libro? Es para cualquier persona interesada en la emoción de despertar en sus sueños y en pasar los mejores momentos de su vida en la intimidad de su propia mente. Es para cualquiera que desee hacer un mejor uso de las veinticuatro horas de cada día y para los que se preguntan qué sucede cuando duermen y sueñan. Es para intrépidos pioneros interesados en explorar las fronteras de la consciencia, así como la naturaleza de la mente y la realidad. Es para cualquier persona fascinada por el desarrollo psicológico y espiritual, para aquellos que quieren aprender acerca de los poderes creativos de la mente y para aquellos que quieren prepararse para la muerte. Por último, es para quienes se sienten atraídos por la práctica budista y están interesados en despertar en el sentido espiritual.

Esto puede parecer ambicioso. Pero recuerda que si vives hasta los noventa años habrás pasado treinta de esos años durmiendo y habrás entrado en el mundo de los sueños alrededor de medio millón de veces. Esto es mucho tiempo en un estado de consciencia del que sabes muy poco. ¿No quieres cambiar esto? ¡Piensa en lo mucho que podrías aprender en la «escuela nocturna» solo con que dedicases a ello unos pocos de esos treinta años adicionales!

CÓMO LEER ESTE LIBRO

Si bien este libro te muestra cómo tener sueños lúcidos y qué hacer con ellos, está escrito para ir a mayor profundidad. Tienes a tu alcance muchos buenos volúmenes que pueden introducirte en el mundo de los sueños lúcidos (los enumero en la lista de lecturas recomendadas). He escrito este libro para mostrarte lo vasto y profundo que es en realidad este mundo y lo lejos que puede llevarte. Es más bien un viaje filosófico y espiritual a las prácticas de la noche, orientado a apoyar las prácticas en sí mismas y las experiencias que se despliegan a partir de ellas. Si deseas limitar tu viaje a las maravillas de los sueños lúcidos, aprenderás cómo hacerlo. Pero el objetivo fundamental de este libro es mostrarte que los sueños se pueden utilizar para eliminar el sufrimiento y alcanzar la felicidad duradera, lo cual es una forma de definir la iluminación.

Por lo tanto, este libro trata de despertar de la ilusión que se traduce en el *samsara*, el mundo convencional lleno de insatisfacción y sufrimiento (en contraste con el nirvana o iluminación). Como dice el comentarista político Bill Maher: «Cada vez que hay una ilusión colectiva, cosas malas derivan de ello». Esto es aplicable a todo el espectro de la ilusión, desde los cultos hasta los delirios acerca de la naturaleza de la realidad. Como veremos más adelante, todos somos miembros involuntarios del culto al materialismo; compartimos la ilusión de que las cosas son fundamentalmente sólidas, duraderas e independientes. Esta es la característica central del *samsara*. La misión de este libro es señalar este engaño (una falacia que el budismo define como estar dormido a la verdadera naturaleza de las cosas) y despertar de él. Y cada vez que hay un despertar colectivo a la verdad, algo bueno deriva de ello.

Mientras que los sueños lúcidos son más bien un fenómeno occidental, el yoga de los sueños, el yoga del sueño y el yoga del bardo provienen principalmente del budismo tibetano. Nuestro viaje unirá ambos mundos, lo mejor de Oriente y de Occidente. El filósofo indio Mahadevan dijo que la principal diferencia entre la filosofía oriental y la occidental es que Occidente desarrolla su visión de la realidad a partir de un solo estado de consciencia (el estado de vigilia), mientras que Oriente se basa en todos los estados de consciencia, entre ellos el del sueño y el de los sueños. Así pues, la filosofía oriental es más abarcadora.

Los tibetanos llevan más de mil años explorando estos estados de consciencia, con la intención explícita de utilizar el sueño y los sueños como formas de comprender la vida y la muerte. Esto no es solamente una comprensión filosófica, sino también conocimiento concebido para eliminar el sufrimiento. Así pues, aunque el yoga de los sueños y el yoga del sueño (y más aún el yoga del bardo) pueden parecer esotéricos y pertenecer al ámbito de lo sobrenatural, tienen aplicaciones muy prácticas en cuanto a la forma de vivir.

Puesto que el espectro de las prácticas nocturnas, que van desde los sueños lúcidos hasta el yoga del bardo, cubre una gama de experiencias muy extensa, este libro tiene un enfoque amplio. Esto está en línea con varios temas que estructuran este libro: los tres niveles de la mente, de los que se habla en los capítulos 2, 9 y 10, y los tres niveles del cuerpo, que se abordan en los capítulos 5 y 10. Estos tres niveles avanzan de lo denso a lo sutil, de lo exterior a lo interior, de lo familiar a lo desconocido. Este triple enfoque es inherente al corpus de las enseñanzas budistas, que a su vez se presentan a través de los tres *yanas* y los tres giros.[5]

Por lo tanto, el siguiente material irá de lo familiar a lo desconocido, de lo exotérico a lo esotérico, de lo fácil a lo no tan fácil. Por ejemplo, la mayoría de las personas están familiarizadas con la psique y el cuerpo exterior (que aquí se tratarán como los primeros niveles de la mente y el cuerpo), por lo que este material es sencillo. Sin embargo, casi nadie está familiarizado con los conceptos de la *mente de la luz clara* y el *cuerpo muy sutil* (que aquí se abordan como el nivel tercero de la mente y el cuerpo, respectivamente), por lo que estos contenidos pueden ser más ajenos.

Este libro es como un viaje a tu yo más íntimo. Como dicen muchas guías turísticas, vamos a salir del territorio familiar y a adentrarnos en tierras extrañas. Se necesita un espíritu intrépido para abandonar lo cómodo y familiar y viajar a lo desconocido, pero como sabe cualquiera que tenga experiencia en viajar por el mundo, los momentos molestos e incómodos valen la pena. Regresarás de este viaje interior, al igual que lo harías en el caso de cualquier ausencia exterior, convertido en una persona mejor y más integrada con el mundo. Serás infinitamente más cosmopolita, ya que conectarás no solo con las personas que podrías conocer en lugares como Estambul o Delhi (si te aventurases por el mundo) sino también con las personas de todas partes, a medida que te adentres en el dominio interno compartido.

Este viaje interior puede llevarte, temporalmente, fuera de la zona de confort del hogar con el que estás familiarizado (la mente densa y el cuerpo exterior), pero con el tiempo te conducirá a tu verdadero hogar, el que se halla en el centro de ti mismo, y al cauce mental que compartes con todos los seres sensibles. Después podrás salir de este cauce y regresar de este viaje interior para volver a habitar tus formas externas, y tu vida diaria, con los nuevos tesoros que habrás descubierto dentro de ti. Y quizá, como los maestros de la antigüedad, ofrecerás a continuación estas riquezas a los demás y los invitarás a hacer lo mismo.

Si bien este libro generalmente progresa de lo denso a lo sutil y de lo familiar a lo desconocido, hay unos primeros apartados que pueden ampliar tu perspectiva; e, inversamente, hay material hacia el final en el que te puedes relajar. Puedes leer estas partes más difíciles o sencillamente omitirlas y pasar a la información más fácil. Muchas de estas partes comienzan alertándote acerca de los retos que estás a punto de afrontar, pero otras se deslizan hacia el material más profundo sin estas palabras introductorias.

He tratado de que este libro sea lo más accesible posible. Está salpicado de historias y anécdotas personales, así como de citas esclarecedoras, y muestra constantemente cómo estas enseñanzas a veces esotéricas se pueden aplicar a cada momento de nuestras vidas. He tratado de rendir homenaje a la profundidad de la temática a la vez que he proporcionado oasis ocasionales de alivio. Como todo buen yoga, este libro primero se expandirá y después se relajará. Y al igual que ocurre con el yoga físico, la mejor manera de expandirte y crecer es sentir el estiramiento y dejar que opere en ti mientras lo efectúas suavemente.

Como apunte para animarte, todos los capítulos anteriores a la práctica del yoga de los sueños (capítulo 14) están escritos para preparar el terreno. En el budismo, a menudo se enseña que los preliminares son más importantes que la práctica principal. Si aramos un campo, eliminamos las malas hierbas, lo abonamos correctamente y hacemos todo esto durante la estación correcta, las semillas que sembremos van a florecer. Si no lo hacemos así, es como dejar caer las semillas en la tierra sin labrar al final del invierno. El yoga de los sueños es sutil. Si no se trabaja el campo de la mente de antemano, puede ser que no eche raíces.

Por último, vas a encontrar muchas notas al final, con las que vas a obtener una mayor comprensión. En estas notas me permito la licencia de escribir con libertad. Puedes consultarlas durante la primera lectura, omitirlas por completo o verlas en una segunda lectura del libro. En mi caso, a menudo leo las notas del final de los libros conjuntamente cuando termino de leer cada capítulo. Mi esperanza es que enriquezcan el texto principal sin que te distraigan.

Empezaré por hablar de los muchos beneficios de las prácticas nocturnas de inmediato, y los resumiré en el capítulo 19. Si no puedes esperar, o si quieres saber por qué deberías molestarte en hacer estas meditaciones nocturnas, lee el capítulo 19 ahora. Puede ser que te lleves una sorpresa cuando descubras sus múltiples beneficios.

TRES HERRAMIENTAS DE SABIDURÍA

Vamos a implicar a los tres *prajnas*, o *herramientas de sabiduría*, en este viaje al interior: escuchar, reflexionar y meditar.[6] Escuchar o leer sobre algo conduce a reflexionar sobre ello, lo que a su vez lleva a meditar sobre ello. Al leer estos contenidos y pensar acerca de ellos estarás haciendo uso de las dos primeras herramientas de sabiduría. En nuestro viaje esto es como llenar el depósito de gasolina, conseguir un buen mapa y hacer acopio de todo lo necesario para efectuar un viaje largo. Pero el viaje comienza realmente cuando se empieza a meditar, cuando se arranca el motor y se ejercitan los yogas que nos llevan hacia dentro. Es entonces cuando se reemplaza el mapa por el territorio; se saborea la singularidad del viaje y uno hace sus propios descubrimientos a medida que se traslada al centro de su ser.

Las tres herramientas de sabiduría son la forma en que ingerimos, digerimos y metabolizamos las enseñanzas hasta que, literalmente, las hacemos nuestras. Si permaneces en el nivel de la lectura y la reflexión, vas a quedarte en el nivel de la mera filosofía. Las enseñanzas pueden hacerle gracia al intelecto o entretenerte, pero no van a cambiarte radicalmente.

Una vez que «masticas» los contenidos y los incorporas a tu organismo a través de la práctica de la meditación, las enseñanzas pueden transformarte, porque es entonces cuando las *sientes*. De lo contrario, permanecen enclavadas en la cabeza, donde están seguras pero son asépticas. Las tres herramientas de sabiduría toman la información de la cabeza y la llevan abajo, al corazón y las tripas. Ahí es donde realmente se sienten las cosas y donde nos sentimos alimentados. Ahí es donde los datos cerebrales se transforman en fibra somática.

Vamos a tratar de arrancar de raíz la base del *samsara*. Es decir, vamos a tratar de trascender el miedo. Como dijo el erudito religioso Reza Aslan, «El miedo es impermeable a los datos». No vas a superarlo por medio de leer o escuchar; ni tan siquiera por medio de reflexionar. Para transformar el miedo hay que trabajar en el nivel de los sentimientos y las sensaciones, donde uno toca lo que está intentando transformar. La meditación sirve exactamente para esto.

Cuando estás cerca de alguien que ha hecho este trabajo interior y ha incorporado totalmente las enseñanzas con la meditación profunda, puedes sentirlo. Puedes decir que se trata de una persona que practica lo que predica y que es alguien en quien puedes confiar. En mi caso, me he guiado siempre por esto para identificar a un auténtico maestro. Lo que dice esa persona, ¿son más que meras palabras? ¿Encarna sus propias enseñanzas? ¿Vive su verdad? He tenido la suerte de estar cerca de algunos de los individuos más inteligentes de este planeta, desde científicos famosos hasta filósofos de renombre mundial, y me parecen infinitamente fascinantes. Pero quienes realmente me llegan, quienes realmente me emocionan y me inspiran a cambiar, son las personas más meditativas de este planeta.

El conocimiento se transforma en sabiduría por medio de las tres herramientas de sabiduría. Así que el aspecto verdaderamente fundamental de este libro es la meditación o el yoga, la tercera de las herramientas. Toma estas enseñanzas e incorpóralas a tu vida a través de las meditaciones que se presentan en las páginas siguientes.

La palabra tibetana equivalente a meditación es *gom*, que significa «familiarizarse con». Es por medio de la meditación como te familiarizarás con estados internos de la mente y el cuerpo a los que antes eras ajeno.[7] Es gracias a la meditación como emprenderás esta gira milagrosa por el cosmos que habita en tu interior. Así pues, si bien hay mucho aquí para satisfacer la curiosidad de los turistas ocasionales, el libro va a cobrar vida para ti cuando tú mismo hagas el viaje. Como dijo el Buda de sus propias enseñanzas (lo formulo en el lenguaje de hoy): «No tomes mi palabra. Descúbrelo por ti mismo».

Desde el punto de vista de las enseñanzas budistas, la manera de progresar es tener una comprensión más profunda de nuestra propia mente, lo que equivale a la comprensión de que el mundo y nuestra percepción de él son ilusorios.

DZIGAR KONGTRUL,
Buddhadharma

1

¿QUÉ SON LOS SUEÑOS LÚCIDOS?

La denominación *sueño lúcido* fue insinuada por el erudito Marquis d'Hervey de Saint-Denys (1822-1892), pero fue acuñada por el psiquiatra holandés Frederik van Eeden (1860-1932).[1] En Occidente, las referencias a los sueños lúcidos se remontan tan lejos como a Aristóteles, y la primera descripción de un sueño lúcido la llevó a cabo san Agustín en el año 415. Un sueño lúcido consiste en despertar al hecho de estar soñando, pero permaneciendo en el sueño. Es decir, la persona está soñando y lo sabe.[2] La existencia de los sueños lúcidos fue científicamente demostrada en 1975 por el psicólogo Keith Hearne, de la Universidad de Hull, y después de forma independiente por Stephen LaBerge en 1977 en Stanford.[3] LaBerge es sin duda el padre de los sueños lúcidos modernos, y sus libros al respecto son clásicos: *Lucid Dreaming: The Power of Being Awake and Aware in Your Dreams* (1985) y *Exploring the World of Lucid Dreaming* (1990, en coautoría con Howard Rheingold; en español, *Exploración de los sueños lúcidos*). Antes de estos estudios pioneros, la idea de que se podía estar lúcido en los sueños era principalmente rechazada por la comunidad científica. ¿Cómo se puede estar despierto y soñando al mismo tiempo? LaBerge y Hearne demostraron que es posible, y los sueños lúcidos se afianzaron en Occidente.

En el instante mágico en que uno despierta dentro del sueño, todo cambia. Aquello que solo un momento antes tenía todo el control sobre el soñador pasa a estar bajo el control de este. En vez de verte irremisiblemente arrastrado por los dictados del sueño, ahora eres tú quien dispone el sueño. Puedes hacer lo que quieras, sin que nadie te vea. Puedes volar, tener relaciones sexuales con una estrella del cine o robar un Fort Knox.[4]

Los sueños cuentan la verdad.[5] Revelan nuestras tendencias inconscientes más profundas, como puede confirmar cualquier psicólogo o intérprete de sueños.[6] Esta misma máxima se aplica al trabajo con los sueños en el nivel espiritual, como veremos a lo largo de este libro. Los textos clásicos apodan al yoga de los sueños «la medida del camino»; te mostrará mucho acerca de quién eres y dónde estás en el camino.

Responde las preguntas siguientes con mucha honestidad: ¿qué harías si pudieses hacerte invisible? ¿Qué revelaría esto de ti? ¿Actuarías desinteresadamente o de forma egoísta? Platón abordó esta cuestión en *La república*, donde habla del «mito del anillo de Giges». En este mito, el pastor Giges descubre un anillo mágico que le da el poder de la invisibilidad. Platón utiliza este mito para hablar de la moral: ¿qué harías si fueras invisible y nadie pudiese atribuirte tus acciones? ¿Trabajarías en beneficio de los demás (lo cual, en términos budistas, revelaría un ser evolucionado con una mente purificada) o satisfarías tus fantasías más salvajes (lo cual revelaría un individuo «normal», con una mente contaminada)? Giges utilizó su invisibilidad para satisfacer sus deseos primarios. Los sueños lúcidos nos dan la oportunidad de vivir el mito de Giges y aprender de ello.

La lucidez no es un asunto de «todo o nada». Hay un espectro que va desde la lucidez escasa hasta la hiperlucidez, y desde los destellos más breves de lucidez hasta sueños lúcidos que duran más de una hora. Por ejemplo, estar apenas lúcido puede consistir en reconocer, en algún nivel, que se está teniendo un sueño, pero no actuar con plena comprensión de ello. En este caso, el soñador puede igualmente huir del peligro que perciba, o relacionarse con los personajes del sueño como si fuesen reales. En cambio, en el sueño hiperlúcido se alcanza una comprensión total de la naturaleza onírica de las experiencias que en él se tienen; se reconoce incluso que el sentido del sí mismo presente en el sueño se está soñando. La hiperlucidez también puede hacer referencia a que los colores y las formas que aparecen en el sueño parecen más vibrantes y reales que cualquier cosa que ofrezca la experiencia de la vigilia. También se puede estar teniendo un sueño no lúcido, alcanzar la lucidez dentro de él y, a continuación, perder la lucidez.

La buena noticia en cuanto a los sueños lúcidos es que, a pesar de que puede requerir práctica tener estos sueños con regularidad, basta con un instante de reconocimiento para estar ahí. Un destello de reconocimiento transforma un sueño no lúcido en un sueño lúcido. He estado en muchos seminarios sobre los sueños lúcidos en que la gente se desanima por su incapacidad para activar la lucidez, pero luego, la noche siguiente, tienen de pronto la experiencia. A menudo, esto basta para que se encienda en la persona la pasión por los sueños lúcidos. No hay nada que se parezca a un sueño lúcido, y cuando tengas uno, no podrás resistirte a querer tener más. Los siguientes capítulos te mostrarán cómo tener estos sueños mágicos.

DATOS Y CIFRAS

Ofrezco a continuación algunos datos generales sobre los sueños lúcidos. Los niños tienden a experimentarlos con mayor frecuencia. Alrededor de los dieciséis años de edad, se pasa a tener menos. En general, las personas más jóvenes son más propensas a tener sueños lúcidos que la gente mayor. La lucidez se manifiesta ya a los tres años de edad, pero parece más probable que se presente entre los doce y los catorce años.[7] De promedio, los soñadores lúcidos tienen tres o cuatro sueños lúcidos al mes, y la duración media de la lucidez es de unos catorce minutos. Entre un 58 y un 70% de las personas tendrán al menos un sueño lúcido durante su vida.[8]

Los beneficios de los sueños lúcidos son notables. He aquí algunos:

- Los sueños lúcidos pueden resultar de ayuda con las pesadillas y la depresión. Hasta el 8% de los adultos sufren de pesadillas crónicas. En un estudio realizado en la Universidad de Utrecht, en los Países Bajos, los participantes fueron sometidos al tratamiento del sueño lúcido, que incluía dar con finales alternativos para sus pesadillas. Quienes pudieron hacer esto pasaron a tener menos pesadillas.[9]

- Los sueños lúcidos pueden aumentar la confianza, contribuir a superar la timidez, ayudar a manejar el duelo y dar la oportunidad de ensayar algo, como una actuación o una presentación. También pueden preparar a la persona para situaciones que espera que le resulten emocionalmente difíciles, pues le dan la oportunidad de experimentarlas en sus sueños antes de que tenga que hacerlo en el mundo real. Por ejemplo, un amigo mío fue capaz de prepararse para la próxima muerte de su madre por medio de tener sueños lúcidos acerca de este triste acontecimiento y usarlos como oportunidades para practicar el desapego. Esta forma de duelo anticipado puede mitigar el impacto del dolor real.

- Los soñadores lúcidos pueden ser mejores a la hora de resolver problemas, según indican estudios recientes. En algunas situaciones problemáticas, la gente necesita «alejarse un paso de la realidad que percibe, reflexionar sobre ella y evaluar las pruebas perceptuales», escriben los autores de uno de estos estudios. ¿Cómo se relaciona esto con la lucidez en los sueños? Estos autores afirman: «La misma comprensión que conduce a la lucidez parece hacer que las personas sean también capaces de desapegarse de la interpretación obvia y considerar una opción remota y a la vez inverosímil: que todo es un sueño».[10] En otras palabras, una nueva perspectiva puede dar lugar a respuestas originales. El problema más grande de todos es el *samsara*, el confuso mundo de la realidad convencional caracterizado por la insatisfacción y el sufrimiento. Los sueños lúcidos tienen el potencial de resolver incluso esto.

- Se ha demostrado que por medio de los sueños lúcidos es posible mejorar las habilidades motoras, lo que significa que los sueños lúcidos pueden ayudar con cualquier actividad física, desde tocar el piano hasta el rendimiento deportivo. Tiene sentido, porque los sueños lúcidos activan el cerebro de la misma manera que la vida de la vigilia. Si se trabaja en un problema de matemáticas en el sueño, por ejemplo, el hemisferio izquierdo se ve igual de estimulado que durante el día. Si se canta en el sueño, se activa el hemisferio derecho. Si se hacen flexiones en cuclillas en el sueño lúcido, la frecuencia cardíaca del corazón físico aumenta. Lo extraordinario es que los efectos de la actividad nocturna siguen presentes en el día. Entrenar el cuerpo de sueño puede significar un entrenamiento para el cuerpo físico. Quienes no tienen tiempo de hacerlo todo durante el día cuentan también así con un «turno de noche».[11]

- El sueño lúcido puede facilitar la curación. Un médico publicó un artículo acerca de un paciente que llevaba veintidós años sufriendo un dolor crónico que se curó literalmente de la noche a la mañana, con un solo sueño lúcido. Explica el fisiatra Mauro Zappaterra:

No soy experto en sueños lúcidos, pero el hombre se despertó sin dolor. Dijo que era como si su cerebro se hubiese apagado y reiniciado. Unos días más tarde, fue a la farmacia y devolvió su medicación (trescientas pastillas de levorfanol). Para mí, eso es una prueba bastante convincente.[12]

Los sueños lúcidos se están convirtiendo en la última moda. Hay quienes los utilizan para obtener ventaja sobre sus competidores. Los investigadores trabajan con él para tratar el trastorno de estrés postraumático. Científicos del sueño lo utilizan para mejorar la atención y el rendimiento de los deportistas en Alemania. Actores, inventores, artistas, escritores y músicos practican cada vez más la lucidez en los sueños para mejorar su creatividad. La psicóloga Janine Chasseguet-Smirgel escribe: «El proceso de la creación [se ve] acompañado por la capacidad de comunicarse con las capas más primitivas del inconsciente»[13] (y los sueños permiten acceder a dichas capas).

> Los sueños en general se han vinculado con la creatividad desde hace siglos, y la literatura está repleta de ejemplos de ello. El químico alemán Friedrich Kekulé descubrió la estructura molecular del benceno en un sueño, el sueño que tuvo James Cameron de un hombre robot acabó por dar lugar a la película *Terminator*, a Robert Louis Stevenson se le ocurrió la trama de su novela *El extraño caso del Dr. Jekyll y Mr. Hyde* en un sueño y la canción *Yesterday* de Paul McCartney le vino en un sueño.

La actual popularidad de los sueños lúcidos tiene varios aspectos positivos y uno negativo. A lo largo de este libro exploraremos los aspectos positivos. El aspecto negativo es que los sueños, como son irreales, con frecuencia no se toman en serio. Las culturas que hacen honor a los sueños se descartan a menudo como primitivas. «Es solo un sueño» es un comentario trivializador, al que se sigue concediendo validez. Pero si subestimamos nuestros sueños y descartamos los sueños lúcidos como si fuesen juegos de realidad virtual, desaprovecharemos una gran oportunidad de explorar la naturaleza de la mente y la realidad. Las culturas realmente primitivas pueden muy bien ser aquellas que desestiman el poder de los sueños y que, por lo tanto, ignoran las oportunidades inigualables que estos brindan en aras del crecimiento.

En este libro voy a hablar acerca de cómo fortalecer el mundo de los sueños como una forma de debilitar el mundo que se nos presenta de día ante los ojos, de modo que este último no tenga tanto poder sobre nosotros. En términos técnicos, casi podemos decir que vamos a cosificar o materializar el mundo de los sueños, en un esfuerzo por descosificar o desmaterializar el mundo de la vigilia, hasta que veamos ambos como igualmente reales o irreales y despertemos a la naturaleza ilusoria de ambos. Ahí es donde radica la libertad, y eso es lo que significa «despertar» en el sentido espiritual.

Tendré mucho más que decir acerca de los sueños lúcidos a lo largo del libro. Justo a continuación, vamos a ver un mapa que puede ayudarnos a entender adónde vamos cuando estamos dormidos y soñamos, y luego exploraremos cómo llegar ahí.

2

UN MAPA PARA LAS PRÁCTICAS NOCTURNAS

Antes de empezar un viaje, especialmente uno que tiene lugar en la oscuridad, necesitamos tener una idea de hacia dónde vamos y lo que tenemos por delante. Es preciso un buen mapa. En el budismo esto se llama *visión correcta*, y es el primer factor del Noble Óctuple Sendero.[1] *Visión* es un buen término, porque denota un sentido de la visión y del camino. Es semejante a las expresiones *filosofía* o *perspectiva*, pero tiene un componente más práctico. Sin una buena visión es fácil perderse, desviarse o quedar atrapado en callejones sin salida. No tener visión es como arrastrarse por el suelo como un gusano. Se puede perder mucho tiempo. Sin embargo, con una visión amplia, panorámica, uno puede ver exactamente adónde va, y por lo tanto llegar más rápido.

Un buen mapa es importante para las prácticas nocturnas porque hay quien teme lo que puede encontrar en las profundidades de su mente. Algunas personas tienen miedo a la oscuridad. La mente es un territorio desconocido, sombrío y a veces atemorizante. Las pesadillas se esconden en los oscuros callejones de la noche, junto con todo tipo de elementos inconscientes fantasmales. Si se está en un camino espiritual, la mente más profunda también está llena de todo tipo de trampas y obstáculos que pueden echarle a uno del camino. Tener la visión correcta es como dirigir un foco hacia la noche, que ilumine el camino y pueda eliminar el miedo.[2]

Un tema central de este libro es aprender cómo establecer una relación sana con el miedo y reemplazar dicho miedo por el valor. Vamos a utilizar la oscuridad de la noche para transformar el miedo en valentía. Todo lo que hacemos en la vida requiere ciertas agallas, ya sea buscar un trabajo, comprar una casa, pedir una cita a alguien, emprender un viaje, abrir un negocio, hacer una presentación, aprender a meditar o empezar algo tan diferente como el yoga de los sueños. Incluso levantarse de la cama en un mal día puede requerir cierto coraje. El autor motivacional Matthew Kelly dice lo siguiente en relación con el miedo:

> La emoción más dominante en la actualidad, en nuestra sociedad moderna, es el miedo. Tenemos miedo. Miedo a perder las cosas que hemos comprado tras haber trabajado duro, miedo al rechazo y el fracaso, miedo a ciertas partes de la ciudad, miedo a ciertos tipos de personas, miedo a las críticas, miedo al sufrimiento y el dolor, miedo al cambio, miedo de decir a los demás cómo nos sentimos realmente [...] Incluso tenemos miedo de ser nosotros mismos. Somos conscientes de algunos de estos miedos, mientras que otros permanecen en el subconsciente. Pero estos miedos pueden jugar un papel muy importante a la hora de dirigir las acciones de nuestras vidas [...] El miedo contiene a más gente de hacer algo con sus vidas que la falta de capacidad, de contactos, de recursos o cualquier otra variable.[3]

El valor, por el contrario, es la chispa vital que nos saca de la camisa de fuerza que son nuestros miedos. Nada importante puede lograrse sin valor. Mira los gigantes de la historia. Si no hubiesen sido valientes, sus vidas se habrían deslizado en la mediocridad. Kelly afirma que «la medida de tu vida será la medida de tu valor». Cuando mueras, ¿quieres ser medido por tu miedo y lo que te contuvo, o por tu valor y lo que te impulsó hacia delante? ¿Quieres vivir en el banquillo como un mero espectador o salir al terreno de juego de la vida y vivirla realmente?

Mientras que el valor cataliza, el miedo paraliza. El miedo, y los titubeos a que da lugar, apagan la vida, que brilla solamente como lo hace una luz piloto. Las cosas son seguras, pero semimuertas. La expresión coloquial *congelado por el miedo* adquiere dimensiones totalmente nuevas en el contexto del camino espiritual y las meditaciones nocturnas. Vamos a derretir este miedo congelado y sustituirlo por un valor calmado, para poder emerger plenamente a la vida.

En el nivel espiritual, el miedo es lo que nos impide despertar. Este miedo es sobre todo el miedo a la oscuridad. La oscuridad representa lo desconocido, o el inconsciente. Siempre tenemos miedo de lo que no sabemos o no podemos ver. La oscuridad, en otras palabras, es un término en clave para designar la ignorancia, y es el detonante del miedo.[4] Esta oscuridad, o inconsciente, tiene dos niveles: el relativo y el absoluto. Es importante distinguir uno del otro.

EL NIVEL RELATIVO

El nivel relativo de nuestra mente inconsciente es allí donde están las cuestiones psicológicas reprimidas, las arañas y serpientes de nuestra mente más oscura. Cuando Sigmund Freud dijo que los sueños son el camino regio al inconsciente, se refería a este nivel relativo. Hay una razón por la cual reprimimos experiencias no deseadas en nuestra mente inconsciente: son demasiado dolorosas o aterradoras para la consciencia. Pero aquello que negamos en la experiencia consciente se convierten los desechos (la basura) de la mente inconsciente relativa. Como se suele decir, «aquello a lo que te resistes, persiste». No quisimos hacer frente a esa basura cuando la experimentamos al principio y por lo general no queremos afrontarla cuando surge en nuestros sueños, en terapia o durante la meditación. Pero si queremos despertar y crecer, debemos enfrentarnos a ella.[5] Carl Jung escribió:

El inconsciente personal alberga todos los contenidos psíquicos que son incompatibles con la actitud consciente. Esto abarca todo un conjunto de contenidos, principalmente los que parecen moral, estética o intelectualmente inadmisibles, que son reprimidos a causa de su incompatibilidad. Un hombre no siempre puede pensar y sentir lo bueno, lo verdadero y lo bello, y al tratar de mantener una actitud ideal, todo aquello que no encaja con esta es automáticamente reprimido.[6]

Estos contenidos que habitan en la sombra nos asustan solo porque nos resultan desconocidos. Pueden surgir en sueños, pero sobre todo generan miedo cuando el sueño no es lúcido. Cuando dominamos la lucidez en los sueños, esos sueños atemorizantes los experimentamos también de manera lúcida, y la lucidez conduce al control.[7] Así que en lugar de huir de las experiencias oníricas aterradoras y reprimir aún más los elementos que provocaron esos sueños, podemos afrontar nuestros demonios con conciencia (y, por lo tanto, con valor) y purificar los elementos que dan lugar a dichos sueños. Al hacerlo, también purificamos nuestra mente inconsciente.[8] Es como levantar una losa de piedra laja en mitad del día y ver un mundo de criaturas viscosas que se deslizan lejos de la luz. La única diferencia es que, con la luz de la conciencia, los bichos espeluznantes no se limitan a deslizarse fuera de la vista para reaparecer en otro lugar, sino que desaparecen para siempre.

Vas a tener sueños atemorizantes tanto si decides cultivar los sueños lúcidos como si no. Con la lucidez puedes eliminar el miedo por medio de hacerte con el control. Las encuestas han mostrado que, si bien muchos sueños no lúcidos tienden a ser desagradables, la mayor parte de los lúcidos son agradables. Tiene sentido: ¿por qué tener miedo de algo que se puede controlar?

Algunos autores sugieren que es posible buscar un aliado en los sueños, un «pacificador» o una guía interior que puede acompañarnos en el descenso al inconsciente. Si estás conectado con el budismo tibetano, hay protectores a los que puedes pedir que te ayuden en este viaje interior. Estoy seguro de que también puede pedirse al ángel de la guarda y similares que nos lleven de la mano. Aunque tenemos este recurso a nuestra disposición, constituye solamente una forma de protección relativa, la cual yo nunca he necesitado. La forma de protección fundamental es tener la visión correcta y ver a través de cualquier amenaza aparente. Al fin y al cabo, ahí está solo tu mente, y esta mente es básicamente buena. Si no otorgas realidad material a sus contenidos, nada puede hacerte daño.

EL NIVEL ABSOLUTO

La importancia de tener una visión completa de la mente inconsciente se hace evidente cuando vamos más allá del nivel relativo y llegamos al terreno absoluto de la inconsciencia. Esta visión notable, que es compartida por muchas tradiciones espirituales, es determinante en el caso del yoga del sueño y el de los sueños. Es vital no solo para las meditaciones nocturnas, sino para cualquier práctica espiritual. Si la mente inconsciente relativa fuese el único destino de los yogas de la noche, esto podría ser un inconveniente, a causa de todos los elementos no deseados que contiene ese nivel de la mente. ¿Quién quiere acabar en un lecho de arañas y serpientes? La visión absoluta ilumina nuestro destino espiritual final, de día o de noche. Nos permite ver a través de los niveles oscuros relativos y refugiarnos finalmente en la luz que brilla en nuestro interior.

De acuerdo con esta visión más completa (que puedes comprobar por ti mismo por medio de las prácticas contenidas en este libro), el nivel más profundo de tu mente inconsciente, lo que realmente eres en el fondo de tu ser, es perfectamente puro y completamente bueno. Allá en el fondo, por debajo de lo que parece ser el aspecto más profundo, oscuro y temible de tu ser, se halla el estado totalmente despierto, la luz de la iluminación.[9] Es lo que el budismo denomina la *naturaleza búdica* (nuestra naturaleza despierta), y también se ha llamado *bondad fundamental*. Voy a hablar de ello usando una denominación budista tibetana, la *mente de la luz clara*.

Este nivel absoluto de la mente inconsciente es radiante, amoroso, benéfico y sabio. Las arañas y serpientes del nivel relativo se ven reemplazadas por sabios y santos. Cuando se accede a este nivel y se hace consciente, es el nivel de la mente desde el que operan los budas. Aquí es donde reside también tu propia naturaleza despierta, la cual está esperando que la descubras. A través del yoga de los sueños puedes unirte a tu buda interior y despertar a lo que realmente eres.

Aunque puede ser que aún no conozcas este nivel, el solo hecho de saber que existe y que puedes acceder a él es de gran ayuda. Lo cambia todo. En lugar de tener algo que temer en la oscuridad de la noche, ahora tienes algo que esperar con interés. Vas a descender hasta la divinidad de tu ser, hasta una esencia que nunca muere, nunca cambia y está siempre despierta. Tu mente inconsciente relativa puede tenerte reservadas algunas sorpresas, pero si sabes que eso no es lo que realmente eres, que por debajo de esa bruma hay una pureza luminosa, puedes sustituir la ansiedad por la expectación.

Este viaje, por lo tanto, te mostrará cómo no tener miedo en la oscuridad. Por supuesto, no estoy hablando solamente de la oscuridad de la noche, sino también de la oscuridad de los aspectos desconocidos de tu propia mente, que la noche simboliza. Aquello que ocurre cuando se viaja conscientemente por la noche, con las prácticas descritas en este libro, es una condensación de lo que sucede durante todo el camino espiritual. Así pues, esta hermosa perspectiva no solo sirve para las meditaciones nocturnas, sino también para todas las prácticas del camino.

Cuando te quedas dormido todas las noches, en realidad te despiertas. Lo que ocurre es que todavía no lo sabes. Mi tarea es ayudarte a saberlo y a transformar esta perspectiva divina en tu experiencia directa.

LA DEFENSA RELATIVA

El nivel relativo de la mente inconsciente es como un escudo protector. Su trabajo consiste en proteger la ignorancia, ya que es la encarnación misma de la ignorancia. Este nivel es lo que te mantiene en la oscuridad, y por lo tanto dormido, tanto en el sentido físico como en el espiritual. Estar dormido en el sentido espiritual significa no ser consciente de la propia falta de conciencia. Es el punto ciego perfecto (aquel que uno ni siquiera sabe que tiene). El nivel relativo de tu mente inconsciente no quiere que despiertes a la verdad o que veas los puntos ciegos de esta capa externa de inconsciencia. Puesto que este submundo está lleno de cosas desagradables (al fin y al cabo es un gran montón de basura, el vertedero de las experiencias desestimadas), es muy eficaz a la hora de mantenerte alejado de la verdad que se encuentra por debajo de él (la realidad absoluta que subyace a todas las apariencias relativas).

La mente inconsciente relativa es el lugar de nacimiento del ego y su lecho, y hará todo lo posible para evitar que vayas a mayor profundidad.[10] Para el ego la ignorancia es la felicidad, realmente. El ego trata de evitar que accedas a la verdad, porque penetrar en su lecho es ver a través de su fachada, y para él esto es el equivalente a la muerte. El ego siente que se va a evaporar si acude por debajo de la espesura de la mente inconsciente relativa, por lo que da gritos y patadas para mantenerte alejado de la verdad más profunda de tu ser absoluto y eterno. El ego no está haciendo más que protegerse a sí mismo, pero al hacerlo, asegura tu sufrimiento. Como veremos cuando hablemos de la mente de la luz clara, el ego efectivamente muere (o, más exactamente, vemos a través de él) cuando bajamos desde el nivel relativo de la mente inconsciente hasta el nivel absoluto. Por lo tanto, desde la perspectiva del ego, las estrategias defensivas están justificadas.

Conocer la existencia de la mente de la luz clara que tenemos dentro es una noticia fantástica desde una perspectiva espiritual, pero una mala noticia desde la perspectiva del ego. Ya que la mayoría operamos desde el punto de vista del ego, sin tener una visión más amplia acerca de adónde vamos cuando nos dejamos caer en la naturaleza absoluta de nuestra mente, una feroz protección en forma de resistencia puede surgir cuando nosotros (el ego) pensamos en explorar la oscuridad de la noche. La mayor parte de las personas sencillamente no desean ir ahí. No quieren que se las moleste con cosas como el yoga de los sueños. Prefieren limitarse a dormir.

Las principales formas de «protección» del ego son el miedo manifiesto y la apatía o la pereza encubiertas. El miedo es la sangre del ego. Ver a través de las defensas espinosas de la mente inconsciente relativa significa ver a través de nuestro miedo a la oscuridad. Es como ir en pos del Santo Grial y enterarnos de que está en el fondo de un pozo profundo y oscuro. Nos asomamos al pozo y vemos todo tipo de criaturas reptantes en la superficie del agua. ¡De ninguna manera vamos a bajar hasta allí, y mucho menos bucear por debajo de ese limo! Sin un mapa que nos asegure que el Grial está debajo de la mugre, no habrá manera de que nos sumerjamos en ese pozo.

Las palabras inglesas *fear*, «miedo», y *fare*, «tarifa», están conectadas etimológicamente. El miedo es la tarifa o el peaje que se debe pagar para poder crecer. Si realmente queremos despertar, tenemos que seguir a nuestro miedo hasta los aspectos más oscuros de nuestro ser y pasar a través de ellos. Solamente así podremos acceder a la luz brillante.

Cuando Joseph Campbell pronunció su famosa máxima «sigue tu dicha», estaba diciendo una media verdad. Es importante que sigas tu dicha, y esto puede exigirte valor, pero si esto es todo lo que haces, solo experimentarás esa dicha. Desde una perspectiva espiritual, puede ser más válido decir «sigue tu miedo». Pero del mismo modo, si esto es todo lo que haces, solo acabarás asustado. El concepto budista del *camino del medio*, o «no demasiado apretado ni demasiado suelto», es la guía ideal. No seas extremista y no pierdas tu camino ni por quedar atrapado en la dicha ni por verte amedrentado por el miedo.

En nuestro viaje en la oscuridad de la noche, «seguir el propio miedo» adquiere una importancia adicional. El miedo es el peón de la ignorancia: donde se encuentra la ignorancia, se encuentra el miedo. Esto es importante porque la ignorancia es muy sutil. Es prácticamente invisible, otro gran punto ciego, algo a lo que estamos dormidos. En mi comunidad espiritual hablamos de los «ataques *klesha*». La palabra sánscrita *klesha* significa «trastorno emocional». Es básicamente cuando alguien se pierde. Resulta fácil identificar los ataques *klesha* de la pasión, la agresividad, los celos o el orgullo, por ejemplo, pero nunca decimos: «Estoy teniendo un ataque de ignorancia». Esto es irónico, porque si veo el mundo como sólido, duradero e independiente (si lo veo dualísticamente), estoy padeciendo un ataque de ignorancia. Como el ataque es de ignorancia, ocurre que no lo veo. Esta ceguera es particularmente dañina, porque todos los demás *kleshas* que sí podemos ver, y por lo tanto todo nuestro sufrimiento, surgen de este.

De modo que puedes utilizar el miedo, que es mucho más visible, para trabajar con la ignorancia. Cuando tienes miedo te estás acercando a la ignorancia a cierto nivel, y por lo tanto tienes la posibilidad de trascenderla. Si te tomas en serio lo de despertar en esta vida y no sabes adónde ir o qué hacer, ve a los lugares que te asustan. Pero sé inteligente al respecto. No vayas a lugares físicamente peligrosos, o no caigas en la mera búsqueda de emociones. Utiliza tu miedo a la oscuridad para que te conduzca a la luz, no para entretenerte.

He utilizado esta máxima para orientar gran parte de mi vida. Es la razón por la cual hice un retiro de tres años, hace casi dos décadas. Nada me asustaba más que tener que enfrentarme a mi mente de manera tan directa durante tanto tiempo. Resultaron ser los tres años más transformadores de mi vida. A partir de ahí, empecé a hacer retiros de oscuridad.[11] Temía enormemente entrar en una cabina negra como el carbón durante semanas para hacer frente a mi mente de un modo tan intenso. Estos retiros siguen siendo una de las experiencias más gratificantes de mi vida, y me han llevado a estudiar y *practicar* la muerte muy vehementemente (me inspiré en este estudio y esta práctica para escribir el libro que publiqué en 2013, *Preparing to Die* [«Prepararse para morir»]). Nada me asustaba más que la oscuridad de la muerte. Este estudio y esta práctica me permitieron superar dicho miedo. Por supuesto, este tema sigue presente cada noche mientras exploro la oscuridad del sueño. Pero como confío totalmente en mi mapa, no tengo ningún miedo en absoluto de este territorio interior.

Por extraño que parezca, siempre he encontrado una dicha *duradera* dentro de mi miedo. Seguir mi miedo me ha llevado en todo momento a la dicha real, no al disfrute transitorio que a menudo resulta de limitarse a seguir la propia dicha. Y, curiosamente, seguir mi dicha a menudo me lleva al miedo, el miedo a perder mi dicha. Sí, efectivamente, seguir la dicha puede acabar en miedo, y seguir el miedo puede acabar en dicha. Esto se puede aplicar a nuestro miedo a la oscuridad. Si tienes miedo de la oscuridad de tu propia mente tal como se manifiesta por la noche, puede ser determinante para ti contar con un mapa que te muestre que la dicha (la mente inconsciente absoluta) es lo que te espera más allá del miedo (la mente inconsciente relativa); esto puede inspirarte a dar el paso decisivo.

Esta es también la razón por la cual muchas tradiciones espirituales se describen como tradiciones *del guerrero*.[12] En tibetano, los guerreros (*pawo*) son «los que son valientes». Los guerreros espirituales son aquellos que tienen el valor suficiente para explorar el espacio interior profundo de sus propias mentes. Ahí está oscuro, y requiere valor aventurarse. Pero la experiencia es temible solo si no sabemos lo que realmente somos y si ignoramos el hecho de que el miedo no existe más que en los niveles relativos de la mente inconsciente.

No quiero exagerar la significación del nivel relativo y por lo tanto, paradójicamente, fomentar que las personas eviten explorar sus mentes mientras duermen y sueñan. A muchos ya les emociona, de entrada, la perspectiva de viajar conscientemente por la oscuridad de la noche y por los aspectos más profundos de sus mentes. A ellos les digo: ¡bienvenidos a bordo! Sin embargo, otras personas puede ser que tengan miedo a la oscuridad, y una buena linterna puede ayudarlas.

Este mapa de la mente inconsciente se volverá más claro, y el viaje más cómodo, cuando hable más de los niveles de la mente en los capítulos 9 y 10. Cuanto más podamos ver hacia dónde vamos, más inspirados vamos a estar. Así pues, diré mucho más acerca de la transformación del miedo, la ignorancia, la oscuridad y el sueño en ausencia de miedo, sabiduría, luz y despertar.

Para resumir: el miedo, la emoción primordial del *samsara*, es la expresión activa de la ignorancia. La ignorancia suele ser demasiado sutil para poder verla, pero el miedo es algo con lo que todos podemos relacionarnos. Esta ignorancia es básicamente falta de familiaridad; es no saber lo que realmente somos. Debemos familiarizarnos con ello; y esto, «familiarizarse con», es la definición misma de la meditación. Al familiarizarnos con lo que somos, transformamos la ignorancia en sabiduría y la oscuridad en luz, y sustituimos el miedo por la intrepidez. Este es el viaje que propone este libro.

EL PODER DEL MAPA

Otra posible preocupación respecto al yoga de los sueños es la naturaleza sutil del viaje. Algunas personas pueden sentir que son incapaces de llevarlo a cabo. Pero he impartido seminarios de sueños durante años, y según mi experiencia casi todo el mundo, con paciencia, puede tener sueños lúcidos y, por lo tanto, practicar el yoga de los sueños. El yoga del sueño es algo diferente, y por esto solo se tratará con relativa brevedad en este libro. Si estás interesado en el yoga del sueño, ten en cuenta que se te hará cada vez más accesible a medida que adquieras estabilidad en el yoga de los sueños.

Incluso si no puedes realizar las prácticas que se proponen, el solo hecho de saber sobre los sueños lúcidos, el yoga de los sueños y el yoga del sueño va a cambiar la manera en que te relacionas con el sueño. Y, lo más importante, estos contenidos van a cambiar la manera en que te relacionas con la vida. Incluso si te quedas en el nivel del mapa, esta visión de la realidad es lo suficientemente potente como para detonar un cambio en tu forma de vivir.[13] Es un mapa del tesoro que puede cambiar el curso de tu vida.

Los sueños lúcidos, el yoga de los sueños y el yoga del sueño tienen un efecto en común: incrementan la conciencia. Si bien este libro se centra en las prácticas nocturnas, en realidad pretende traer luz a la oscuridad de cualquier aspecto de la vida. Como una supernova que estallase en lo profundo del universo de tu corazón, la luz llegará finalmente a la superficie de tu vida y la transformará; iluminará tu experiencia de la noche y del día.

Cualquier cosa que incremente la conciencia es beneficiosa. Tanto si tu objetivo final es desarrollar la conciencia de forma constante y lograr el despertar de un buda como si la nueva visión expande tu conciencia solo parcialmente, los contenidos de este libro te ayudarán a ello. Llevo haciendo estas prácticas durante más de treinta años y el mayor beneficio que he obtenido de ello ha sido el incremento de la conciencia. Veo más. La vida no es tan pesada. Mi mundo se ha vuelto más suave, más lúdico e infantil. Todo es más fácil.

Como veremos, hablar de conciencia es como hablar de lucidez en un sentido más amplio. El principio, la mitad y el final del camino, o lo que el budismo denomina el suelo, el camino y la realización, tienen que ver con nutrir la conciencia o lucidez, que es lo que haremos por medio de nuestros sueños. Para darte una visión general de nuestro viaje y sus implicaciones prácticas, acudo a las palabras del psicoterapeuta budista Bruce Tift:

Todo el viaje tiene que ver (y ha tenido siempre que ver) con estar presentes con la realidad [despertar a la realidad]. Pero algo debe diferenciar el suelo, o lugar de partida [estar dormido], de la realización [el despertar]. Cuando empezamos, el suelo (nuestra realidad del día a día [aquello a lo que nos referiremos como *las apariencias*]) se experimenta como si fuese todo lo que hay. Creemos que es completamente real [como un sueño no lúcido]. Y no solo eso, sino que lo decoramos con los comentarios continuos que hace nuestra mente (este *contenido* mental nos impide advertir el *contexto* en el que está teniendo lugar la experiencia). Durante la fase del camino, vamos cambiando nuestra percepción poco a poco, de tal manera que ya no nos centramos exclusivamente en el contenido de la experiencia (nuestros pensamientos, sentimientos, sensaciones e ideas). En lugar de ello, empezamos a reconocer el [despertar al] contexto en el que surgen estas experiencias (un contexto que no se puede captar ni entender conceptualmente). Denominamos *conciencia* a este contexto. Seguimos experimentando el contenido [el sueño] pero al mismo tiempo somos conscientes de que no es toda la historia; sabemos que no representa totalmente la realidad [hemos adquirido la lucidez]. Así que se podría decir que el suelo es nuestra experiencia del momento presente vivida sin conciencia. La realización es esa misma experiencia vivida con conciencia. El camino crea las condiciones para que este cambio de percepción [este despertar] tenga lugar [...] todo este planteamiento no tiene por objeto mejorar el contenido de la experiencia. De lo que se trata es de cambiar la forma en que nos relacionamos con las experiencias que estamos teniendo a cada momento [...] la libertad [el despertar] surge de la profunda desidentificación con cualquier contenido [surge de ver a través de cualquier contenido].[14]

Volveré a estos temas a lo largo del libro y desarrollaré progresivamente esta cita resumen, que nos muestra cómo podemos despertar a nuestra vida por medio de despertar a nuestros sueños.

Hay muchas ocasiones en que no soy capaz de desencadenar el sueño lúcido, o en que siento demasiada pereza para tan siquiera intentarlo. No pasa nada. La visión que hay detrás de estas prácticas aún afecta a todo lo que hago. El objetivo de estas prácticas nocturnas es cambiar nuestras vidas durante la vigilia, y esto sucede tanto si tenemos sueños lúcidos como si no. El cambio goza de mayor profundidad si podemos practicar el yoga de los sueños, pero tiene lugar igualmente si no podemos. Esto quedará más claro cuando hable de las prácticas diurnas del yoga de los sueños, las de las formas ilusorias, que se presentan en el capítulo 12.

También exploraremos con mayor profundidad el mapa en el capítulo 9, cuando me refiera a los niveles de la mente. Después del siguiente capítulo, en que abordaré los ciclos del sueño y cómo usarlos, procederé directamente a ver cómo se puede empezar a tener sueños lúcidos.

Poco a poco llega el Gran Despertar. Entonces vamos a descubrir que la vida misma es un gran sueño. Todo el tiempo los tontos piensan que están despiertos; creen, afanosa y brillantemente, que entienden las cosas.

CHUANG TZU,
The Tao of Abundance:
Eight Ancient Principles for Abundant Living

3

LOS CICLOS DEL SUEÑO

D amos el sueño por sentado, pero es literalmente un salvavidas. Si no durmiésemos, moriríamos. Hay un trastorno genético poco común llamado insomnio familiar fatal que habitualmente se presenta en la mediana edad, dura alrededor de un año y siempre termina en la muerte. No existe una cura para este trastorno. Mucho más común es la apnea del sueño, que afecta a más de veintidós millones de estadounidenses.[1] Las personas que tienen este problema dejan de respirar hasta treinta veces por hora, con lo cual nunca gozan de un sueño lo suficientemente reparador. Quienes sufren de apnea del sueño presentan un riesgo significativamente mayor de padecer una enfermedad cardíaca, un accidente cerebrovascular y una legión de enfermedades más.[2] Este trastorno es un asesino silencioso.

Hasta setenta y cinco millones de estadounidenses tienen trastornos del sueño (hay unos setenta trastornos del sueño)[3], y aproximadamente el 25% de la población de Estados Unidos toma un medicamento con receta que le ayude a dormir.[4] En 2010, los estadounidenses gastaron 30.000 millones de dólares en recursos para conciliar el sueño.[5] El 62% de los adultos estadounidenses afirman tener problemas para dormir varias noches a la semana.[6] Un tercio de los estadounidenses trabajadores (unos cuarenta millones de personas) no duermen lo suficiente.[7] Incluso si no se padece la apnea del sueño, los problemas con el sueño contribuyen a la diabetes, la obesidad, la ansiedad, la depresión, la inmunodepresión, el abuso de sustancias, los accidentes cerebrovasculares, las enfermedades cardíacas, los accidentes, los trastornos del estado de ánimo y la muerte.[8] El científico del sueño William Dement afirma:

> El sueño es uno de los factores más importantes a la hora de predecir cuánto tiempo se va a vivir (tan importante como si se fuma, se hace ejercicio o se tiene la tensión arterial o el colesterol altos).[9]

El yoga de los sueños puede ser que ayude con los trastornos del sueño o que no lo haga. No pretende ser un tratamiento médico. Pero puede ayudar a las personas a relacionarse con sus trastornos de una manera nueva y proporcionarles formas de sacarles partido. Si padeces insomnio, por ejemplo, puedes utilizar la falta de sueño para practicar técnicas de inducción a la lucidez en los sueños. Puedes tomar los obstáculos del sueño y convertirlos en oportunidades.

Para dormir bien debemos, literalmente, no hacer nada. Para muchos de nosotros esto no es fácil. Pero no hacer nada, y hacerlo bien, es un aspecto de la meditación. Así, las meditaciones preparatorias del yoga de los sueños que vamos a presentar pueden resultar de ayuda con asuntos como el insomnio. Es un buen «dos por uno»: la meditación puede ayudarnos a «despertar» en el sentido espiritual, a la vez que nos ayuda a conciliar el sueño en el sentido biológico.

¿POR QUÉ DORMIMOS?

No se sabe exactamente por qué dormimos o soñamos, a pesar de las muchas teorías al respecto. Podemos dormir para digerir los aprendizajes, para integrar los recuerdos o para consolidar la memoria (tomamos la memoria a corto plazo y la convertimos en memoria a largo plazo). Podemos dormir también para estimular el sistema inmunitario, y por lo tanto prevenir las enfermedades. Las investigaciones llevadas a cabo con animales han mostrado que el sueño contribuye a la plasticidad del cerebro y a la neurogénesis (la formación de nuevas neuronas cerebrales). Los resultados también sugieren que el sueño limpia el cerebro (expulsa las toxinas).[10]

Según la teoría médica oriental, el sueño equilibra los elementos, que se alteran durante el día. Según este punto de vista, hay cinco elementos principales en el mundo: tierra, agua, fuego, viento y espacio. De la misma manera, hay cinco elementos dentro de nosotros. En el caso de los insomnes, a menudo tienen demasiado «viento». El viento tiende a expulsarnos del cuerpo y a situarnos en la cabeza. Cuando nos vamos a dormir nos relajamos o, lo que es lo mismo, nos deshacemos del exceso de viento; caemos de nuevo en el cuerpo (nuestra tierra personal) y nos enraizamos.[11] Cuando nos desequilibramos, no solamente nos cansamos, sino que enfermamos. La enfermedad nos obliga entonces a dormir y a equilibrar los elementos. En mi caso, cuando estoy estresado y tengo demasiado «viento», invariablemente contraigo un resfriado y tengo que dormir. En el budismo, el viento es considerado el elemento más poderoso. El épico *Tantra de kalachakra*, «el rey de los tantras», afirma que el «viento» crea y destruye los sistemas mundiales individuales y colectivos. Si puede hacer esto, sin duda puede mantenernos desvelados por la noche.

Desde la perspectiva budista, el sueño es un producto de la ignorancia. De hecho, el término *sueño* es otra palabra en clave para designar la ignorancia. Los budas, al ser *los despiertos* o *los que saben*, literalmente no duermen.[12] Sus cuerpos pueden dormirse (se acuestan por la noche), pero sus mentes nunca pierden la conciencia. El histórico Buda Shakyamuni, por ejemplo, supuestamente fue al cielo Tushita en un cuerpo de sueño especial para comunicar enseñanzas a su madre mientras su cuerpo (el de él) dormía. Por eso, cuando la tradición afirma que los budas no duermen, esto no significa que se queden despiertos toda la noche realizando actividad física. Significa que han eliminado la ignorancia por completo y que permanecen permanentemente despiertos, o lúcidos, a través de todos los estados de la consciencia (la vigilia, los sueños y el sueño sin sueños).

Las señales de progreso en el camino espiritual son difíciles de establecer, pero una de ellas puede ser el hecho de necesitar dormir menos. Hemos de tener cuidado con esta afirmación, sin embargo, porque algunas personas sencillamente necesitan dormir menos, lo cual puede no tener nada que ver con su realización espiritual. Pero la literatura está repleta de historias de meditadores avanzados que necesitan dormir solamente una o dos horas por la noche. Esto puede ser debido a que se aferran menos a lo material durante el día y a que tienen menos conflictos internos.[13] La mente conceptual convencional se está aferrando constantemente a todo, lo cual es similar a estar levantando peso durante todo el día. Es agotador. Piensa en cómo se cansarían tus bíceps si estuviesen continuamente haciendo flexiones. A medida que la mente relaja su férreo asimiento a los pensamientos y los objetos, lo cual tiene lugar por medio de la meditación, no se cansa tanto. Cuando nos dormimos, por fin llegamos a relajarnos y descansamos. Pero si estamos relajados y descansados todo el tiempo, lo cual es propio de la mente de los budas, no hay necesidad de relajar la mente por la noche.[14]

¿POR QUÉ SOÑAMOS?

En cuanto a por qué soñamos, muchos investigadores creen que el sueño ayuda a conectar distintos niveles de la memoria; integra los acontecimientos más recientes con los recuerdos a largo plazo. Soñar también puede ayudarnos a clasificar lo que es más relevante para nuestro bienestar, y un estudio ha sugerido que soñamos para aliviar los recuerdos dolorosos.[15] Otros estudios apuntan a que el sueño y los sueños estimulan el pensamiento lateral, el cual constituye un enfoque indirecto y creativo para la resolución de problemas.[16]

El sueño MOR o REM* (que se describe más adelante) está asociado con la activación de áreas cerebrales que tienen que ver con las

---

* MOR significa movimiento ocular rápido, y REM lo mismo en inglés (*rapid eye movement*).

emociones, lo que implica que los sueños pueden constituir un tipo de metabolismo emocional.[17] Los sueños pueden ayudarnos a digerir acontecimientos importantes. En estudios efectuados con sujetos a los que se impidió entrar en el sueño REM, de forma que no podían soñar, estos no tardaron en perder el equilibrio fisiológico y emocional. Se puede inferir que, desde un punto de vista evolutivo, los sueños son esenciales para la salud y el bienestar, incluso si no sabemos por qué.

De acuerdo con el Dalái Lama, y con todas las fuentes que he podido encontrar, el budismo no ofrece ninguna explicación acerca de por qué soñamos. Tal vez el motivo sea puramente soteriológico, o «concerniente a la liberación»: tal vez soñamos y despertamos de nuestros sueños para que podamos ver cómo podemos liberarnos del *samsara*.

TIPOS DE SUEÑOS

Para aprender de forma más efectiva a tener sueños lúcidos, lo cual constituye la base de todas las otras prácticas nocturnas, resulta de ayuda comprender y aprovechar el ciclo del sueño. En algunas ocasiones es mejor no perturbar el sueño; en otras podemos servirnos de su ciclo para provocar los sueños lúcidos.

Hay dos tipos principales de sueño: el no REM, o sueño tranquilo, y el REM, o sueño paradójico. Se llama *paradójico* porque si bien el cerebro se vuelve más activo durante esta etapa los músculos, en cambio, se relajan más. El sueño no REM se asocia con la recuperación, la relajación profunda y un cerebro al ralentí. Las personas que padecen apnea del sueño no pasan el tiempo suficiente en la fase no REM, y por lo tanto no ven satisfechas sus necesidades de recuperación (el sueño REM es la etapa del sueño con que se trabaja en los sueños lúcidos y el yoga de los sueños. El no REM es la etapa asociada con el yoga del sueño).

El sueño REM, que representa alrededor del 25% del sueño para la mayoría de las personas, se asocia con el movimiento ocular rápido y también con espasmos musculares, parálisis del sueño, un cerebro activo y los sueños. La parálisis del sueño o atonía hace referencia a la parálisis temporal que experimentan los músculos que en condiciones normales podemos mover voluntariamente. Por lo general no reconocemos que esto acontece, pero a veces podemos ser conscientes de ello. La conciencia de la parálisis del sueño es el resultado de un estado REM «desordenado»: no se supone que debamos ser conscientes del cuerpo durante esta etapa; se supone que debemos estar durmiendo o soñando. Pero eso es lo que sucede cuando tenemos atisbos de la parálisis del sueño: estamos en parte conscientes cuando se supone que no deberíamos estarlo. Es una mezcla temporal de estados cerebrales que normalmente permanecen separados. En la parálisis del sueño reconocida, el REM invade a la vigilia; en los sueños lúcidos, la vigilia invade al REM.

Tiendo a notar la parálisis del sueño durante las siestas, cuando estoy medio dormido y medio despierto. Me siento como si me hubiesen puesto una camisa de fuerza, o como si alguien me estuviese sujetando. Cuando aún no tenía la comprensión de lo que estaba sucediendo, para mí era una experiencia inquietante. La parálisis del sueño es la forma que tiene la naturaleza de evitar que actuemos según nuestros sueños. Cuando tienen lugar ciertos trastornos, como el trastorno de conducta del sueño REM, la parálisis del sueño no se produce, y las personas afectadas por el trastorno hacen cosas como golpear a sus compañeros de cama, sin ser en absoluto conscientes de ello. Hay individuos que han sido detenidos y procesados por esta extraña forma de violencia doméstica. Cuando mi perro está soñando, a menudo veo que se mueve nerviosamente y que profiere medios ladridos, y me pregunto qué puede estar persiguiendo en su sueño. Si no fuese por su parálisis temporal, probablemente saltaría y echaría a correr hasta estrellarse contra una pared. El sonambulismo y hablar en sueños son fenómenos diferentes y tienen lugar durante el sueño no REM, en que no hay parálisis.

En los sueños lúcidos y el yoga de los sueños no operamos con el sueño no REM, porque en general no estamos soñando en él, y no pretendemos perturbar esa fase reparadora. El momento de esforzarnos es durante el sueño REM, cuando tienen lugar la mayor parte de los sueños. La comprensión de las siguientes fases nos ayudará a determinar cuándo es conveniente aplicar las técnicas de inducción de la lucidez en los sueños.

LAS FASES DEL SUEÑO

El sueño transcurre por cinco fases. Cada una de ellas está asociada con una frecuencia de onda cerebral, que se correlaciona con un tipo de actividad cerebral. Tenemos la tendencia a ver el sueño como un mero «apagado», pero el sueño es en realidad un estado muy activo. De hecho, la actividad de nuestras ondas cerebrales es más variada durante la noche que durante el día.

Hasta que los últimos avances tecnológicos nos han permitido afinar más la comprensión al respecto, los científicos medían cuatro estados principales de las ondas cerebrales (beta, alfa, theta y delta), según lo que determinaba un electroencefalograma.[18] La consciencia de vigilia está asociada con las ondas beta y alfa, y el sueño con las theta y delta. Las ondas beta pulsan a una frecuencia de 13-40 ciclos por segundo (o hercios) y se asocian con estados de concentración y estrés. Las ondas alfa tienen una frecuencia de 8-13 Hz y están asociadas con estados de vigilia más relajados. Cuando nos vamos a dormir, el cerebro reduce la velocidad (es como si pusiese «marchas más cortas»): pasa de las ondas de vigilia beta y alfa a theta (4-8 Hz) y, finalmente, llega al estado «neutro», al sueño profundo propio de las ondas delta (0-4 Hz).[19]

Cuando las ondas cerebrales pasan de beta a alfa, entramos en una fase de presueño que se denomina *fase hipnagógica*, una especie de brecha (bardo) entre la vigilia y el sueño (la palabra *hipnagógico* deriva de las raíces *hypnos*, «dios del sueño», y *agogia*, «que conduce a»; una imagen preciosa). Durante esta fase es habitual tener la sensación de caer u oír que alguien nos llama por nuestro nombre; estas experiencias se denominan *alucinaciones hipnagógicas*. Las fronteras entre lo interior y lo exterior, entre el yo y lo otro, se difuminan. Los fenómenos hipnagógicos son interesantes para los meditadores, especialmente durante las sesiones de meditación largas, cuando uno entra y sale del estado de sueño sentado en el cojín, y por lo tanto entra y sale de los estados hipnagógicos. Más adelante retomaré el tema de las experiencias hipnagógicas y explicaré el modo de servirnos de ellas, porque son una forma de practicar el desencadenamiento de la lucidez en los sueños. Otro acontecimiento habitual durante esta fase de presueño es el *espasmo mioclónico* (o *sacudida hípnica*), es decir, cuando nos despertamos con una sacudida sin ningún motivo aparente.[20]

El surrealista Salvador Dalí se sirvió de los estados hipnagógicos para aprovechar el poder creador de su mente inconsciente, lo cual fue el origen de muchas de sus pinturas oníricas. Dalí y sus colegas surrealistas veían los sueños como un aspecto central de su trabajo. Con el fin de permanecer en el estado de presueño y postsueño durante todo el tiempo posible, Dalí ideó el sistema de mantener una cuchara en equilibrio sobre su pecho que caía sobre una placa cuando se dormía, de manera que el ruido lo despertaba. Lo hacía una y otra vez, lo que le permitía oscilar entre la consciencia de vigilia y la del sueño durante períodos prolongados. De este modo extraía imágenes de su mente soñadora, inconsciente, y las utilizaba en su arte surrealista consciente. Las pinturas de Dalí son un tipo de «arte del bardo», nacido de la brecha existente entre la vigilia y los sueños.

La fase 1, que se prolonga durante unos cinco o diez minutos, es el sueño muy ligero. Cuando la persona se encuentra en esta fase, aún es fácil despertarla. El tránsito de la relajación profunda a la fase 1 del sueño tiene lugar de forma sutil y progresiva. Si se despierta a alguien durante esta fase, a menudo asegura que en realidad no estaba dormido. Las ondas cerebrales bajan de alfa a theta en esta etapa, en la cual permanecemos durante un 4 o un 5% de nuestro tiempo total de sueño.

La fase 2 del sueño es ligeramente más profunda y se caracteriza por una disminución de la respiración, la frecuencia cardíaca y la temperatura corporal. El cerebro está todavía, en su mayor parte, en theta, pero aparecen intercaladas dos funciones de onda que son las características que definen la fase 2 del sueño. Tienen lugar los *husos del sueño*, que constituyen un aumento repentino de la frecuencia de onda, y los *complejos K*, que constituyen un aumento repentino de la amplitud de onda. Esta fase dura unos veinte minutos, pero como ocurre en cualquier fase, la cantidad de tiempo que se está en ella puede variar. Pasamos en esta fase entre el 45 y el 55% del total del tiempo de sueño.[21] Las fases 1 y 2 se consideran de sueño ligero.

La fase 3 es el comienzo del sueño profundo. Las ondas cerebrales descienden a delta, una frecuencia más lenta que las anteriores. Es una fase de transición entre el sueño ligero y el sueño profundo de la fase 4. No existe una distinción nítida entre las fases 3 y 4; la única diferencia es que en la primera de ellas menos del 50% de las ondas cerebrales son delta, y en la segunda más del 50% lo son. Pasamos alrededor del 6 por ciento del tiempo de sueño en la fase 3. En 2007, la Academia Estadounidense de Medicina del Sueño decidió no distinguir entre las fases 3 y 4, de manera que definió cuatro fases en vez de cinco. En este libro utilizo la clasificación anterior a 2007, ya que aún parece ser la más empleada.

La fase 4 es nuestro sueño más profundo y dura unos treinta minutos en el primer ciclo del sueño (recorremos las cinco fases cuatro o cinco veces cada noche, como veremos dentro de poco). Se caracteriza por la relajación muscular profunda y una respiración rítmica. En ella estamos totalmente desconectados del mundo exterior. La fase 4 es la del sueño reparador, en que el cuerpo libera la hormona del crecimiento, acomete la reparación celular y biológica y obtiene el descanso que necesitamos. Pasamos entre el 12 y el 15% del tiempo total de sueño en esta fase, pero este porcentaje se reduce drásticamente con la edad (baja desde el 20% en el caso de los adultos jóvenes hasta el 3% en la mediana edad, y hacia los sesenta y cinco años este sueño de «ondas lentas» puede desaparecer por completo). Así pues, el envejecimiento es inversamente proporcional a la cantidad de sueño que experimentamos dentro de la frecuencia de las ondas lentas. Puesto que la liberación de las hormonas del crecimiento también disminuye, la menor presencia del sueño profundo puede ser responsable de muchos aspectos del envejecimiento, como la reducción del apetito sexual, la fatiga, el aumento de la grasa corporal, la pérdida del tono y la fuerza muscular, el adelgazamiento de la piel, la pérdida de memoria y la disminución de la función inmunitaria.[22] En las fases 3 y 4 es cuando resulta más difícil despertar a alguien. Si alguien se despierta directamente de este estado, por lo general se siente aturdido, de mal humor y desorientado. La enuresis (incontinencia urinaria) y el sonambulismo tienden a acontecer al final de la fase 4.[23]

Después de descansar en el sueño profundo, sin sueños, durante unos treinta minutos, regresamos brevemente a la fase 2, pero en lugar de acabar de volver a la fase 1 entramos en una nueva fase, el sueño REM o fase 5. Es decir, la fase 1 se ve sustituida por el sueño REM, después del cual volvemos a descender por las fases.

En la fase del sueño REM es cuando más soñamos. Las ondas cerebrales regresan de delta a alfa, lo que significa que el cerebro vuelve a las frecuencias que experimenta habitualmente durante el día. La frecuencia cardíaca y la respiración se aceleran y los músculos voluntarios están paralizados. En realidad se consume más oxígeno durante el sueño REM que despiertos (a menos que se esté realizando actividad aeróbica). A la gente a menudo le preocupa que los sueños lúcidos y el yoga de los sueños le permitan descansar menos. Sin embargo, dado que la mayor parte del sueño reparador tiene lugar durante el sueño correspondiente a las ondas delta y dado que la mayor parte de los sueños acontecen durante la fase REM, en que el cerebro no está descansando de todos modos, esta preocupación es infundada.

La *arquitectura del sueño* representa el patrón cíclico del sueño a medida que avanzamos por las distintas fases. Nos brinda una imagen del progreso del sueño durante la noche, como se presenta en el gráfico conocido como *hipnograma* (ver la figura 1).

Pasamos por estas cinco fases cuatro o cinco veces cada noche, en ciclos de unos noventa minutos. Después de cada período REM tenemos breves momentos de despertar, hasta quince veces por noche, en que damos vueltas en la cama. Esto nos da la oportunidad de llevar la conciencia a los sueños antes de proseguir con un nuevo ciclo (es decir, antes de regresar a la fase 2 del sueño).

El primer período REM es de corta duración; dura unos cinco o diez minutos. Por eso rara vez recordamos los sueños de la primera parte de la noche. Si tenemos un sueño no REM, tiende a ser menos intenso y emocional (a menudo consiste solamente en un recuerdo de los acontecimientos del día). A medida que avanza la noche, los períodos REM aumentan y los períodos no REM disminuyen. La primera mitad de la noche es principalmente no REM y la segunda mitad es sobre todo REM. Justo antes de despertar podemos estar en el sueño

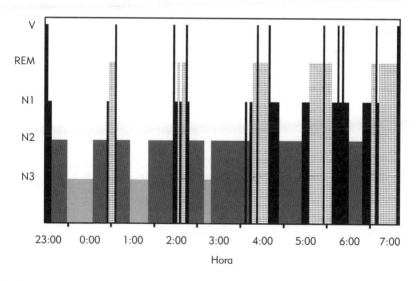

Figura 1. Este hipnograma muestra el patrón de alternancia entre las cuatro fases del sueño (N = sueño no REM; V = vigilia). El sueño REM está representado por la barra de puntos, que se ensancha (lo que indica mayor duración) a medida que avanza la noche. El pico de la duración tiene lugar justo antes de que la persona se despierte a las siete de la mañana. Cortesía de Kristen LaMarca (psicóloga clínica) y Nevin Arora (doctor en medicina), del Centro de Salud Integral del Sueño y el Insomnio de San Diego (California).

REM durante cuarenta y cinco minutos o una hora; esto es lo que hace que recordemos sobre todo los sueños de la mañana. Este es el «período estrella» del tiempo de sueño.

Si comprendemos estos ciclos podemos actuar en sincronía con los tiempos para amortizar mejor nuestros esfuerzos. No pierdas el tiempo tratando de tener sueños lúcidos en la primera parte de la noche. Ten un sueño reparador. Espera a que el sueño REM esté en su apogeo. Cuando hago retiros del yoga de los sueños y puedo permitirme el lujo de hacer siestas durante el día, a menudo practico las técnicas de inducción de la lucidez en los sueños durante toda la noche. Esto significa que pongo la alarma para que suene cada noventa minutos, que es cuando es más probable que me halle en el sueño REM. No te recomiendo esto como una práctica regular, a menos que puedas hacer siestas durante el día. En la vida diaria, el momento en el que concentrar tus esfuerzos es un par de horas antes de despertar.

Esto es todo lo que necesitamos saber acerca de la ciencia del sueño antes de empezar con las prácticas nocturnas.

Milarepa no sufre, porque sabe que su vida es como un sueño y una ilusión. A la vez, ve que los seres sensibles sufren precisamente porque creen que esta vida existe realmente.

KHENPO TSÜLTRIM GYAMTSO RINPOCHE,
escrito de forma improvisada en el Dorje Denma Ling

4

TÉCNICAS OCCIDENTALES DE INDUCCIÓN DE LA LUCIDEZ EN LOS SUEÑOS

En los próximos capítulos vamos a explorar las técnicas que nos permiten despertar en nuestros sueños. El presente capítulo se centra en las técnicas de inducción occidentales y el siguiente muestra las técnicas orientales, lo que proporciona un enfoque amplio que une el conocimiento moderno de Occidente con la antigua sabiduría de Oriente. Cuando yo me formé, pasé la primera década practicando exclusivamente las técnicas orientales, con lo que obtuve buenos y malos resultados. Cuando complementé esas prácticas meditativas con los métodos occidentales fue cuando empecé a tener éxito con los sueños lúcidos.

En sí mismo, el yoga de los sueños no ha cambiado mucho en cientos de años. Fue elaborado por seres tan despiertos que tal vez no se dieron cuenta de que los simples mortales como nosotros podríamos necesitar ir más despacio. Los textos clásicos que explican las prácticas son concisos y por lo tanto adustos, «escarpados». La gran aportación de la modernidad en cuanto a los sueños lúcidos ha consistido en proporcionar una «rampa» para poder ir subiendo de forma paulatina. Es un bello ejemplo de fusión entre lo antiguo y lo moderno, lo oriental y lo occidental. Los sueños lúcidos tienen mucho que ofrecer a los practicantes del yoga de los sueños, y el yoga de los sueños puede aportar mucho a los sueños lúcidos. Juntos, son unos magníficos «compañeros de cama».

En estos dos capítulos voy a presentar diversas técnicas de inducción. No es necesario dominarlas todas. Lo importante es activar la lucidez, no la técnica que nos lleva allí. Todos somos diferentes. Una técnica puede funcionarle a una persona y en absoluto a otra. Mi objetivo a la hora de presentar todas estas técnicas es que encuentres una que funcione en tu caso. Cuando lo haga, quédate con esa técnica si quieres. No es necesario que practiques con ninguna otra, a menos que desees explorar más posibilidades. El único peligro que tiene presentar tantos métodos es que puede ser que pruebes con uno durante una o dos noches, que te des por vencido y luego pases al siguiente. Te recomiendo que trabajes con una determinada técnica durante varias semanas por lo menos. Dale una oportunidad. Si no se revela eficaz después de este tiempo, prueba con otra. Y no dudes en comenzar con cualquier método en particular que tenga especial sentido para ti.

Existe una historia de un granjero que quería cavar un pozo. Trató de encontrar agua por medio de cavar dos metros en un lugar, momento en el cual se desanimaba y se dirigía a probar en otro lugar. Volvía a cavar dos metros, no obtenía nada y se trasladaba a otro lugar, y luego a otro... Su falta de perseverancia era la garantía de su fracaso. Para llegar al centro de ti mismo con estas meditaciones nocturnas tienes que cavar profundamente. Los intentos superficiales crean baches que nunca van a dar lugar a un agujero profundo.

Lo que hace del yoga de los sueños algo único es que cada uno se convierte en su propio instructor. Tú conoces tu mente mejor que nadie; tú conoces tus patrones de sueño y las peculiaridades de tus sueños. Tienes que ser honesto contigo mismo en relación con estas prácticas (este es otro ejemplo de que las prácticas nocturnas cuentan la verdad). Tienes que confiar en tu propia sabiduría y asumir la responsabilidad de tu éxito.

Comprueba lo que funciona en tu caso, no solo en cuanto a las técnicas sino también en cuanto a la forma en que las empleas. Si encuentras demasiado perturbador practicar la lucidez en los sueños durante la semana, hazlo solamente los fines de semana. Si bien es útil, al principio, practicar con las técnicas tal como se presentan, no tengas miedo de experimentar un poco con ellas. Tal vez lo que va a funcionar en tu caso va a ser una combinación de técnicas, o tu propio método. Experimenta y diviértete. Si no disfrutas con el tema de los sueños lúcidos, no avanzarás. Y si bien la motivación y la ambición son importantes, no seas duro contigo mismo. Ve despacio y tranquilo.

La idea de que las prácticas nocturnas dicen la verdad se aplica a otro tema. Tarde o temprano, estas prácticas van a revelar tu pasión por la ignorancia. Llegará un momento en que acaso dirás: «¡Al infierno! Prefiero dormir». Muchas veces yo mismo no deseo practicar. Me da pereza, o sencillamente no tengo interés. Es entonces cuando me doy cuenta de mi pasión por la ignorancia y le sonrío. Esta es una expresión natural de nuestra pasión por la inconsciencia, como veremos más adelante. Si bien puede haber una parte de nosotros que quiere despertar, hay una gran parte que no lo quiere. Para el ego, la ignorancia es realmente la felicidad. Hemos estado espiritualmente dormidos durante mucho tiempo, y despertar no siempre es fácil.

Una enseñanza central en cualquier meditación es *no demasiado apretado; no demasiado suelto*. Si «aprietas demasiado», si te esfuerzas más de la cuenta, te atarás a ti mismo con nudos y no te quedarás dormido. Si no te esfuerzas lo necesario, «no aprietas lo suficiente» y no practicas el yoga de los sueños. El enfoque del *camino del medio* es siempre el mejor. Es como afinar una guitarra. Tensa demasiado las cuerdas y se romperán; déjalas demasiado sueltas y emitirán un sonido flácido. Con equilibrio, perseverancia y buen humor, aprenderás a afinar tu mente para que toque una hermosa música nocturna.

TRES INGREDIENTES CLAVE

Los tres ingredientes esenciales para lograr tener sueños lúcidos son una fuerte motivación o intención, ser bueno recordando sueños y practicar las técnicas de inducción. Si ya posees los dos primeros, puedes proseguir con las técnicas de inducción que te presento más adelante.

El primer ingrediente, una fuerte motivación, es determinante. La motivación o intención da lugar a un impulso que nos lleva al mundo de los sueños. Es como si sembrásemos los sueños lúcidos, una técnica que es básica en cualquier nivel de inducción de los sueños.

La palabra *intención* deriva de raíces que significan «estirar hacia» (*in-*, «hacia», y *tendere*, «estirar»). La lucidez en los sueños y el yoga de los sueños comienzan con «estirar» la mente con la intención. Como hemos visto, estirarse es propio tanto del yoga físico como del mental. Con el fin de envolver la oscuridad con la mente, tienes que estirarte hacia ella. Acabarás por querer estirar tu conciencia hasta estados mentales de los que anteriormente no eras consciente, y el «calentamiento» para ello empieza con la intención. Por lo tanto, estirarte con esta intención significa la expansión de tu mente.

¿Alguna vez has tenido que levantarte temprano y no tenías un reloj con alarma? Si ponemos la fuerte intención de levantarnos a una hora determinada, a menudo nos despertamos a esa hora a pesar de no tener una alarma. De la misma forma, podemos programar una alarma interior para despertarnos dentro del sueño mediante el establecimiento de una fuerte intención.[1]

Si estás leyendo este libro, ya has empezado a afirmar tu intención. El hecho de estudiar la visión, o la filosofía, que hay detrás de los sueños lúcidos y el yoga de los sueños la fortalece. Para poner en práctica realmente la intención, dite a ti mismo durante todo el día: «Esta noche voy a recordar mis sueños. Voy a tener muchos sueños. Voy a tener buenos sueños. Voy a despertar dentro de mis sueños». No te limites a mover los labios. Dilo en serio, en voz alta. También refuerzas la intención si la escribes. Es decir, llévala de lo mental a lo verbal y a lo físico. Cuando estés acostado en la cama, impulsa aún más tu intención (como cuando se hace un esprint cerca de la línea de meta).

Otras expresiones de la intención provienen de leer libros, hacer cursos y, básicamente, pasar el mayor tiempo posible con estos contenidos. Cuando Stephen LaBerge estaba preparando su tesis doctoral sobre los sueños lúcidos, se empapó de estos contenidos y tuvo sueños lúcidos casi todas las noches. Mi propio trabajo al escribir este libro ha sido similar. Siembra un montón de semillas y cosecharás muchas plantas. No subestimes el poder de la intención. Los investigadores del sueño Robert Price y David Cohen escribieron: «Los sueños lúcidos parecen ser una experiencia muy disponible para los muy motivados».[2]

Una manera de mantener la motivación y la intención es tener un objetivo claro una vez que se alcanza la lucidez. En los talleres sobre los sueños lúcidos, los participantes suelen decir: «¡Mi objetivo es llegar a estar lúcido en mis sueños!». Cuando lo logran, a menudo se despiertan de inmediato y se sienten decepcionados porque el sueño lúcido no duró. Pero ¿por qué deberían sentirse decepcionados si alcanzaron su objetivo? Consiguieron lo que pedían... Así que la clave está en pedir más. Por lo tanto, es importante establecer un objetivo que vaya *más allá* de estar lúcido en los sueños, de manera que la lucidez, finalmente, llegue a ser el estado natural, la plataforma que permita lograr metas aún más altas.

Patricia Keelin, una soñadora lúcida de primera categoría, dice que cuanto más imbuido de emoción esté el objetivo y cuanto más fuerte sea la carga motivacional, mayor será el logro. Por ejemplo, pongamos que te acuestas con esta pasión, emoción y expectación: «Me voy a despertar en mis sueños porque quiero volar. ¡Quiero sentir la libertad de volar por el espacio, ver las cosas a vista de pájaro y sentir el viento soplando a través de mi pelo!». Con esta actitud, habrás puesto gasolina a tu intención. La clave es añadir el elemento mágico del *sentimiento* o carga emocional. Por lo tanto, lleva aún más tu intención al mundo de los sueños, «estírate» más hacia ahí, por medio de infundir pasión a tu motivación. Te sorprenderá ver lo a menudo que obtendrás aquello que realmente pidas.

Un segundo ingrediente esencial para tener sueños lúcidos es recordar bien los sueños. A pesar de que tenemos al menos seis sueños cada noche, muchas personas no recuerdan ninguno de ellos. LaBerge advierte que hasta que podamos recordar al menos dos sueños cada noche, es mejor que no intentemos practicar las técnicas que conducen a la lucidez.

Recordar bien los sueños comienza con la actitud, que se desprende de la motivación y el establecimiento de la intención de recordar los sueños.[3] Valora tus sueños, y luego prepara el terreno para recordarlos mejor. Si pasas a considerar que tus sueños son importantes, acudirán a ti con mayor frecuencia. La investigadora de los sueños Patricia Garfield lo expresa así en su libro *Creative Dreaming* («El sueño creativo»):

> Quienes no «creen en» los sueños o creen que no tienen sentido no los recuerdan o tienen solamente sueños sin sentido. Los sueños son lo que haces de ellos [...] Los estados del sueño responden a las actitudes que se tienen durante la vigilia.[4]

Dite a ti mismo, con determinación, que *vas* a recordar tus sueños. Pon tu corazón en ello. Duerme lo suficiente y permítete dormir hasta tarde. Aprovecha el «período estrella» del soñar. Es divertido darse permiso para adormecerse en la cama y entrar y salir de los sueños.

Escribir un diario de sueños constituye una buena ayuda. Si empiezas a escribir uno, esto subrayará la intención de que te estás tomando el tema en serio. Estarás pasando del dicho al hecho. También estarás avanzando desde lo mental (la intención) a lo verbal (repetir la intención de recordar los sueños) y a lo físico (obtener el diario). Garfield cita a la antropóloga Tanya Luhrmann, quien recuerda lo siguiente: «Hace muchos años, me uní a un grupo que decidió que íbamos a escribir nuestros sueños. Y mi vida onírica cambió. Me parecía soñar más. Recordaba más detalles. A veces tenía sueños de una intensidad mítica».[5]

Si tienes problemas para recordar los sueños, te resultará útil anotar cualquier fragmento de cualquier sueño que puedas recordar.

Cuando te despiertes, pregúntate: «¿Qué estaba soñando?». Cierra los ojos y trata de volver a recordar cualquier parte del sueño. Y no te muevas. El hecho de moverte hace que acuda la conciencia despierta y te saca del mundo de los sueños. Si ya te has movido y crees que has tenido un sueño, vuelve a adoptar la postura en la que estabas cuando te despertaste. Los recuerdos se alojan en nuestros cuerpos. A menudo he recuperado el recuerdo de un sueño por medio de regresar a la postura en la que estaba cuando lo tuve.

Voy a dar una práctica diurna para que te ayude con esto. Programa un temporizador para que suene a intervalos aleatorios a lo largo del día. Cuando suene, tómate un momento para recordar los pensamientos que has tenido o las acciones que has llevado a cabo en los últimos diez minutos. También puedes hacer esto en las ocasiones en que te des cuenta de que estabas soñando despierto. Esta práctica pertenece a la familia de las *prácticas recíprocas*, lo que significa que la práctica que hagas durante el día te ayudará con tu práctica nocturna y la práctica que hagas por la noche te ayudará con tu práctica diurna. Este tipo de práctica de ida y vuelta, o bidireccional, es habitual en el yoga de los sueños: nos estamos abriendo a una vía de doble sentido entre el día y la noche.

Por último, aprovecha el «período estrella» de los sueños por medio de despertarte unas dos horas antes de cuando lo harías normalmente; permanece despierto durante unos quince minutos y luego vuelve a dormirte. Si sigues estos consejos es fácil que empieces a recordar tus sueños. Con una fuerte motivación y un buen recuerdo de los sueños, estás listo para explorar el tercer ingrediente, las técnicas de inducción, que voy a dividir en dos categorías: los métodos diurnos y los nocturnos.

DESPERTAR Y RECONSTITUIR EL YO

Despertar en medio de la noche también puede ser esclarecedor en cuanto a cómo creamos, o reconstituimos, nuestro sentido del yo. A menudo me encuentro con que cuando me despierto por primera vez, sobre todo si es del sueño profundo, sin sueños, en mitad de la noche, no puedo ubicarme de inmediato. A veces esto es literal, como cuando no sé dónde estoy, pero lo más importante es cuando no me ubico ontológicamente, como cuando no sé *quién* soy. Obviamente estoy consciente cuando me despierto de golpe, pero a veces no soy consciente de mi identidad o historia personal.

Es probable que tú también hayas tenido esta experiencia inquietante. Se tarda unos pocos segundos en reconstruir la narrativa ordinaria, la historia personal, que culmina en «uno mismo». En mi experiencia, a veces esta sensación es ingrávida y aterradora, y lucho para recuperar el sentido de la propia identidad. En esas ocasiones, doy un suspiro de alivio cuando por fin «me encuentro» a mí mismo. En otras ocasiones me resulta fascinante no localizar mi sentido del yo y gozo de este vacío, de este no saber. Durante estos despertares más agradables, observo cómo mi mente bulle mientras compone el rompecabezas (todas las piezas separadas de mi historia) que da lugar a la sensación inefable llamada *yo*.

Así pues, en estos casos tengo un atisbo de lo que es la ausencia del ego, y esto a mi ego a veces no le gusta. Cuando me despierto por primera vez, no hay ningún punto de referencia, ningún yo. No hay más que conciencia pura, libre de cualquier historia. Si puedo permanecer abierto a esta falta de referencias y relacionarme con ello correctamente, sin remitirme a nadie (ningún yo) que tenga esta experiencia, experimento una sensación de liberación y espacio. Sin embargo, por la fuerza de la costumbre, las estrategias defensivas y de autogeneración del ego se apresuran a hacer confluir esta conciencia abierta en un punto contraído que luego reconozco como mi yo histórico. Literalmente, puedo sentir esta contracción en mis entrañas. Lo que no siento, porque ha estado sucediendo durante tanto tiempo que me he acostumbrado a ello o incluso me he anestesiado al respecto, es que esta contracción no cesa. Está teniendo lugar ahora mismo. Estoy operando desde este punto contraído y doloroso todo el tiempo. Es un punto de conciencia apretado llamado *yo*, una autocontracción defensiva frente al espacio abierto (la conciencia pura no egoica) que nace de mi miedo a la ausencia del ego.

La próxima vez que te despiertes en medio de la noche, o que te despiertes de súbito en cualquier momento, trata de relacionarte con esos instantes de confusión (con esa desapacible transición consciencial) de una manera nueva. Siente la apertura inicial, el desconcierto que sigue inmediatamente y la lucha por recomponerte. Este tipo de exploración forma parte de los yogas nocturnos, los cuales constituyen un conjunto de prácticas que conducen a relacionarse con cualquier experiencia nocturna con una actitud meditativa e indagadora. Puedes aprender mucho acerca de ti mismo en el proceso de dormirte y en el de recuperar la consciencia de vigilia.

TÉCNICAS OCCIDENTALES DE INDUCCIÓN (DIURNAS)

Existen muchos métodos diurnos concebidos con la finalidad de proporcionar una base para la práctica de las técnicas nocturnas. Estas prácticas diurnas también contribuyen a integrar el yoga de los sueños en la propia vida (ayudan a combinar estos estados de consciencia normalmente dispares).

Comprobar el estado

Una práctica útil de inducción diurna consiste en comprobar con regularidad en qué realidad está uno viviendo. Pregúntate, a lo largo del día: «¿Es esto un sueño? ¿Estoy soñando?». Así cultivas una actitud crítica hacia tu realidad.[6] Puede parecer estúpido hacerse estas preguntas, porque la respuesta habitual es: «¡Por supuesto que estoy despierto!». Pero ¿cómo saberlo a ciencia cierta?

Una actitud no crítica o de no cuestionamiento hace que pasemos por alto el hecho de que estamos soñando. No nos damos cuenta de que estamos soñando porque *tomamos el sueño por la realidad* (esta es la definición misma de la falta de lucidez). Como no ponemos en duda el estatus de la realidad durante el día, tampoco lo hacemos por la noche. A medida que te vayas familiarizando con la práctica de comprobar el estado de consciencia en que te hallas, es decir, el estado de vigilia o el de sueño, este hábito se trasladará a tus sueños. Cuando lo apliques en ese contexto, de pronto descubrirás que *estás soñando*. Este destello de reconocimiento es todo lo que necesitas para despertar en tus sueños.

Comprobar el estado de consciencia es fácil. Escribe en el dorso de una de tus tarjetas de presentación: «¿Es esto un sueño?». Periódicamente, durante el día, mira este mensaje, ocúltalo a tu vista y luego míralo de nuevo. Si estás despierto, la tarjeta tendrá el mismo aspecto la segunda vez que la mires. Pero si estás soñando, algo habrá cambiado en la tarjeta. Si muestra otro texto la segunda vez, o si el texto se presenta en un tipo de letra o un color distinto, o si la tarjeta tiene otro tamaño..., puedes estar seguro de que estás soñando. Puedes hacer lo mismo con un reloj digital: míralo, mira hacia otro lado y después vuelve a mirarlo. ¿Es igual la segunda vez?

Mi técnica de comprobación favorita es también la más fácil. Sencillamente, salta de forma periódica durante el día. Si regresas al suelo, es probable que estés despierto. Pero si sigues subiendo, o si regresas abajo y caes a través del suelo, estás soñando. He utilizado esta estrategia innumerables veces para activar la lucidez. En ocasiones salto y sigo flotando; otras veces empiezo a bajar, doblo las piernas como si fuera a caer sobre mis rodillas y después reboto. Esto no puedo hacerlo en la realidad de la vigilia, de modo que ahí tengo la clave de que debo de estar soñando. ¡Es divertido y funciona![7]

EL MITO DEL CONOCIMIENTO

Comprobar el estado de consciencia apunta a una cuestión más profunda, a lo que el historiador Daniel Boorstin llama «la ilusión del conocimiento»: «El mayor enemigo del conocimiento no es la ignorancia, sino la ilusión del conocimiento», escribe. Las personas que han realizado grandes descubrimientos siempre han necesitado «luchar contra los "hechos" y dogmas de los eruditos».[8] La ilusión o el mito del conocimiento es uno de nuestros mayores obstáculos, porque es muy insidioso. Es un punto ciego enorme o, en nuestros términos, un «punto dormido». El mito del conocimiento hace referencia a cuando estamos seguros de saber algo pero en realidad no lo sabemos. Es cuando pensamos que algo es un hecho o un axioma pero estamos equivocados. Desde el prisma emocional, es cuando damos un golpe sobre la mesa y anunciamos: «¡Esto es así porque es así!». Pero, como dijo Mark Twain: «No es lo que no sabes lo que te mete en problemas. Es lo que sabes con certeza pero que no es así».

En el mundo de los sueños lúcidos, el mito del conocimiento consiste en que uno piensa que está despierto cuando en realidad está soñando. Estar atrapado en un sueño no lúcido es ser víctima de este mito. Puede provocar un sobresalto despertar de un sueño que se pensaba que era real. En el budismo, el mito del conocimiento es un tema central, así como la sacudida del despertar. En este caso, el mito del conocimiento consiste en que uno piensa que está despierto pero en realidad está dormido, en el sentido espiritual. Todos somos víctimas de este mito. No es cierto que en este momento estés despierto. No es cierto que todo sea tal como crees que es. La comprensión del mito del conocimiento es importante en el camino del despertar. Como dijo el filósofo científico Karl Popper: «Es a través de la falsificación de nuestras suposiciones como nos ponemos en contacto con la "realidad"».[9]

Cuando comprobamos el estado de consciencia, estamos siguiendo el consejo de la pegatina del parachoques que dice

«Cuestiona la autoridad». Estamos cuestionando la autoridad de que lo que estamos experimentando es real. El viaje que propone este libro, en última instancia, consiste en darse cuenta de la ilusión del conocimiento y despertar de ella. El futurólogo Alvin Toffler dijo: «Los analfabetos del siglo XXI no serán aquellos que no sepan leer y escribir, sino quienes no puedan aprender, desaprender y volver a aprender».[10] Nuestro trabajo aquí, como en la vida, es el de desaprender y volver a aprender. Tenemos que despojarnos del mito de que lo que estamos experimentando justo ahora es real y volver a aprender que en realidad es solo un sueño. Johann Wolfgang von Goethe lo expresó de esta manera: «Nadie está más irremediablemente esclavizado que aquellos que creen falsamente que son libres».

Señales oníricas

Otra técnica diurna vinculada con la comprobación del estado de consciencia consiste en trabajar con las señales oníricas. Como en el caso de la técnica anterior, se comienza a trabajar con las señales oníricas durante el día y después se extiende la práctica a la noche. Es a la vez una práctica diurna y una práctica nocturna; otro método recíproco. Trabajar con las señales oníricas significa ser sensible a los eventos de la vida que se salen de lo habitual y utilizar estos sucesos extraños como detonantes para llevar a cabo la comprobación del estado. Un catalizador fundamental de la lucidez es darse cuenta de la naturaleza onírica de la propia experiencia. Esto se inscribe en la categoría de lo que LaBerge denomina *sueño lúcido inducido por el sueño*, lo que significa que se está utilizando el contenido del sueño para despertar la lucidez. A menudo despertamos al hecho de que estamos soñando cuando nos decimos: «¡Caramba, esto es muy raro! Debo de estar soñando...». Lo anómalo nos da la pista de que puede ser que estemos soñando. Así pues, durante el día, si ves que un pájaro golpea una ventana, o si un libro cae de una estantería, ¡salta!, o pregúntate:

«¿Es esto un sueño?». Pregúntatelo cada vez que suceda algo fuera de lo común.

Cuando estamos soñando experimentamos muchas anomalías, como cambios abruptos de ubicación, discontinuidades extrañas o sucesos raros. Puede ser que volemos, que veamos elefantes rosas o que presenciemos un sinfín de hechos surrealistas. Si nos tomamos todo esto a la ligera, que es lo que hacemos normalmente, no adquirimos la lucidez. Pero si nos condicionamos a cuestionar la realidad cuando suceden cosas extrañas, nos condicionamos a despertar dentro de nuestros sueños.

Hay muchos tipos de señales oníricas. En primer lugar están las señales oníricas *débiles*. Es aquello que ocurre en los sueños que, si bien es altamente improbable que suceda en la realidad de la vigilia, no es imposible. Un ejemplo sería que un perro de aspecto raro entrase en la casa con la que estás soñando. Las señales oníricas *fuertes* es aquello que solamente puede acontecer en los sueños, como que una silla se convierta en un bote o que uno se encuentre volando. Las señales oníricas *personales* son las más útiles. Se trata de actividades, situaciones, personas u objetos que aparecen en los sueños que uno tiene, sobre todo en los sueños recurrentes. Si tienes este tipo de sueños, puedes aprovecharlos. Registra estas actividades, situaciones, personas u objetos en tu diario de sueños y familiarízate con ello. Cuando vuelvan a aparecer en tus sueños, sírvete de tu familiarización para activar la lucidez. Por ejemplo, si tienes un sueño recurrente acerca de un tío tuyo que ha muerto, la única forma en que puede aparecérsete vivo es en un sueño. Utiliza su presencia como una señal de que estás soñando.[11]

Los *temas oníricos* están conectados con las señales oníricas y también pueden ayudarte a activar la lucidez. La idea es que te familiarices con los temas de tus sueños repetitivos: los ambientes, las historias, los personajes, los objetos y las acciones que se presentan con regularidad. Para ello, repasa tu diario de sueños en cuanto a los temas que se repiten. Si tienes sueños recurrentes acerca de ser perseguido, por ejemplo, o de llegar tarde a tomar un vuelo, utiliza ese tema para ayudarte a despertar al hecho de que estás soñando: «Espera un segundo... Ya me han perseguido así antes... Debo de estar soñando».

LAS SEÑALES ONÍRICAS Y LA MUERTE

El trabajo con las señales oníricas también nos ayuda a prepararnos para la muerte. Los budistas tibetanos creen que uno de los mayores problemas que podemos tener después de la muerte es no darnos cuenta de que estamos muertos, y el yoga de los sueños se desarrolló como una preparación en este sentido. En el yoga del bardo se enseña que hay signos clásicos de muerte que pueden darnos la pista de que estamos muertos. Una vez que uno despierta al hecho de que está muerto, puede utilizar las muchas técnicas del yoga del bardo para ayudarse durante esos difíciles momentos.

Los signos clásicos a los que prestar atención que nos permiten comprobar que estamos muertos son estos: no proyectamos ninguna sombra, nos miramos en un espejo u otra superficie reflectante y no vemos ningún reflejo, caminamos sobre la arena o la nieve y no dejamos huellas, nuestro cuerpo no emite ningún sonido, las personas no nos responden, podemos movernos sin problemas a través de la materia, manifestamos poderes milagrosos (tales como la capacidad de volar, leer las mentes o viajar a gran velocidad) y no podemos ver el sol o la luna.[12] ¡Estas son también algunas de las señales que nos pueden ayudar a reconocer que estamos soñando! Fórjate el hábito de atender a estas señales ahora y lo conservarás en el sueño y en la muerte. Acuérdate de buscar tu sombra o de comprobar si los espejos (u otras superficies) reflejan tu imagen y pregúntate: «Ahora mismo, ¿estoy muerto, soñando, o vivo y despierto?».

Yo trabajo regularmente con las señales de la muerte. Cuando estoy fuera en un día soleado, compruebo si estoy proyectando sombra. Busco mis huellas cuando camino por la nieve.

Puede parecer extraño, pero esto me ayuda a cultivar el hábito de cuestionar el estatus de la realidad que estoy viviendo.

La memoria prospectiva

Un ejercicio general para inducir la lucidez en los sueños es la práctica de la *memoria prospectiva*. Consiste en recordar hacer algo en el futuro. La denominación *memoria prospectiva* es casi un oxímoron, porque la palabra *memoria* está asociada con el pasado y la palabra *prospectiva* se asocia con el futuro. Cuando tratamos de recordar que queremos despertar en los sueños, que son eventos futuros, estamos trabajando con la memoria prospectiva, la cual puede reforzarse por medio de algunos ejercicios.[13]

Una vez que se capta la esencia de los ejercicios de memoria prospectiva, las variaciones son infinitas. La práctica consiste en acordarse de comprobar el estado de consciencia cada vez que tenga lugar un evento específico. El evento puede ser cualquier cosa. Por ejemplo, puedes acordar contigo mismo que cada vez que veas un gato te acordarás de hacer la comprobación del estado. O que la harás cada vez que oigas un avión, una sirena o el ladrido de un perro. A medida que se desarrolle tu memoria prospectiva, también lo hará tu capacidad de acordarte de despertar en los sueños.

Recomiendo establecer un evento detonante diferente cada día. Hoy, acuerda contigo mismo que cada vez que recibas un mensaje de texto te acordarás de comprobar el estado. Mañana, acuérdate de hacer la comprobación cada vez que vayas al baño... La memoria es un músculo mental que se puede ejercitar, y puede conducirnos a la lucidez.

LAS COMPROBACIONES DEL ESTADO Y EL PRIMADO

El poder del primado

Comprobar el estado de consciencia, o cultivar una actitud de reflexión crítica, nos ayuda a interrumpir el poder de lo que los psicólogos llaman *primado*. El primado es la configuración, en su mayor parte inconsciente, que nos predispone a ver las cosas de una determinada manera. El primado es una forma elegante de hablar de las expectativas. Si empezamos una secuencia como 1, 2, 3, 4, 5, estamos «primados» a esperar que el siguiente número será el 6. Nuestros deseos y expectativas nos predisponen a ver lo que queremos ver. Vemos el mundo como lo vemos, sólido, duradero e independiente, porque hemos sido «primados» a verlo así por parte de nuestros padres, maestros y prácticamente todas las demás personas. Este refuerzo permanente continúa en el estado de sueño y nos predispone a ver el sueño como sólido, duradero e independiente, y por lo tanto no lúcido. El primado se basa en la repetición, que es la esencia de la predisposición. Estamos predispuestos a la no lucidez por la noche porque desde la primera infancia se nos ha entrenado para ver el mundo de una manera no lúcida durante el día. Las señales oníricas diurnas y las comprobaciones del estado utilizan el primado consciente para activar el estado de alerta y la conciencia, la lucidez en lugar de la no lucidez, y lo hacen por medio de plantar estos nuevos patrones de lucidez en la mente inconsciente. Nos estamos preparando para ver los sueños como sueños.[14]

TÉCNICAS OCCIDENTALES DE INDUCCIÓN (NOCTURNAS)

Cuando te acuestes para dormirte, date un último empujón, con tu intención, para despertarte en tus sueños. Di, con todo tu corazón: «Esta noche *voy a* tener muchos sueños. *Voy a* tener buenos sueños. *Voy a* recordar mis sueños. *Voy a* estar lúcido en mis sueños». ¿Cuántas veces ha influido tu estado de ánimo en tu sueño y tus sueños? Si te acuestas estresado o preocupado, con un estado de ánimo en particular, esto a menudo repercute en tus sueños. Por la noche soñamos aquello en lo que pensamos durante el día. En el yoga de los sueños queremos sembrar los pensamientos de despertar dentro de nuestros sueños con la fuerza de nuestra intención.

La «siembra» de nuestros pensamientos e intenciones es el equivalente a lo que los budistas llaman *huellas kármicas*. Tenzin Wangyal, en *The Tibetan Yogas of Dream and Sleep*, dice: «Las huellas kármicas son como fotografías que tomamos de cada experiencia. En el cuarto oscuro del sueño construimos la película». ¿Quieres tener ciertos sueños o despertar en tus sueños? Entonces, toma las fotografías adecuadas durante el día.

Inducción mnemotécnica

LaBerge desarrolló una técnica especialmente eficaz que denominó *inducción mnemotécnica de los sueños lúcidos*. Una mnemotécnica es una ayuda para la memoria y LaBerge dio en el clavo con ella, gracias a la cual pudo tener sueños lúcidos a voluntad. La inducción mnemotécnica de los sueños lúcidos se sirve de la memoria prospectiva y se utiliza después de despertar de un sueño por la noche y antes de volverse a dormir. Esta técnica consta de cuatro pasos:

1. De madrugada, cuando despiertes espontáneamente de un sueño, repasa ese sueño varias veces, hasta que lo hayas memorizado.

2. A continuación, mientras estás acostado y te estás volviendo a dormir, dite: «La próxima vez que esté soñando, quiero acordarme de reconocer que estoy soñando».

3. Visualiza que vuelves a estar en el sueño que has recreado; solo que, esta vez, visualiza que te das cuenta de que estás soñando.

4. Repite los pasos 2 y 3 hasta que sientas que tu intención está claramente asentada o hasta que te duermas.[15]

Las ayudas electrónicas

En 1985 LaBerge empezó a diseñar un dispositivo de inducción de los sueños lúcidos con la forma de una cómoda máscara para dormir, una especie de gafas de sueño. Cuando los sensores de la máscara detectan el movimiento ocular indicativo de que se está en la fase REM del sueño, desde la misma máscara sale una señal en forma de luces intermitentes, o un sonido, o ambas cosas, para estimular al soñador a entrar en el estado de lucidez. Las señales entran en el sueño y se incorporan en él; de ese modo ayudan a activar la lucidez. Es similar a lo que ocurre cuando hace frío en la habitación y nos encontramos soñando con nieve o hielo. Lo exterior afecta a lo interior.

He usado varias versiones de estos dispositivos de inducción de los sueños lúcidos con buenos resultados.[16] Un sueño típico en el que la señal de luz desencadena la lucidez es que me encuentro conduciendo en un coche y observo que las luces de freno del vehículo que tengo delante empiezan a parpadear. O estoy de pie bajo una farola que, asimismo, comienza a parpadear. De pronto me acuerdo de asociar la luz intermitente del sueño con la luz intermitente de la máscara, y adquiero la lucidez al instante. El NovaDreamer, diseñado por LaBerge, se puede ajustar al estilo de sueño REM de cada cual con el fin de lograr resultados óptimos. Con un poco de experimentación personal, el dispositivo se puede adaptar a los patrones de sueño individuales.

Científicos de la Universidad Johann Wolfgang Goethe, de Fráncfort, en Alemania, recientemente pudieron desencadenar sueños lúcidos en sujetos mediante la aplicación de una corriente eléctrica suave a su cuero cabelludo. Los investigadores encontraron que la estimulación eléctrica en el rango de los 40 hercios aplicada al lóbulo frontal «induce la conciencia autorreflexiva en los sueños», es decir, la lucidez.[17] La investigadora principal, Ursula Voss, ha señalado: «Realmente, podemos cambiar con bastante facilidad la consciencia en los sueños». Reclutó a veintisiete adultos que nunca habían experimentado un sueño lúcido. Dos minutos después de alcanzar el estado REM, los sujetos recibieron una corriente eléctrica débil (de entre 2 y 100 Hz) en la zona del lóbulo frontal durante treinta segundos. El punto óptimo se logró con 40 hercios, que indujo a los cerebros de los participantes a producir ondas cerebrales con la misma frecuencia, lo que indujo la lucidez el 77% de las veces.[18] Cuando esta técnica se perfeccione, acaso signifique una revolución en cuanto a la inducción de la lucidez en los sueños.

La galantamina

La galantamina es una sustancia eficaz a la hora de inducir sueños más claros, y por lo tanto a la hora de facilitar el recuerdo de los sueños.[19] En altas concentraciones, como fármaco con receta, fue aprobada por la FDA (el órgano regulador de los medicamentos en Estados Unidos) en 2001 para el tratamiento de la enfermedad de Alzheimer; está a la venta bajo los nombres Razadyne, Reminyl y Nivalin. En la versión sin receta, puede encontrarse como GalantaMind. En Europa del Este y Rusia se viene utilizando desde la década de los cincuenta para el tratamiento de varios trastornos neurológicos. La galantamina es un alcaloide que se extrae de la campanilla de invierno y el lirio araña, que pertenecen a la familia de las amarilidáceas (una de las familias de plantas con flores). Se cuenta que lo utilizó el griego Ulises, el héroe de la memoria y el enemigo del olvido, hace tres mil doscientos años.

Muchos han utilizado la galantamina con mucho éxito. Pero algunos de mis colegas del ámbito de los sueños lúcidos no han tenido suerte con ella, e incluso no han dormido bien tras tomarla. Como ocurre con muchos de los métodos de inducción, los resultados pueden variar.

La galantamina actúa inhibiendo la ruptura del neurotransmisor acetilcolina, que es importante en la generación y el mantenimiento del sueño REM.[20] La acetilcolina también potencia la memoria. Al hacer que este neurotransmisor esté más activo en el cerebro, se tiende a tener sueños más claros y estables. La dosis estándar para los soñadores lúcidos es de 4 a 8 miligramos unas seis horas *después* de irse a dormir, lo que significa que la mayoría de las personas que usan la galantamina con esta finalidad se levantan y la toman unas dos horas antes de su hora normal de despertarse, y después regresan a la cama. Esto es perfecto, ya que la galantamina va a actuar precisamente durante el período estrella de los sueños. Prueba a tomar 4 miligramos y comprueba qué ocurre. Si no obtienes resultados, aumenta la dosis a 8 miligramos.

La galantamina se mezcla a menudo con el bitartrato de colina, lo cual da lugar al cóctel onírico perfecto. Yo nunca he experimentado efectos secundarios, pero la galantamina con receta, que presenta una concentración más alta, puede dar lugar a náuseas, vómitos, mareos, diarrea, dolor de cabeza, disminución del apetito y pérdida de peso. No deberían tomarla las mujeres embarazadas o lactantes, quienes padecen depresión o quienes presentan sensibilidad a la galantamina, la colina o el ácido pantoténico. En su forma sin receta, se dispensa en un mercado no regulado, lo que significa que uno nunca sabe lo que está comprando. Hay que confiar en el fabricante, y existen estudios que muestran que los suplementos no regulados a veces no son lo que afirman ser. Pero mi experiencia es que noto una diferencia en el soñar cuando tomo dosis controladas de galantamina y ninguna diferencia cuando he tomado un placebo.

Yo solamente tomo galantamina como un estímulo de vez en cuando; no recomiendo su consumo regular. Es mejor confiar en otros métodos, especialmente las herramientas de meditación que se describen más adelante. Sea como sea, la galantamina tiene su lugar en los sueños lúcidos. Como en el caso de cualquier suplemento, tómala pero no abuses de ella.

TRUCOS Y CONSEJOS PARA INDUCIR LA LUCIDEZ EN LOS SUEÑOS

Si estás realmente inspirado, programa tu alarma para que suene cada noventa minutos durante la noche, cuando es más probable que te encuentres en el sueño REM. Una vez que estés despierto, practica la inducción mnemotécnica de los sueños lúcidos si has despertado de un sueño, o reafirma tu intención de alcanzar la lucidez. Tal vez el mejor consejo es que programes la alarma para que suene unas dos horas antes de aquella en la que normalmente te despiertas, permanezcas levantado durante unos treinta minutos y después te vuelvas a dormir. Este método sigue siendo muy eficaz para mí, y no perturba mi sueño. Solo con este sistema es veinte veces más probable adquirir la lucidez. Varios investigadores afirman que sumar la inducción mnemotécnica a este método de «despertarse y volver a la cama» es *la más eficaz* de todas las técnicas de inducción. Si añades a este sistema 4 u 8 mg de galantamina (tómala cuando te levantes por la noche, al principio del intervalo de media hora en vela), prepárate para entrar en el sueño REM con plena lucidez.

Dejar una luz tenue encendida y mantener la habitación fresca también ayuda. Ello hace que el sueño sea más ligero, tanto en sentido literal como figurado. En este caso, estamos usando una luz exterior para invocar la lucidez interior. Para practicar una buena higiene del sueño, que siempre es útil para el yoga de los sueños, come ligero por la noche, no bebas mucho alcohol y quita todos los aparatos electrónicos (televisión, teléfonos, ordenadores, etc.) de la habitación. Además, evita utilizar tu ordenador o teléfono inteligente antes de irte a dormir.[21]

Experimenta. Averigua lo que funciona en tu caso. Recuerda que lo importante es la lucidez, no la técnica que te lleva a experimentarla.

Necesitamos un mundo onírico con el fin de descubrir los
rasgos del mundo real en el que creemos que habitamos
(el cual puede muy bien ser otro mundo onírico).

PAUL FEYERABEND,
Tratado contra el método

5

TÉCNICAS ORIENTALES DE INDUCCIÓN DE LA LUCIDEZ EN LOS SUEÑOS

Si encuentras que las técnicas occidentales del capítulo anterior te funcionan, sigue usándolas. Pero hay muchas personas a quienes les resultan útiles los métodos orientales tradicionales. Puesto que la inducción de la lucidez en los sueños no es una práctica «de talla única», es bueno tener opciones. He trabajado con ambos tipos de métodos con éxito, y por lo tanto te animo a explorar estas herramientas que nos brinda la antigua sabiduría.

Muchos de los métodos que se ofrecen en este capítulo provienen del budismo *vajrayana*, que es en gran parte una tradición tibetana. La escuela *vajrayana* (*vajrayana* significa «vehículo del diamante») es la última de las tres escuelas principales del budismo; las otras dos son la *mahayana* («gran vehículo») y la *hinayana* («pequeño vehículo»). Los métodos *vajrayana* son técnicas de meditación que pueden aprenderse, practicarse y desarrollarse. Si no tienes éxito con ellas al principio, lo irás teniendo a medida que tu práctica madure.

EL CUERPO SUTIL

En el budismo *vajrayana*, el cuerpo es tan importante como la mente, y los practicantes trabajan con el cuerpo con el fin de trabajar con la mente (como se hace también en el yoga de los sueños taoísta). En particular, el yoga de los sueños se sirve del cuerpo sutil para abordar aspectos sutiles de la mente. El yoga de los sueños nos lleva a lo profundo de nosotros mismos tanto mental como físicamente. Por lo tanto, nos ayuda a aprender sobre el cuerpo interior sutil (al que vamos, dentro de nuestro cuerpo, cuando dormimos y soñamos).[1] Es importante saber que no todo lo físico es material. Por ejemplo, los campos y fuerzas son físicos pero no materiales, y ocurre lo mismo con el cuerpo sutil, el cual es tan real como los campos y fuerzas físicos y ejerce el mismo nivel de influencia en nuestras vidas.

El budismo utiliza la mente para trabajar con el cuerpo (a través de los yogas mentales o meditaciones) y el cuerpo para trabajar con la mente (a través de los yogas del cuerpo interior o sutil). Este enfoque bidireccional es característico del budismo *vajrayana*, al cual también se le llama el «vehículo de los medios hábiles». En un sentido o en el otro (bidireccionalmente), ya que ambos están íntimamente conectados, el cuerpo y la mente están implicados en el proceso de la transformación.

Hemos observado anteriormente que existen tres niveles de la mente, que van de lo denso exterior a lo sutil interior y de ahí a lo más interior y muy sutil (me refiero a ello, más adelante, como *psique*, *sustrato* y *mente de la luz clara*, respectivamente). En correspondencia, hay unos niveles del cuerpo que sostienen estos niveles de la mente. De momento, nos centraremos en el cuerpo interior sutil; hablaré del cuerpo muy sutil con más detalle cuando exploremos la práctica del yoga del sueño. A modo de resumen sucinto: la consciencia de vigilia se asocia con el nivel básico del cuerpo exterior denso, los sueños con el cuerpo sutil y el sueño profundo (sin sueños) con el cuerpo más interior y muy sutil.

El nivel intermedio del cuerpo interior sutil es abordado por la medicina china, el *ayurveda* indio y otros sistemas de medicina oriental (a través de técnicas como la acupuntura, la acupresión y la moxibustión) en pro de la salud física. También es objeto de atención en muchas tradiciones espirituales (mediante técnicas como los yogas internos) en aras del despertar espiritual. Y así como hay yogas externos que trabajan con el cuerpo exterior denso, hay yogas internos

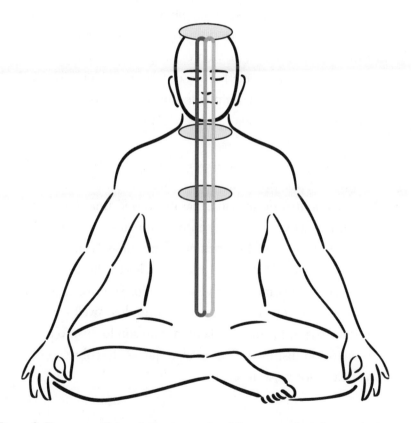

Figura 2. El cuerpo sutil. Los vientos (*prana, lung*) fluyen a través de los canales izquierdo, central y derecho (*nadi, tsa*). En esta ilustración se muestran las ruedas (*chakras, khorwa*) de la cabeza, de la garganta y del corazón.

que trabajan con el cuerpo interior sutil. Las técnicas de inducción del sueño del budismo tibetano tienen que ver con estos yogas internos.

LA REALIDAD INTERIOR PROFUNDA

Aunque el cuerpo sutil no es un cuerpo material como el cuerpo exterior denso, no por ello es menos real. En cierto sentido cs más real, porque constituye la base del cuerpo exterior. Desde el punto de vista del budismo tibetano, lo exterior es la expresión de lo interior. La mejor manera de que uno explore por sí mismo el cuerpo sutil y descubra sus cuatro componentes principales es a través de los yogas internos. Es entonces cuando uno puede demostrarse a sí mismo que los canales, los vientos, las gotas y las ruedas son reales, porque uno *siente* todo eso, y sentir es incluso más convincente que ver. Uno puede sentir cómo los vientos o *prana* se mueven por sus canales, y cómo los *bindus* confluyen en sus chakras.

Cuando empecé a practicar los yogas internos y sentí mi cuerpo sutil por primera vez, ese fue uno de los mayores descubrimientos de mi vida.[2] Se me reveló una nueva dimensión de la existencia. Fue entonces cuando me convencí de que existía eso que los tibetanos denominan la «profunda realidad interior». Cuando exploramos los profundos niveles internos de la mente en el yoga de los sueños, estamos explorando al mismo tiempo los profundos niveles internos del cuerpo. El cuerpo y la mente no son lo mismo pero tampoco son distintos. Esto es algo que se descubre con la práctica de los yogas internos.

El cuerpo sutil es un puente entre la mente (lo que no tiene forma) y el cuerpo (que es la forma totalmente manifestada). Con los yogas internos tal como son abordados por las técnicas de inducción del yoga de los sueños, estamos utilizando este cuerpo sutil para trabajar con la mente sutil de nuestros sueños. El cuerpo sutil tiene una anatomía y una fisiología sofisticadas; aquí me referiré a los cuatro componentes principales del cuerpo sutil (conocidos como los canales, vientos, gotas y ruedas). Se denominan *nadi*, *prana*, *bindu* y *chakra* en sánscrito, y *tsa*, *lung*, *tigle* y *khorwa* en tibetano. Cada uno de estos cuatro aspectos internos se correlacionan con partes del cuerpo exterior que pueden ayudarnos a entenderlos.

1. Los **canales**. Los canales son los elementos del cuerpo sutil más fáciles de entender. En función del sistema que se utilice para contarlos, hay alrededor de setenta y dos mil canales en nuestro cuerpo sutil. Son como arterias, venas o incluso nervios. Para nuestros propósitos solo necesitamos saber acerca de tres: el canal central (*avadhuti* en sánscrito, *uma* en tibetano), el canal derecho (*pingala/rasana*) y el canal izquierdo (*ida/lalana*).

   El canal central se extiende desde la parte superior de la cabeza hasta la base de la columna vertebral. Los canales izquierdo y derecho comienzan en las fosas nasales, giran para encontrarse con el canal central cerca de la parte superior de la cabeza y luego discurren paralelos a este hasta llegar a unos cuatro dedos por debajo del ombligo, donde se funden con dicho canal central.[3]

2. Los **vientos**. Dentro de los canales fluyen los vientos sutiles, o *prana*, también conocido como *chi*, energía vital, energía psicofísica, bioenergía sutil e incluso Espíritu Santo (en el cristianismo esotérico). El elemento del cuerpo exterior que se corresponde de forma más evidente con los vientos es la respiración, pero también habría que incluir el flujo de la sangre o la conducción de los impulsos nerviosos. El viento que fluye por el canal derecho se denomina *prana tóxico solar*, una energía masculina, extrovertida, «terrenal» y muy activa. El

viento que fluye por el canal izquierdo se llama *prana del néctar lunar*, y es más femenino, introvertido y receptivo. El viento que fluye a través del canal central se llama *viento de la sabiduría* y solamente «respira» cuando los dos canales exteriores, que llevan el viento confuso o dualista, dejan de respirar. Esto ocurre en la meditación muy profunda o en la muerte.

Presta atención a la respiración cuando medites (o cuando vayas a dormir) y te darás cuenta de que se ralentiza; incluso puede ser que se detenga. Hay una conexión íntima entre el movimiento de la respiración y el movimiento del pensamiento. Cuando todos los pensamientos cesan en la meditación profunda (o en la muerte), deja de circular también el viento exterior (la respiración) y el viento interior (el *prana*) —estos vientos son los que provocan el movimiento de los pensamientos.

3. Las **gotas**. El tercer aspecto del cuerpo sutil son las gotas (*bindus*). A veces se las llama las «perlas de la mente». Pueden ser el elemento más difícil de entender. En el cuerpo exterior se correlacionan con el esperma y el óvulo, los neurotransmisores, las hormonas y cualquier otra cosa que represente la concentración de la energía vital. En la práctica espiritual, las gotas a menudo se visualizan como perlas de luz brillante, del tamaño de una semilla de sésamo. La definición más simple de *bindu* nos la da Chögyam Trungpa Rinpoche, el reconocido maestro del siglo XX del budismo tibetano en Occidente, quien se refirió a las gotas como la «consciencia». Piensa en ellas como gotas de consciencia.[4]

4. Las **ruedas**. El aspecto final del cuerpo sutil es también el más famoso: las ruedas o chakras. Los chakras son centros de distribución de la energía. Dependiendo del sistema filosófico o espiritual en el que estemos, por lo general se describen cinco o siete chakras, que están situados a lo largo del canal central: la base de la columna, los genitales, el plexo solar, el corazón, la garganta, la frente y la parte superior de la cabeza.

Las partes del cuerpo exterior que se corresponden con los chakras son los centros endocrinos, que son las glándulas suprarrenales, los testículos o los ovarios, respectivamente, y estas otras glándulas: el páncreas, el timo, la tiroides, la pituitaria y la pineal.

¿Cómo trabajan en colaboración estos cuatro componentes y cómo todo esto se vincula a los yogas internos en aras de la inducción de la lucidez en los sueños? Ocurre que los *bindus* o gotas se desplazan por los canales, llevados por los vientos, y se reúnen en los chakras para dar lugar a distintos estados de consciencia. Cuando estamos despiertos, las gotas (que, recordémoslo, *son* consciencia) se reúnen en el chakra de la cabeza. Cuando caemos en el sueño profundo, sin sueños, las gotas caen de la cabeza y se reúnen en el corazón. Cuando soñamos, las gotas suben desde el corazón y se juntan en la garganta.

Una manera en que los yogas internos trabajan con este proceso natural es el poder de la visualización, con el que se manipula ligeramente el proceso para inducir los sueños lúcidos. La idea es que allí adonde va la mente en la visualización, los *pranas* la siguen. Y adonde van los *pranas*, van los *bindus*. Y adonde van los *bindus*, va la consciencia. Veamos ahora, brevemente, cómo funciona esto.

MÚSICA Y MANTRAS

El sonido y el cuerpo sutil

Si no practicas los yogas internos, puedes percibir el cuerpo sutil cuando te ves tocado por el sonido o la música. El sonido está profundamente conectado con el cuerpo sutil. Ambos existen en «frecuencias» similares, y el cuerpo sutil puede ser influido por el sonido a través de procesos similares a las vibraciones simpáticas o al arrastre. Por ejemplo, cuando se ponen dos pianos uno al lado del otro, se levanta la tapa de uno y se toca una nota en el otro; el piano que tiene la tapa levantada resonará (simpáticamente) con las vibraciones del otro. El sonido, y los mantras, afectan al cuerpo sutil de una manera similar. La próxima vez que te sientas muy tocado por la música, ahora ya sabes que será tu cuerpo sutil el que estará siendo tocado.

Los mantras, que obviamente guardan relación con el sonido, también tienen un efecto sobre el cuerpo sutil. Los mantras operan de muchas maneras, pero en términos del cuerpo sutil sirven para «arreglar» los canales a través de los cuales fluye el *prana*. Si de alguna manera pudiésemos hacer una radiografía del cuerpo sutil de un maestro de meditación, encontraríamos que sus canales están perfectamente rectos y flexibles, libres de cualquier obstrucción. Imagina algo así como tubos lisos de papel film transparente. Si mirásemos una radiografía del cuerpo sutil de alguien confuso, encontraríamos los canales arrugados, rígidos y torcidos, con un montón de nudos. Imagina algo así como tubos arrugados hechos de papel encerado rígido. Los mantras allanan los canales, lo que a su vez posibilita que los vientos fluyan sin desviarse o encontrar obstáculos; esto da como resultado una mente clara y recta.

LA INDUCCIÓN DE LOS YOGAS INTERNOS: EMPECEMOS

Como paso previo a cualquier técnica nocturna, hay dos cosas que puedes hacer para asentar tu mente y prepararte para tener sueños lúcidos. En primer lugar, calma la mente con unos diez minutos de meditación (la cual se describe en el capítulo 6). En segundo lugar, puedes hacer un breve ejercicio de purificación del *prana*, para eliminar los vientos viciados y energizar el cuerpo sutil. Si estás familiarizado con el *pranayama*, practícalo durante unos minutos. De lo contrario, haz tres respiraciones lentas y profundas, purificadoras. Al inhalar, imagina que una energía vital pura inunda tu cuerpo sutil. Al exhalar, imagina que expulsas todos los vientos estancados. Puedes empujar con vigor al final de las exhalaciones, como si emitieses un signo de exclamación respiratorio, con la intención de que hasta la última molécula de aire viciado sea expelida.[5]

Ahora, para comenzar con la primera técnica de inducción de los yogas internos, acuéstate sobre tu lado derecho. Mete los pies ligeramente hacia dentro y deja que la mano izquierda descanse sobre la parte superior de la pierna izquierda. Si puedes, tápate la fosa nasal derecha. Es fácil; cierra la mano derecha en un puño y bloquea la fosa nasal derecha con el pulgar derecho (ver la figura 3).[6]

Esta postura (*mudra* en sánscrito) se denomina la *postura del león dormido*, y es la famosa postura que adoptó el Buda cuando murió. Se ven estatuas y fotografías de este *mudra* por toda Asia (ver la figura 4).

¿Por qué hacer esto? De acuerdo con los yogas internos, es recomendable dormir y morir en un modo introvertido o «femenino». En los momentos de dormir y morir no corresponde ser extrovertido. Estamos desconectando, no conectando. Al acostarnos sobre el lado derecho y bloquear la fosa nasal derecha, estamos cerrando el paso al *prana* tóxico solar, más extrovertido. En el ámbito del yoga de los sueños, este *prana* no es beneficioso; tiende a mantenernos despiertos. Adoptar la postura del león dormido invita a los vientos a pasar por el canal izquierdo, que es más propicio para el «sueño consciente» (para dormirnos con algún grado de conciencia).[7]

Si prestas mucha atención a tu respiración, podrás advertir que cada noventa minutos, más o menos, los vientos pasan del canal izquierdo al derecho, y viceversa. ¿Alguna vez has observado que tienes una de las dos fosas nasales taponada o cerrada, sin ninguna ra-

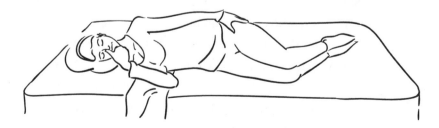

Figura 3. Postura de yoga interior para dormir, con la fosa nasal derecha cerrada.

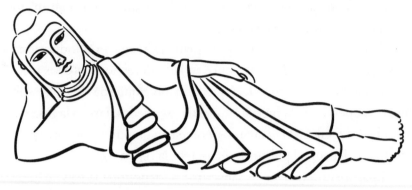

Figura 4. El Buda en la postura del león dormido.

zón física aparente, y que luego se va abriendo progresivamente? Esta apertura y este cierre se deben a que los vientos alternan su flujo entre el canal derecho y el izquierdo.

La técnica del león dormido también es útil con el insomnio. En mi caso, si estoy lidiando con un insomnio recurrente, a menudo advierto que cuando me despierto en medio de la noche mi fosa nasal izquierda está cerrada, de modo que estoy respirando por la fosa nasal derecha. En ese caso, me pongo sobre el lado derecho, adopto la postura del león dormido y a menudo vuelvo a conciliar el sueño. Algunas personas tienen una facilidad natural para este tipo de técnicas de los yogas internos, así como para las otras que se presentan a continuación, mientras que otras no. Confía en tu experiencia y haz lo que te funcione.

VISUALIZACIÓN EN LA GARGANTA

Una segunda técnica de inducción del yoga de los sueños, empleando los yogas internos, es la siguiente: cuando te acuestes para dormirte, lleva la atención a la garganta, donde se reúne la consciencia cuando sueñas. Visualiza una perla de color rojo o un sonido AH rojo allí[8] (comprueba cuál de las dos imágenes es más efectiva en tu caso). Cada chakra está asociado con una determinada frecuencia, que puede expresarse con un color y un sonido. En el caso del chakra de la garganta, el color es el rojo y el sonido, AH.

> La mente se aferra a algo a medida que va entrando en el estado de sueño. Si no utilizas estas visualizaciones, se aferrará a otra cosa, por ejemplo a un pensamiento discursivo. Lo más habitual es que dicho pensamiento no te conduzca a la lucidez. Basta con que observes tu mente y lo compruebes por ti mismo: ¿adónde se te va cuando estás acostado con el fin de dormirte?

Con esta visualización vas a llevar la consciencia (las gotas) de la consciencia de vigilia a la consciencia soñadora, y vas a hacerlo de manera consciente. Con esta técnica de los yogas internos puedes llegar a ser tan hábil a la hora de trasladar la consciencia de un chakra al siguiente que puedes pasar de la vigilia a los sueños en cuestión de segundos: en un momento dado estás despierto y al momento siguiente estás teniendo un sueño lúcido. (Es muy sabido que el filósofo ruso P. D. Ouspensky practicó este arte de pasar a tener voluntariamente sueños lúcidos a partir del estado de vigilia; escribió acerca de ello).

En su guía de los sueños lúcidos *Are You Dreaming?* («¿Estás soñando?»), Daniel Love afirma que un sueño lúcido es esencialmente el encuentro de dos estados aparentemente contradictorios de la mente: el soñar y la consciencia. Para inducir la lucidez podemos añadir o bien los sueños a la consciencia (como cuando inducimos los sueños lúcidos desde la vigilia) o bien la consciencia a los sueños (los sueños lúcidos se inducen desde los mismos sueños). Así pues, tenemos técnicas para *lograr* la lucidez (las que ayudan al soñador a darse cuenta de que está soñando) y técnicas para *sostener* la lucidez (las que ayudan al soñador a permanecer consciente [lúcido] mientras se duerme). En cualquiera de los dos casos, se trata de mezclar la consciencia y los sueños.

Estos cambios bruscos del estado de consciencia pueden parecer increíbles, pero nos «quedamos dormidos» de forma no lúcida cada vez que pasamos a soñar despiertos, o cada vez que pasamos de la atención a la inconsciencia. En un momento dado estamos totalmente presentes; en el siguiente nos hemos perdido en alguna fantasía. Los cambios entre la vigilia y el sueño también acontecen cuando entramos y salimos del sueño durante las primeras horas de la mañana o mientras estamos conciliando el sueño, temas que abordaré cuando hable de los estados hipnagógicos e hipnopómpicos (palabra derivada de *hypnos*, «sueño», y *pompe*, «que se aleja»).

Mientras sostengas, suavemente, la visualización de la garganta, no te permitas distraerte. La práctica consiste en mantener la atención en la garganta durante todo el tiempo que puedas antes de acabar por ceder y dormirte. Si te resulta posible hacer eso sin que nada interrumpa tu visualización, tienes una buena oportunidad de alcanzar la lucidez. Como ocurre con todas las técnicas de inducción, por debajo de esto existe esta intención siempre presente, imbuyendo tu sueño y tus sueños con su perfume: «Esta noche *voy a* reconocer que mis sueños son sueños».

Recuerda que adonde va la mente van los vientos, adonde van los vientos van los *bindus* y adonde van los *bindus* va la consciencia. Cuando nos dormimos es porque los *bindus* (la consciencia) descienden desde la cabeza, y lo hacen porque los vientos que los mantienen allí arriba se relajan.

EL KARMA DE TRANSICIÓN Y LA HIGIENE DEL SUEÑO

Con la visualización de la garganta, al igual que con muchas otras técnicas de inducción nocturnas, estamos trabajando con las leyes del *karma de transición*, de modo que estamos utilizando el karma, o causa y efecto, en beneficio propio. Durante cualquier momento de transición, están actuando cuatro fuerzas del karma (momento a momento, día a día y vida tras vida). Ordenadas en función de la influencia que ejercen, estas fuerzas son el karma pesado, el karma próximo, el karma de los hábitos y el karma azaroso. El karma pesado es la fuerza derivada de nuestros actos buenos o malos más potentes, o de nuestros estados mentales más impactantes. El karma próximo hace referencia al estado mental en que nos hallamos en cualquier momento de transición. El karma de los hábitos es la fuerza de nuestros hábitos ordinarios. Y el karma azaroso surge si los otros tres no predominan.

Al tratar de inducir la lucidez en los sueños, estamos trabajando con estas leyes. El karma de los hábitos está activo cuando nos preguntamos a lo largo del día: «¿Es esto un sueño?», es decir, cuando estamos comprobando nuestro estado de consciencia. En este caso, nos estamos creando el hábito de cuestionar la realidad. Si hacemos esto con frecuencia, reforzamos este hábito, que luego madura como karma pesado. Esto es lo que le sucedió a LaBerge cuando abundó en el tema de los sueños lúcidos durante la preparación de su tesis doctoral en Stanford. Al haber añadido tanto peso a sus acciones durante el día no es sorprendente, desde una perspectiva kármica, que estuviese creando las condiciones para tener sueños lúcidos por la noche. La autora Gretchen Rubin afirma: «Los hábitos constituyen la arquitectura invisible de la vida diaria. Si cambiamos nuestros hábitos, cambiamos nuestras vidas».[9]

El karma azaroso está siempre en el trasfondo, y se vuelve menos aleatorio (más deliberado) cuanto más dirigimos la intención al objetivo de despertar en nuestros sueños.

El karma próximo es el que más utilizamos en el caso de las técnicas de inducción nocturnas, y es aquel sobre el que tenemos un mayor control. Si podemos aprender a controlar la mente cuando nos dormimos, podemos hacer la transición a la lucidez. Chögyam Trungpa Rinpoche habló de que «el primer pensamiento es el mejor pensamiento», una frase que le dio el poeta Allen Ginsberg. «El primer pensamiento es el mejor pensamiento» hace referencia a la frescura de cada instante, antes de que el «segundo pensamiento», conceptual, se entrometa para teñir el momento. En el mundo del yoga de los sueños trabajamos con la idea de que «el último pensamiento es el mejor pensamiento» o, lo que es lo mismo, trabajamos con el karma próximo. Esto hace referencia a que el último pensamiento que tenemos antes de que se produzca la transición al sueño tiene un gran impacto en cómo dormimos. Por ejemplo, si nos vamos a dormir estresados, este estado mental próximo tenderá a inducir sueños relacionados con el estrés.

Tomando un concepto del yoga del bardo, el último pensamiento o sentimiento que tenemos antes de dormirnos tiende a «reencarnarse» como el primer pensamiento o sentimiento en nuestro próximo estado de consciencia.[10] Si puedes aferrarte, con suavidad, a un determinado pensamiento, sentimiento o intención antes de quedarte dormido, ese pensamiento, sentimiento o intención tenderá a surgir en tus sueños. Esto es karma básico (tal causa, tal efecto).

Una buena higiene del sueño en el sentido espiritual, entonces, consiste en irse a dormir con un estado mental limpio, para poder tener un buen sueño y unos buenos sueños. Así pues, además de los consejos sobre higiene del sueño de orientación occidental mencionados en el capítulo 4, asienta tu mente por medio de la meditación antes de irte a dormir y haz la transición, limpiamente, a las técnicas de inducción del yoga de los sueños al acostarte. En los yogas internos, la higiene del sueño consiste en mantener la mente enfocada en la visualización de la garganta, sin permitir que ningún pensamiento azaroso se inmiscuya en la visualización. En mi caso, si estoy demasiado cansado o siento demasiada pereza para practicar el yoga de los sueños, por lo menos trato de ir a dormir usando estos principios espirituales de la buena higiene del sueño. Es como tomar un baño caliente mental antes de acostarme.

LA MENTE DORMIDA VIRTUOSA

La ley del karma próximo atañe al sueño en general, aunque no se practique el yoga de los sueños. Chökyi Nyima Rinpoche dice al respecto:

Justo antes de quedarnos dormidos tenemos siempre un último pensamiento. Podemos tratar de hacer que dicho pensamiento sea un pensamiento noble, benévolo. Si podemos hacer esto, la calidad de ese pensamiento puede impregnar todo nuestro estado de sueño [...] Entonces podemos decir, desde un punto de vista espiritual, que nuestro sueño pasa a ser un sueño virtuoso [...] Si tu último pensamiento es egoísta, o incluso hostil, dormirte con él en la mente saturará tu estado de sueño con emociones malsanas. Esta idea es simple, pero muy importante. Sin demasiada dificultad [...] podemos asegurarnos de que una parte importante de nuestras vidas esté repleta de bondades.[11]

Geshe Tashi Tsering añade:

En los textos Abhidharma el sueño es visto como virtuoso, no virtuoso o neutro, en función de la consciencia inmediatamente anterior, es decir, en función de cuál es el estado mental que se tiene justo antes de conciliar el sueño. Este estado mental determina mucho el que tendremos en el sueño. Si antes de dormirnos nos encontramos en un estado mental virtuoso (por ejemplo, si tenemos el pensamiento de que vamos a conciliar el sueño no solo para descansar sino también para vigorizar el cuerpo con el fin de tener energía para ayudarnos a nosotros mismos y ayudar a los demás), es más probable que nuestra mente durmiente sea virtuosa. Del mismo modo, si nos dormimos con una mente totalmente empeñada en la liberación, esta es una maravillosa manera de asegurarnos de que todo nuestro tiempo de sueño sea muy positivo, independientemente de la cantidad de tiempo que permanezcamos dormidos.[12]

LA POSTURA DEL LEÓN SENTADO

Otra técnica de inducción de los sueños, de la tradición hindú del *kriya yoga*, requiere adoptar la postura *simha*, o postura del león sentado. Siéntate sobre los talones y pon las manos sobre el regazo cerrándolas en el «puño de la no agresión» (dobla los dedos pulgares hacia las palmas de las manos y agárralos con los otros dedos). A continuación inclina la cabeza hacia atrás, exponiendo la garganta, y ruge tres o más veces, como un león. Mientras ruges, abre los puños y extiende los dedos, como si estuvieses enviando *prana* desde las puntas de los dedos. Los rugidos estimulan el chakra de la garganta. La primera vez que probé esta técnica tuve un sueño lúcido esa misma noche. Prueba a ver si a ti te funciona.

TÉCNICAS DE INDUCCIÓN MÁGICAS

Las que vamos a llamar aquí técnicas *mágicas* podrían encajar tanto en los métodos occidentales como en los orientales. Una primera técnica consiste en trabajar con la devoción u oración. Si la devoción forma parte de tu camino, como ocurre en el *bhatki yoga* del hinduismo o el *guru yoga* del budismo, sírvete de tu devoción para ayudarte a despertar en tus sueños. Si eres creyente cristiano, judío o musulmán y tienes una fuerte conexión con el poder de la oración, utilízalo. Si crees en los poderes superiores o la ayuda sobrenatural, llama a cualquier forma sagrada con la que te relaciones para que te ayude con tus sueños.

La idea es que invoques fuerzas externas a ti y que crees el ambiente sagrado que te conduzca a la lucidez. En el yoga de los sueños, crear el ambiente adecuado para la práctica es tan importante como la práctica en sí. Si el ambiente es el adecuado, la lucidez sencillamente acontece.

¿Por qué? En el mundo espiritual, las mentes son de «dominio público», lo que significa que los poderes superiores pueden sintonizar con nosotros. Maestros de la tradición *nyingma* como Sogyal Rinpoche y Guru Rinpoche aseguran que es una característica de los seres despiertos (de cualquier tradición) responder al instante cuando alguien clama desde el fondo de su corazón.[13] Estas entidades o energías pueden, por lo tanto, ayudarnos a despertar en nuestros sueños. Tengo una breve invocación, que yo llamo los «cuatro *dharmas* de los sueños», que recito a menudo cuando me voy a dormir, en que el poder de la bendición funciona como técnica de inducción:[14]

Concédeme tus bendiciones para que mi sueño pueda ser uno con el *dharma*.

Concédeme tus bendiciones para que pueda practicar el *dharma* en mis sueños.

Concédeme tus bendiciones para que los sueños puedan aclarar mi confusión.

Concédeme tus bendiciones para que la confusión se transforme en el sueño profundo [sin sueños].

Una segunda técnica de inducción mágica trabaja con la compasión. Khenpo Tsültrim Gyamtso Rinpoche, uno de los más grandes maestros *kagyu* vivos, afirma que es difícil apresurar el camino espiritual. Las cosas tienen que desplegarse a su propio ritmo. Pero también dice que hay algo que puede acelerar el despertar espiritual: la motivación sincera de despertar con el fin de ayudar a los demás. En el budismo este es el papel del *bodichita*, o el corazón-mente despierto, y la aspiración central del *bodhisattva*, quien pone el beneficio de los demás por delante del suyo propio. Varios de mis amigos del *dharma* se han ido a dormir con la fuerte intención de tener un sueño sanador para un ser querido que sufría y han logrado tener sueños sanadores lúcidos a partir de la fuerza de esta intención compasiva.

El gran maestro Guru Rinpoche dijo:

Cuando te acuestes por la noche, cultiva el Espíritu del Despertar, por medio de pensar: «Por el bien de todos los seres sensibles que hay en el espacio, voy a practicar el *samadhi* (que es parecido a una ilusión) y voy a lograr la perfecta budeidad. Voy a entrenarme en sueños con este fin».[15]

Si esta invocación no funciona en tu caso, tú mismo concibe una. Mientras estoy acostado en la cama, pongo a menudo las manos sobre el corazón en un *mudra* de oración y digo algo así como: «Que los budas y *bodhisattvas* acudan a mí esta noche y me ayuden a despertar en mis sueños. Que pueda despertar en mis sueños para conducir mejor a otras personas al despertar». La invocación misma no es tan importante; lo importante es sentir compasión y devoción de corazón. El sentimiento y la intención es lo que se traslada al sueño y a los sueños, no las palabras que desencadenan ese sentimiento o esa intención.

Algunos maestros aseguran que es bueno imaginar que uno deja descansar su cabeza en el regazo del Buda, de Cristo o de su maestro espiritual mientras se duerme. Si estás conectado con la devoción, la oración o la compasión, utiliza tu imaginación y tu corazón para invocar esos sentimientos.

LA SIESTA CREATIVA: UNA COMBINACIÓN DE LO ORIENTAL Y LO OCCIDENTAL

Las siestas son una gran manera de trabajar con los sueños lúcidos, especialmente los inducidos en la vigilia. Es sencillo pasar rápidamente de la fase 1 del sueño al sueño REM durante una siesta, de modo que es más fácil que se produzcan los sueños lúcidos inducidos en la vigilia. Cuando estoy haciendo un retiro de yoga de los sueños, combino el día y la noche de esta manera: me despierto a menudo durante la noche para aprovechar los ciclos de noventa minutos, y después recupero el sueño que pueda haber perdido haciendo siestas durante el día. Las siestas son también una gran manera de trabajar con los estados de presueño y postsueño, los hipnagógicos e hipnopómpicos respectivamente (estados parecidos a los del bardo que oscilan entre la vigilia, el sueño y los sueños, en que la mente va sumergiéndose en la consciencia y saliendo de ella). En los estados hipnagógicos e hipnopómpicos uno no está del todo aquí (despierto) ni del todo allí (durmiendo o soñando). Si llevamos toda nuestra atención a estos estados, esta es una manera maravillosa de explorar los niveles de la consciencia y de ver cómo un estado afecta al otro.

Los estados hipnagógicos pueden parecer como una mezcolanza de experiencias, pero los investigadores han distinguido al menos cuatro fases principales: explosiones de color y luz, escenas naturales y rostros que se van sucediendo, fusiones de imágenes y pensamientos y, por último, sueños breves.[16] Sabiendo que tienen lugar estas fases, puedes preparar mejor el terreno para los sueños lúcidos y orientarte con estas señales mientras entras y sales de los sueños con conciencia.

Las siestas adquirieron una dimensión totalmente nueva para mí durante mi retiro de meditación de tres años. Este retiro budista tradicional requiere que los participantes duerman sentados, en una especie de caja de meditación. Imagina una caja de madera de tres lados lo suficientemente grande como para sentarse en ella, con la parte superior y la parte frontal abiertas. Puede sonar medieval, pero es, literalmente, un espacio potente para llevar a cabo meditaciones largas. Tras experimentar cierta resistencia inicial al hecho de sentirme encajonado, acabó por gustarme mi pequeño cubículo, al que bauticé como «el ataúd del ego».

En parte, la razón para dormir en posición sentada es que propicia un sueño más ligero, lo cual favorece las meditaciones nocturnas. Durante el primer mes del retiro, realicé grandes esfuerzos. Trataba de ser el practicante perfecto, y a pesar del cansancio me forzaba a permanecer despierto durante mis largas sesiones diurnas en la caja. Un día, en un momento de agotamiento total, me quité la túnica por la cabeza (durante el retiro, éramos monjes temporales), me eché hacia atrás en mi postura sentada e hice mi primera siesta energizante. Treinta minutos más tarde me desperté como nuevo y regresé a la meditación.

Así empezó mi historia de amor con la siesta. En lugar de seguir resistiéndome, pasé a escuchar mis ritmos internos y permití esas breves pausas. Lejos de sacarme del retiro, las siestas aportaron claridad y energía a mi práctica. Llegué al punto en que pude pasar de estar dormido a despierto en cuestión de segundos. Esto no es inusual. Si uno está lo bastante cansado, se cae como una roca. No estoy recomendando que se duerma sentado, a pesar de que para el estudiante serio es un experimento interesante. Estoy diciendo que las siestas son una magnífica manera de trabajar con las prácticas nocturnas durante el día y de explorar los estados de consciencia semejantes a los del bardo.

Resulta útil ver la transición entre la consciencia de vigilia y la del sueño como atravesar una membrana delgada. Cuando permanezco despierto estoy por encima de la membrana y cuando me sumerjo en el sueño o los sueños, estoy por debajo de ella; es como si me dejase caer por debajo de la superficie de un lago. Puedes realizar la práctica de tomar un pensamiento o una imagen de «arriba» (de la consciencia de vigilia), sostenerla suavemente con atención plena y luego llevar ese pensamiento o imagen debajo de la membrana del sueño. A continuación, puedes observar cómo ese pensamiento «se infla» y se convierte en todo un sueño lúcido (un sueño lúcido inducido desde la vigilia) justo delante de tus ojos soñadores. Es decir, observas cómo el pensamiento se convierte en tu realidad onírica. Tarthang Tulku dice: «Mientras observas tu mente con delicadeza, condúcela suavemente al estado de sueño, como si estuvieras llevando a un niño de la mano». Esto es también una buena demostración del karma próximo (de cómo el último pensamiento que se tiene en la vigilia se convierte en el primer «pensamiento» [sueño] en el siguiente estado de consciencia).

Esta es una meditación sutil y profunda. Si no hago la siesta, suelo realizar esta práctica por la mañana, cuando estoy entrando y saliendo del sueño. Cuando por fin me levanto y miro mi mundo de todos los días, me pregunto si es diferente de esos sueños. Sé que mis pensamientos no crean literalmente la realidad que vivo en la vigilia, como sí crean la de mis sueños; pero también sé que los pensamientos tienen un poder tremendo y que colorean mi realidad en la vigilia.

EL PAISAJE MENTAL

En la cosmología budista hay seis grandes reinos de la existencia. Según el *Tantra de kalachakra*, cada reino es creado por el karma colectivo de los seres que lo habitan. Somos, colectivamente, los creadores y experimentadores de este reino humano, no sus víctimas. Si somos víctimas de algo, es de nuestro propio karma, de nuestros malos hábitos. Vesna Wallace, experta en el *kalachakra*, ha escrito: «El destino del cosmos inanimado, que obedece a las acciones [el karma] de los seres sensibles, es también el destino de los seres sensibles que habitan en este cosmos».[17] Según Tenzin Wangyal:

Al igual que los sueños, los reinos son manifestaciones de huellas kármicas; pero en el caso de los reinos, las huellas kármicas son colectivas y no individuales [...] Aunque los reinos parecen ser claros y sólidos (por ejemplo, nuestro mundo nos parece que es así), en realidad son ensueños, insustanciales.[18]

Al observar cómo creo todo un mundo onírico a partir de un solo rastro kármico, o pensamiento, obtengo una pista acerca de cómo este mismo proceso se desarrolla a escala universal. En mi caso, este proceso interno tiene lugar a través de minisueños (sueños breves). A menudo no puedo sostener estos sueños lúcidos inducidos en la vigilia, pero la brevedad no mitiga la profundidad. Cuando el minisueño lúcido termina, emerjo por encima de la membrana del sueño y regreso al confuso estado hipnopómpico. Después, con atención plena, voy a la caza de otro pensamiento o imagen, uno que pueda llevarme conmigo en mi regreso al mundo de los sueños para sembrar un nuevo sueño lúcido. Aprovecho las siestas para explorar mi mente de forma lúdica; también constituyen una demostración íntima del poder de la mente para crear mundos. Del mismo modo, las siestas conscientes me han mostrado que el mismo tipo de proceso creativo tiene lugar cuando fluctúo entre la atención plena y la inconsciencia durante el día: en un momento dado estoy despierto a lo que está sucediendo y completamente presente en la experiencia, pero en el siguiente caigo en la inconsciencia y paso a soñar despierto. En este caso he «cruzado la línea», o «membrana», y he entrado en una de las formas en que se manifiesta la inconsciencia. La única diferencia real entre estas dos formas de «siesta» es que durante la siesta real mis pensamientos pueden sembrar una realidad enteramente personal (un sueño), mientras que durante el día mis pensamientos se ven limitados por la información sensorial externa.

Las siestas pueden aumentar la capacidad de aprendizaje del cerebro y ayudar a consolidar la memoria. «Reinician» el cerebro, vigorizan la mente y pueden volvernos más inteligentes.[19] Un estudio de la Universidad de Colorado encontró que los niños que dejaban de hacer la siesta por la tarde mostraban menos alegría e interés, más ansiedad y menos habilidades en cuanto a la resolución de problemas que otros niños.[20] Otras investigaciones también han mostrado que las siestas cortas pueden mejorar la atención y la productividad y que estimulan la creatividad, la memoria emocional y procedimental, y la claridad cognitiva.[21] Estas afirmaciones científicas y espirituales pueden cambiar la forma en que nos relacionamos con la siesta.[22]

El científico cognitivo Roger Shepard ha escrito lo siguiente en relación con la siesta y la creatividad:

> Muchos científicos y pensadores creativos han observado que, a veces, cuando mejor trabaja la mente es cuando no cuenta con una dirección consciente (durante los estados receptivos de la ensoñación, la meditación ociosa, los sueños o la transición entre el sueño y la vigilia).[23]

Investigadores de la Universidad de Georgetown descubrieron que, durante la siesta, el hemisferio derecho del cerebro, que está asociado con la creatividad, se encuentra muy activo, mientras que el hemisferio izquierdo, que es más analítico, permanece relativamente calmado.[24] El hemisferio izquierdo, que tiende a dominar al derecho, está especializado en los números y en el procesamiento del lenguaje. Es casi como si al callarse el hemisferio izquierdo, que está siempre hablando y razonando, el creativo hemisferio derecho se abriese. Por lo tanto, ejercitarse en la lucidez es una forma de ejercitarse en la creatividad.

La mente creativa está a sus anchas en los sueños lúcidos. ¡Se pueden hacer tantas cosas imposibles en la realidad de la vigilia! Esta libertad puede constituir la base de la innovación; nos permite «descargar» comprensiones adquiridas en los sueños a la vida de la vigilia. La investigadora de los sueños Judith Malamud escribe: «[La lucidez] estimula la actividad mental de amplio alcance, desinhibida y amante de las combinaciones característica del proceso creativo».[25] Llevar a cabo conexiones en otro mundo, donde no se ven inhibidas por las limitaciones de este, es maravilloso en aras de la creatividad.

Así como es probable que el contenido de los sueños no sea diferente del soñador que los crea, las apariencias no son diferentes de la mente. Constituyen la emanación misma de la mente.

TASHI NAMGYAL,
Pointing Out the Great Way:
The Stages of Meditation in the Mahamudra Tradition

6

UNA MEDITACIÓN FUNDAMENTAL: EL MINDFULNESS

Una gran diferencia entre los sueños lúcidos y el yoga de los sueños es que los sueños lúcidos no implican el uso de meditaciones, con lo cual no constituyen un verdadero yoga. Con la meditación que se ofrece en este capítulo entramos directamente en el mundo del yoga de los sueños.

La meditación central del yoga de los sueños es también la más accesible. Es la práctica del *mindfulness*. Incluso si decides no llevarla nunca a cabo en tus sueños, la meditación *mindfulness* que aquí se presenta te ayudará a tener más sueños lúcidos.[1] La meditación también te ayudará a recordar tus sueños y a experimentarlos de forma más clara y estable. Pero antes de explicar cómo hacer la meditación *mindfulness* vamos a enmarcarla conceptualmente.

LA NATURALEZA DEL MINDFULNESS

El *mindfulness* es el arte de sostener la mente en el momento presente. Viene a ser lo contrario del *mindlessness*, o la forma de inconsciencia en que la mente se aleja de lo que está sucediendo. *Mindlessness* es prácticamente sinónimo de distracción, mientras que *mindfulness* es sinónimo de no distracción.*

Las tres etapas del mindfulness

Khenpo Tsültrim Gyamtso Rinpoche describe tres formas de *mindfulness*. La primera es el *mindfulness* deliberado o que requiere esfuerzo. Con la práctica, este nivel desemboca en el *mindfulness* sin esfuerzo, el cual tiene dos aspectos: el exotérico (o externo) y el esotérico (o interno). En el plano exotérico, el *mindfulness* se va volviendo más fácil y, finalmente, no requiere esfuerzo. Uno se encuentra cada vez más presente. El aspecto esotérico es que el *mindfulness* sin esfuerzo se asocia con la conciencia de la verdadera naturaleza de la mente. Veamos, brevemente, la importancia que tiene esto.

Con la práctica constante, el *mindfulness* sin esfuerzo desemboca en el *mindfulness* espontáneo. En el nivel exotérico, este *mindfulness* consiste en estar consciente todo el tiempo; uno nunca se distrae. En el plano esotérico, consiste en una cualidad de *mindfulness* que no se distrae nunca de la verdadera naturaleza de la mente.

Comenzamos con el *mindfulness* con esfuerzo, un nivel relativamente denso de *mindfulness* que se disuelve cuando nos quedamos dormidos. Pero, con la práctica, este nivel se perfecciona en el *mindfulness* sin esfuerzo y después en el espontáneo, que no cesan con el sueño. Esto significa que estos niveles más avanzados son cualidades de la mente a las que uno puede aferrarse cuando se va a dormir, y que le hacen permanecer consciente de lo que está ocurriendo.

Imagina una barra de bomberos, aquella a la que saltan los bomberos y por la que se deslizan para apresurarse hacia los camiones. La barra del onironauta es similar, pero con una peculiaridad: es de forma cónica, ancha en la parte superior y más estrecha en la parte inferior. Por ella se deslizan los onironautas veteranos para descender hasta el sueño consciente. El *mindfulness* con esfuerzo es la parte «más ancha» de la barra; de ahí es de donde partimos cuando estamos acostados

---

* *Mindfulness* se traduce a menudo como «atención plena».

prestos a dormirnos. El *mindfulness* espontáneo es la parte «más estrecha», y es ahí donde acabamos en nuestro proceso de inmersión en el sueño. La barra cónica de estas tres etapas del *mindfulness* nos da algo a lo que podemos agarrarnos mientras nos deslizamos desde el mundo de las formas hasta el sueño sin formas. En otras palabras, el *mindfulness* deliberado comienza con llevar la conciencia a alguna forma y evoluciona hasta la toma de conciencia de la conciencia sin forma.

Estas tres etapas del *mindfulness* también tienen una aplicación práctica alentadora en la meditación en general. Comenzar a practicar *mindfulness* nos exige un esfuerzo. Estamos empezando a volvernos contra la enorme marea de la inconsciencia. Si nos limitamos a dejarnos llevar por el habitual flujo de la inconsciencia (lo que hace la mayoría de la gente), no sentimos la enorme fuerza de su caudal; nos está arrastrando la corriente. Pero en el momento en que nos sentamos y comenzamos a practicar la meditación *mindfulness*, por fin sentimos el raudal de la inconsciencia. En un principio nos crispamos y finalmente creemos que nos volveremos locos en nuestra lucha contra la fuerza de la distracción, que nos ha estado arrastrando durante toda la vida.

Pero cuanto más practicamos, más fácil se vuelve la práctica. En lugar de estar cavando constantemente el surco de la inconsciencia, empezamos a permanecer en el surco de la atención plena; comenzamos a fluir de forma natural en esa dirección saludable. Es entonces cuando el *mindfulness* con esfuerzo desemboca en el *mindfulness* sin esfuerzo. Ya no hay que llevar el esfuerzo a rastras durante la meditación, sino que este toma la delantera. Saber esto puede animarnos a mantener la práctica.

Puede parecer que estamos entrenando la mente, redirigiendo el flujo de la atención de la inconsciencia a la atención plena. Esto es así en cierto sentido. Pero en un nivel más profundo, la atención plena es el estado natural de la mente. Si dejáramos la mente a sus anchas, siempre estaría consciente. Cómo dejarla adecuadamente a sus anchas es el arte de la meditación. Esto es lo que se quiere decir cuando se afirma que el *mindfulness* sin esfuerzo y el espontáneo son conscientes de la verdadera naturaleza de la mente. La mente de un buda nunca se distrae. Está siempre totalmente presente, o despierta, a lo que está sucediendo aquí y ahora. Esto significa que lo único que tenemos que hacer para entrar en el *mindfulness* sin esfuerzo y el espontáneo es sencillamente relajarnos. Relájate en la verdadera naturaleza de tu mente, la mente de la luz clara, y estarás siempre presente (y despierto).

Todo el esfuerzo que llevamos a cabo durante la meditación culmina en la capacidad de relajarnos. En las etapas más avanzadas del camino, no tenemos que hacer nada. Por fin llegamos a ser verdaderos seres humanos, en lugar de seguir siendo unos «hacedores humanos» insaciables.

Mindfulness y lucidez

Para comprender cabalmente el poder del *mindfulness* o atención plena, tenemos que ampliar nuestra comprensión de la lucidez, de lo que significa estar despierto y presente ante lo que está ocurriendo (durante el día o durante la noche). En un sentido más amplio, la lucidez es prácticamente idéntica al *mindfulness*. El *mindfulness* es, por lo tanto, una manera de practicar la lucidez durante todo el día, una manera de despertar a lo que está sucediendo en este momento. Mantente despierto ahora y estarás despierto durante el sueño y los sueños. Lo que te encuentres entonces será lo que te estás encontrando ahora. En otras palabras, el *mindlessness* o inconsciencia es la expresión, momento a momento, de estar dormido, y el *mindfulness* es la expresión, momento a momento, de estar despierto.[2] Los sufíes proclaman que todo lo que se halla fuera del momento presente es un sueño. En un canto de realización (*doha*) titulado *Despertar al amanecer del sueño de la ignorancia*, escrito por el maestro tibetano Chokgyur Lingpa en el siglo XIX, hay una estrofa que dice:

En este momento, todos los seres de los tres reinos
están dormidos en la inconsciencia.
Cuando están despiertos, deambulan
en sus estados de ceguera.

Los científicos han acuñado la expresión *ceguera por falta de atención*, que hace referencia a cuando no advertimos algo que está totalmente a la vista porque nuestra atención se ha dirigido a alguna otra parte. La ceguera por falta de atención es una forma intensa de distracción, o de inconsciencia, que literalmente puede matarnos. ¿Cuántas veces te has distraído por algo y después has chocado con un objeto, o incluso te has estrellado? Los estudios acerca de la ceguera por falta de atención revelan que la percepción visual es algo más que fotones que alcanzan los ojos y activan el cerebro. Para ver realmente, hay que prestar atención.[3]

Es fácil hacer una extrapolación a partir de estos estudios y decir que la percepción mental es más que pensamientos o imágenes que alcanzan el ojo de la mente y activan el cerebro. Para ver realmente, y por lo tanto alcanzar la lucidez frente al paisaje mental interno, se debe prestar atención. Así pues, la atención, y el entrenamiento en ella, está en el núcleo de la lucidez. Y la meditación *mindfulness* está en el núcleo de este entrenamiento.

Aquí es donde tenemos que recordar que el sueño es un producto de la ignorancia. No estoy hablando de la ignorancia «normal», como la de no saber acerca de un tema, sino de una ignorancia primordial que no es consciente de la naturaleza de la mente y la realidad. Esta es la ignorancia de la que despertó el Buda. El Buda contempló esta ignorancia desde la perspectiva de su despertar y vio que todo el mundo seguía atrapado en ella. Todo el mundo estaba dormido.

¿Cómo podemos trabajar con esta ignorancia fundamental? ¿Cómo podemos, como el Buda, despertar de ella? Por medio de contrarrestar su expresión continua, que es la distracción. En otras palabras, por medio de practicar la meditación *mindfulness*.

Como seres del *samsara*, o «sonámbulos», regresamos una y otra vez a cualquier nivel del sueño, ya se trate del sueño nocturno o de las distracciones diarias, ya que ello recarga la mente del *samsara*. La distracción, como expresión de la ignorancia, es el sostén del *samsara*. Cuando nos perdemos en el sueño de la ignorancia (cuando nos perdemos en nuestros pensamientos, en la distracción o en los sueños), nuestras vidas samsáricas se ven alimentadas; pulsamos el «botón de actualización» de la confusión.

Con la meditación *mindfulness* trabajamos con la ignorancia, es decir, con el sueño, tal como se manifiesta en su forma más habitual e inmediata, que es la distracción. El punto clave es el siguiente: *las distracciones de la vida diaria y la inconsciencia del sueño son dos caras de la misma ignorancia.* Es lo mismo aconteciendo en dos niveles. El pensamiento (discursivo) no reconocido no es más que la forma en que nos dormimos momento a momento. Se estima que tenemos unos setenta mil pensamientos de este tipo por día.[4]

Como hemos visto, los budas no duermen por la noche *y tampoco* duermen durante el día. Nunca están distraídos. Nunca olvidan. Este tema tan importante se puede abordar también desde la perspectiva del olvido. En este sentido, la inconsciencia de la distracción constituye una forma de olvido primordial. Constantemente olvidamos estar presentes. El *mindfulness* es la expresión, o la práctica, de recordar.

En muchos sentidos, la esencia de la práctica espiritual es el recuerdo: acordarse de regresar al momento presente (por medio de la práctica del *mindfulness*), no olvidarse de ser bondadoso y compasivo (a través de prácticas como el *lojong* y el *bodichita*), recordar que ya somos budas (a través de prácticas como el yoga de la deidad o de las meditaciones sin forma, como la meditación *mahamudra* o la *dsogchen*).[5] El fundamento del *samsara* es este: sencillamente, olvidamos. Esta es la diferencia básica entre un ser sensible y un buda. Los seres sensibles han olvidado que son budas; los budas nunca lo olvidan. Todo esto nos lleva a una conclusión de tipo zen: ¡todo este esfuerzo por aprender, cuando todo lo que tenemos que hacer en realidad es recordar!

El término tibetano equivalente a *mindfulness* o *atención plena* es *drenpa*, que significa «recordar». La palabra *memoria* se remonta a la latina *memor*, que significa «el que recuerda». Tiene sentido: si el olvido es nuestro problema, el recuerdo es nuestra solución. Y la práctica del recuerdo, o del despertar, comienza con acordarnos de regresar al momento presente. Empieza con el *mindfulness*. Así pues, esta mera práctica tiene consecuencias monumentales. El espíritu del recordar comienza con la atención plena, pero termina con la budeidad.

LA PRÁCTICA DEL RECUERDO

El olvido des*miembra*, mientras que la memoria (el *mindful-ness*, la atención plena) re*membra* (recuerda). Durante la última cena, Cristo partió el pan y les dijo a sus discípulos: «Este es mi cuerpo, que es para vosotros. Haced esto en memoria mía». El olvido que manifestamos momento a momento no es más que la iteración diaria de la amnesia primordial que tiene lugar cuando nos olvidamos de nuestra verdadera naturaleza, de nuestra mente de la luz clara, y nos apartamos de la consciencia crística que habita en nuestro interior. El retorno al Cristo o al Buda interior comienza cuando volvemos al momento presente. Empezamos a sanar el desmembramiento primordial, la fractura de la psique respecto de la mente de la luz clara que da lugar a la dualidad, cada vez que regresamos al ahora. La no dualidad, que es sinónimo de iluminación, es una noción abstracta. No nos damos cuenta de que la no dualidad es algo que podemos *practicar*. Cada vez que regresas a la respiración en la práctica del *mindfulness*, o al momento presente en la vida diaria, estás practicando la iluminación y sanando la desmembración primordial que continúa reverberando en los minidesmembramientos que llamamos inconsciencia o distracción. Estás dando un paso en el camino espiritual de regreso a tu Buda o Cristo interior cada vez que dejas de alejarte un paso del Cristo o del Buda y empiezas a caminar hacia el momento presente. Encontrarás que el Buda se esconde dentro de este mismo momento, y el *mindfulness* mediará las presentaciones entre tú y él.

Así como pequeñas gotas de agua pueden acabar por dar lugar a un océano, pequeños momentos de recuerdo pueden acabar por resolver el desmembramiento primordial. La práctica de la no dualidad momento a momento acaba por dar lugar a la no dualidad. Podemos pensar que la iluminación se halla en algún punto indeterminado del futuro, o «allí y entonces», pero la clave para hacerla realidad se encuentra aquí y ahora.

La no dualidad parece muy distante solamente porque seguimos alejándonos de ella. Cada vez que nos separamos (nos desmembramos) del momento presente con nuestra inconsciencia, nos alejamos otro paso de lo que realmente somos y lo que realmente queremos. Sin darnos cuenta, nos seguimos distanciando. *Estamos atrapados en el samsara porque seguimos practicándolo.* Estamos atrapados en la dualidad porque seguimos ejerciéndola.

Sogyal Rinpoche afirmó: «Acabar con la distracción es acabar con el *samsara*». En *El libro tibetano de los muertos* se dice: «No te distraigas. Esta es la línea divisoria que separa a los budas de los seres sensibles. Se dice: en un instante están separados, en un instante están totalmente iluminados». Así que mediante la práctica de la no distracción vamos a despertar y acabar con el *samsara*.[6] Esta es exactamente la misma distracción que evita que gocemos de lucidez en nuestros sueños. Por lo tanto, la siguiente meditación *mindfulness* es ni más ni menos que la práctica formal de la lucidez.

INSTRUCCIONES PARA LA MEDITACIÓN MINDFULNESS

Lo mejor es aprender la meditación *mindfulness* bajo la guía de un instructor, pero puedes instruirte por tu cuenta sobre los conceptos básicos en un libro.[7] En este apartado voy a proporcionar los elementos esenciales. No te preocupes por lograr la perfección en la práctica; sencillamente, empieza a hacerla. Tu meditación mejorará a medida que le dediques tiempo.

La instrucción contempla tres fases: el cuerpo, la respiración y la mente. Estas tres fases se interpenetran y, por lo tanto, se apoyan entre sí. Juntas, dan lugar a un trípode estable que refuerza la lucidez.

El cuerpo

La primera fase tiene que ver con la postura, o la forma de alinear el cuerpo. Se enseña que por el solo hecho de adoptar la postura correcta, tarde o temprano nos encontraremos meditando. Una postura atenta invoca la cualidad mental de la atención. La postura en sí está sostenida por una actitud (o postura mental) de dignidad, nobleza e incluso realeza, por lo que de inmediato veremos cómo estas fases se apoyan entre sí.

Siéntate en el centro de un cojín de meditación o en una silla. Si eliges esto último, no te apoyes contra el respaldo. Cruza las piernas si estás en un cojín o planta los pies en ángulo recto en el suelo si estás en una silla. Siente tu conexión con la estabilidad del suelo. Deja que las manos descansen sobre la parte superior de los muslos y mantén la espalda firme, pero no rígida. Una espalda estable representa la cualidad de la ausencia de miedo y está equilibrada con una frente abierta y receptiva, que representa la mansedumbre. La ausencia de miedo y la mansedumbre son dos ingredientes clave de la buena meditación, y esta postura encarna literalmente esto. Lleva los hombros hacia atrás y expón tu corazón. Esta es tal vez la instrucción central en relación con la postura. Todos los otros aspectos físicos de la postura orbitan alrededor de la apertura del corazón.

Alinea la cabeza con la columna vertebral, lo que normalmente significa que la lleves hacia atrás. Normalmente «sacamos la cabeza» en la dirección equivocada, y esta tendencia conlleva una mala postura. Deja que la lengua se apoye en la parte posterior de los dientes superiores y separa los labios como si estuvieses susurrando «ah». Más adelante hablaré de cómo llevar esta práctica a la postura acostada, en la que cerraremos los ojos, pero por ahora lo mejor es practicar la lucidez con los ojos abiertos. Permanece mirando hacia abajo, a algún punto ubicado unos dos metros delante de ti, pero no te concentres en nada. Permite que tu campo visual esté abierto y receptivo, al igual que tu mente y tu corazón.

La quietud de esta postura crea un nuevo medio de contraste que permite ver los contenidos de la mente, y por lo tanto alcanzar la lucidez en relación con ellos. Si no paramos de movernos, nos es más difícil ver el movimiento de la mente, que es lo que son fundamentalmente los pensamientos. El movimiento físico es como una estrategia de camuflaje; reduce el contraste que, de otra forma, nos permitiría detectar el movimiento de la mente. Siéntate quieto y tus pensamientos, de pronto, saldrán de su escondite. Este es el motivo por el cual muchos meditadores se quejan de que la meditación parece provocar que haya más pensamientos. No es así; sencillamente, los hace más visibles.

«CUERPERTAR»

El filósofo Drew Leder escribió:

Casi todas las tradiciones espirituales utilizan los gestos y las posturas como medios para entrar en relación con lo divino. Las raíces del cuerpo penetran en el suelo de una vitalidad organísmica en el que la mente consciente no puede entrar.[8]

Nuestros cuerpos nos conectan directamente con la realidad de una manera que la psique (el aspecto más superficial de la mente) no puede hacer. Relacionarse con el cuerpo no es solo algo mentalmente simple, sino que nos lleva más allá de la mente. Nos lleva más allá de la mente conceptual, a la verdad que mora en su interior.

El engaño no puede seguirnos hasta el interior del cuerpo. En un nivel relativo, esta doctrina es la base de los detectores de mentiras, los cuales descubren cambios sutiles en el cuerpo inconsciente mientras la mente consciente está parloteando. En el nivel consciente podemos mentir; en el inconsciente, somos incapaces de hacerlo. El cuerpo, como los sueños, dice la verdad. Nosotros (la psique) podemos estar contando nuestra verdad, pero nuestros cuerpos cuentan otra.[9] Y recuerda que las prácticas nocturnas consisten en ir a lo profundo de la mente, lo que significa ir a lo profundo del cuerpo. Esta es la razón por la cual la fase corporal de la meditación es tan importante. En muchos sentidos es tanto la base como el final del camino.

Despertar es sinónimo de *iluminación*, pero es igual de válido hablar de «cuerpertar», es decir, despertar a la sabiduría y la verdad del cuerpo. La fase 1 de la técnica invita a esta segunda forma de despertar. El gran Longchenpa dijo: «La suprema sabiduría primordial reside en el cuerpo». Sri Aurobindo se hizo eco de esto: «El trabajo de transformación tiene que ver con el descenso del espíritu a la carne; con la encarnación más que con la trascendencia».

La respiración

Una vez que hayas adoptado la postura pertinente, lleva la atención al movimiento natural de la respiración. No la visualices o pienses en ella; siéntela. Permite que tu conciencia cabalgue tu respiración. Percibe la sensación del aire en las fosas nasales o el suave ascenso y descenso del abdomen. En esto consiste la fase 2. En estas dos fases no haces otra cosa que permanecer sentado y respirando, pero estás lúcidamente presente.

La mente

En la fase 3, cada vez que te distraiga algo (un pensamiento, una emoción, una imagen, un arrepentimiento, una anticipación) di mentalmente «pensamiento», o «pensando», y regresa a la respiración (desde el punto de vista tibetano, el *pensamiento* incluye las emociones, o cualquier otro contenido mental). La etiqueta «pensamiento» o «pensando» es suave pero precisa; aplicarla a los contenidos mentales es como hacer estallar una burbuja con una pluma. No constituye más que el reconocimiento de que te has desviado. No es una amonestación. Los pensamientos no son malos, y no estás tratando de deshacerte de ellos. Sencillamente, estás reconociendo cómo los pensamientos te roban la conciencia y hacen que pierdas la lucidez en relación con lo que realmente está sucediendo. Cuando las tradiciones meditativas hablan de libertad, no están hablando de la libertad *respecto de* los pensamientos, sino de la libertad *dentro de* los pensamientos. Los pensamientos nunca son el enemigo.

Recomiendo efectuar por lo menos diez minutos de meditación *mindfulness* cada día. Si puedes realizar la práctica durante veinte minutos o más, sería genial. Pero la calidad es más importante que la cantidad. Es conveniente practicar a primera hora de la mañana, antes de que el día «se te escape». En el caso de los soñadores lúcidos, también es aconsejable que practiquen justo antes de irse a dormir. Esto recoge y asienta la mente, lo cual la prepara muy bien para los sueños lúcidos. Es una práctica muy adecuada para la higiene del sueño espiritual.

Para resumir la técnica: en primer lugar, adopta una postura erguida y digna. En segundo lugar, lleva la mente al movimiento natural de la respiración. En tercer lugar, cuando algo te distraiga, etiquétalo como «pensamiento» (o «pensando») y regresa a la respiración.

DESPERTAR

Cuando decimos «pensamiento» o «pensando» en meditación, en realidad estamos diciendo «despertar». Estamos despertando al hecho de que nos hemos desviado del cuerpo y la respiración. Cuando decimos «pensamiento» o «pensando», estamos, al mismo tiempo, reconociendo que hemos perdido la lucidez, detectando que hemos entrado en un minisueño no lúcido y practicando la lucidez, o despertando de esa deriva. Y, recordémoslo, si adquirimos lucidez en relación con los contenidos de la mente ahora, vamos a empezar a gozar de lucidez cuando soñemos. El proceso es exactamente el mismo. Nos quedamos enganchados a los sueños no lúcidos de la misma forma que nos quedamos enganchados a los pensamientos. Ambas cosas son ausencia de lucidez aconteciendo en dos niveles distintos.

Algunos científicos señalan que somos conscientes de menos del 1% de lo que sucede en nuestra mente en cualquier momento dado.[10] En otras palabras, no tenemos lucidez en relación con el 99% de lo que ocurre en nuestro interior. ¡No es de extrañar que no gocemos de lucidez en nuestros sueños! Compruébalo por ti mismo: ¿con qué frecuencia estás plenamente presente? ¿Con qué frecuencia te pierdes en la distracción?

Con la práctica, los «practicantes de la lucidez» avanzados pueden invertir estos porcentajes. En lugar de tener lucidez solamente con respecto al 1% de lo que ocurre en nuestras mentes, podemos llegar a tener lucidez con respecto al 99%. Los sueños lúcidos se convierten entonces en un fenómeno natural y habitual. Cuando la lucidez de alguien llega a ser del 100%, ese ser es alguien completamente despierto, un buda.

Insistamos en este punto por medio de reformularlo con otras palabras: cada vez que, inconscientemente, nos vamos con un pensamiento azaroso, estamos practicando la no lucidez. Así que, lo sepamos o no, siempre estamos practicando. Siempre nos estamos volviendo mejores en relación con la atención plena o la inconsciencia, la lucidez o la no lucidez. Cada vez nos estamos familiarizando más con una de ellas. Este es el motivo por el cual somos tan buenos siendo inconscientes: lo practicamos todo el tiempo. Y este es el motivo por el cual no tenemos lucidez en nuestros sueños.

El *mindfulness* aplicado a los sueños lúcidos presenta otros beneficios. Por ejemplo, una vez que estamos lúcidos en un sueño, la estabilidad de nuestra lucidez no es más que la estabilidad de nuestras mentes. La meditación *mindfulness* no solo da lugar a una mayor cantidad de sueños lúcidos, sino que también aporta mayor estabilidad y claridad a esos sueños. Por lo tanto, insisto, los sueños dicen la verdad. A medida que la mente se vuelve más estable, más clara y menos fragmentada con la práctica de la meditación, los sueños se vuelven más estables, más claros y menos fragmentados. También es más fácil recordarlos. La estabilidad y la claridad de los sueños no es más que la estabilidad y la claridad de la atención misma.

Estos postulados de la lucidez se han visto reflejados en mi experiencia. Cuando acudo a un retiro y ya no soy víctima de las distracciones mundanas, mi mente pasa poco a poco de la inconsciencia a la atención plena. Como en estos casos practico el *mindfulness* durante todo el día, me voy volviendo cada vez más consciente de mis sueños. Mis sueños no lúcidos se ven reemplazados por los lúcidos, y finalmente se vuelven más claros y estables. El yogui de los sueños sustituye la expresión popular: «Todo lo que sube baja» por esta otra: «Todo lo que baja [durante el día] sube [por la noche]».

Así pues, ¿quieres gozar de lucidez por las noches? Entonces, medita durante el día.

Esta es tu hora, ¡oh, alma!,
la hora de que vueles libre hasta lo indecible,
lejos de los libros, lejos del arte,
el día consumido, las lecciones impartidas.
Emerges plenamente, silenciosa, y observas,
examinas los temas que más amas:
la noche, el sueño, la muerte y las estrellas.
WALT WHITMAN,
«Una clara medianoche», en *Hojas de hierba*

7

LA MIRADA DEL LEÓN

El conjunto del camino de la meditación, y las prácticas nocturnas en particular, apuntan a uno de los principios centrales del budismo, que se encuentra en el núcleo de este libro. Está implícito en todo aquello de lo que hemos hablado y de lo que hablaremos. Antes de pasar a las meditaciones avanzadas, vamos a hacerlo explícito. Este principio es también el secreto de la felicidad incondicional. Si se comprende, conduce a dicha felicidad; si no se comprende, conduce a la insatisfacción y el sufrimiento sin fin. Es un principio tan fundamental que incluso la palabra tibetana equivalente a *budista* alude a este principio básico.

DENTRO O FUERA

En tibetano, el término equivalente a *budista* es *nangpa*, que significa «persona interiorizada». Los budistas son aquellos que se dan cuenta de que la felicidad tiene que ver con un trabajo interno. Saben que el sentido y la alegría vienen de dentro. Esta es otra manera de hablar del budismo como de una tradición no teísta. No hay necesidad de buscar la salvación fuera, como las tradiciones teístas sostienen. Mira dentro de ti y encontrarás lo que buscas. Como dijo Yogi Berra: «Se pueden observar muchas cosas solo con mirar», sobre todo si se mira en la dirección correcta.

Una vez vi una viñeta que sintetizaba esto de forma divertida. En ella había un dulce monje cristiano sosteniendo una gran pancarta que proclamaba: «¡Cristo se está acercando!». De pie, en el fondo, había un discreto monje budista con un pequeño cartel que decía: «El Buda está aquí ahora».

El tema de «interiorizarse» es central en las meditaciones nocturnas, y en el sueño en general, porque cuando nos dormimos, nos vemos forzados a ir hacia el interior. Todo lo que nos seduce del mundo se apaga, así que ahí vamos, hacia dentro. Para el ojo no entrenado, dentro está oscuro; no hay mucho que ver. Pero para el ojo entrenado, el ojo meditativo que se ha adaptado a la oscuridad (que se ha familiarizado con ella), hay un mundo entero oculto en dicho interior: unas vistas extraordinarias y unos maravillosos paisajes mentales, que aguardan a que el ojo experto los contemple. La meditación y las prácticas nocturnas pueden iluminar este mundo interior; pueden transformar la oscuridad en luz y ayudarnos a verlo todo (de día o de noche) bajo una luz nueva y brillante.

Cuando abandonas un entorno luminoso y sales a la noche, no puedes ver nada. Pero si eres paciente y sigues con los ojos abiertos, con el tiempo empiezas a vislumbrar todo tipo de cosas. Tu visión se adapta a la oscuridad y ves objetos que al principio no distinguías. Exactamente de la misma manera, cuando diriges por primera vez el ojo de la mente al interior para empezar a practicar los yogas nocturnos, no puedes ver nada. Especialmente cuando tiene lugar el sueño profundo, sin sueños, todo está negro para ti. Pero si eres paciente y sigues con el ojo interior abierto (y empieza a abrirse por medio de la meditación diaria), con el tiempo empezarás a ver todo tipo de cosas. En particular, los niveles más profundos de la mente, el sustrato y luego la mente de la luz clara (de los que se habla en detalle en el capítulo

9), comenzarán a destacar. Llevar la mirada al interior y ver cosas que nunca se han visto antes es la esencia de la meditación en general y de las prácticas nocturnas en particular.

Por otra parte, la palabra tibetana equivalente a *no budista* es *chipa*, que significa «persona exteriorizada», es decir, la que busca fuera de sí misma la felicidad y el sentido. Como dice la canción *country* grabada por Johnny Lee: «Están buscando el amor, y todo lo demás que también quieren, en los lugares equivocados».[1] Los «exteriorizados» siempre van en la dirección equivocada; siempre se hallan perdidos entre las distracciones del mundo. En la teología cristiana, la palabra griega para designar el pecado es *hamartia*, que significa «errar el blanco». Estamos errando el tiro todo el rato porque estamos apuntando en la dirección equivocada. El «blanco» de la felicidad se halla a ciento ochenta grados de la dirección en que apuntamos. Lo estamos haciendo al revés; no dejamos de apuntar hacia fuera, y después nos preguntamos por qué falta algo, por qué la vida parece no tener sentido.[2]

Mientras no entremos en el camino de la meditación, la mayoría de nosotros estaremos «exteriorizados». De hecho, si no tenemos cuidado, seguiremos estando exteriorizados aunque nos encontremos en el camino de la meditación. Nos parece que lo externo nos hará felices, así que nos pasamos la vida persiguiendo objetos, personas o circunstancias. Estamos yendo al encuentro del arcoíris. Mirar hacia fuera es salir afuera. Y, lo que es aún más importante, nos pasamos la vida persiguiendo nuestros pensamientos, como la meditación revela rápidamente. Esta búsqueda de pensamientos y cosas constituye la base del materialismo y el consumismo, y por lo tanto de todo nuestro sufrimiento.[3] El profesor de filosofía Peter Kreeft escribió:

El suicidio, que es el índice de infelicidad más claro, es directamente proporcional a la riqueza. Cuanto más rico eres, más rica es tu familia y más rico es tu país, más probable es que encuentres tan buena la vida que optes por volarte los sesos.[4]

La riqueza material es a menudo directamente proporcional a la pobreza espiritual, porque todos esos juguetes caros constituyen una distracción costosa que arruina el alma; lo que la persona está recibiendo no es lo que realmente quiere. Recuerda que acabar con la distracción es acabar con el *samsara* y que, por el contrario, aumentar la distracción (dejarse seducir más) es reforzar el *samsara*.

La opción de «exteriorizarse» tomó fuerza con la llegada de la luz artificial, la cual nos engatusa para que salgamos y nos alejemos de nosotros mismos mientras la naturaleza nos está invitando a ir hacia dentro. Escribe Martin Lowenthal en su libro del año 2003 titulado *Dawning of Clear Light: A Western Approach to Tibetan Dark Retreat Meditation* («El amanecer de la luz clara: un enfoque occidental de los retiros tibetanos de meditación en la oscuridad»):

> Nuestro deseo de eliminar la oscuridad toma tanto formas materiales como espirituales. El aprovechamiento de la energía eléctrica y la invención de la bombilla no solo han alargado nuestros días y transformado nuestros ritmos de trabajo; han hecho que nos preocupemos más por las imágenes externas, sobre todo con la llegada de la televisión y los ordenadores [...] El precio que pagamos por esta orientación exclusiva hacia la luz es el miedo a la oscuridad, la huida de la muerte y unas vidas superficiales relegadas a experimentar solamente la superficie de la realidad. [Pagamos el precio de una mayor distracción]. Esta negación de la oscuridad y este miedo a la oscuridad conducen a adicciones que nos impiden experimentar [...] la profundidad.[5]

Estoy escribiendo esto el 21 de diciembre, el día más oscuro del año. Para muchas personas, esta época del año es la más deprimente, porque el manto de la oscuridad pasa a ser opresivo.[6] El trastorno afectivo estacional es endémico en el hemisferio norte en esta época. El alcoholismo y otras formas de distracción (como el consumismo salvaje habitual en Navidad) aumentan durante la estación oscura mientras luchamos con la naturaleza asfixiante de la oscuridad y la forma en que casi nos obliga a entrar en nosotros mismos. No es la oscuridad lo que realmente tememos, sino tener que afrontarnos a nosotros mismos sin las distracciones de la luz exterior. Perseguir la luz externa tiene un lado oscuro: hace que sigamos saliendo y alejándonos de nuestro ser interior. Los exteriorizados adoran la luz artificial, ya que esta facilita su impulso de dirigirse al exterior, y se resisten a la oscuridad, ya que tiende a interrumpir dicha tendencia.

RENUNCIA

Dentro del sistema de pensamiento budista, el hecho de descubrir la inutilidad de buscar la felicidad fuera, la inutilidad de perseguir la luz y la satisfacción externas y efectuar la transición a mirar hacia dentro se denomina *renuncia*, un elemento crucial en el camino hacia el despertar. Los yogas nocturnos no exigen que te hagas budista, por supuesto, pero sí requieren que cambies tus prioridades.[7]

La verdadera renuncia aparece acompañada a menudo por algún tipo de crisis vital, lo cual puede ocurrir a cualquier edad. La crisis vital se desencadena cuando uno tiene lo que piensa que necesita para ser feliz pero aun así no está satisfecho. Se produce cuando uno se pregunta: «¿Es esto todo lo que hay?», lo que en nuestros términos se traduce como: «¿Todo lo que existe es lo que se ve? ¿Hay algo detrás de las cosas superficiales?».

Uno tiene pareja, trabajo, coche, casa... y aun así no es feliz. La crisis es, de hecho, una gran oportunidad. Nos permite *despertar*, por fin, al hecho de que lo externo no puede hacernos felices, y que las apariencias superficiales no son satisfactorias. Hemos subido arriba de la escalera solo para descubrir que está apoyada en la pared equivocada.[8]

La meditación y los yogas nocturnos nos muestran que este trayecto externo, y por lo tanto nuestro sufrimiento, empiezan cuando nos vamos con nuestros pensamientos. Compramos cosas externas, en sentido literal y figurado, exactamente de la misma manera que «compramos» (nos creemos) nuestros pensamientos y emociones.

En el contexto del yoga de los sueños, los «exteriorizados» son los que se dejan seducir por las proyecciones de la mente y se pierden en los sueños. En este nivel, el concepto de *sueño* hace referencia a cualquier proyección mental con la que nos implicamos demasiado, y por lo tanto en la que perdemos la lucidez. Una definición de la *no lucidez*, en este contexto, es implicarse excesivamente en las proyecciones de la mente, tomándolas como sólidas y reales. En este nivel, *sueño* hace referencia a cualquier pensamiento, emoción o fantasía que nos absorbe y que tomamos como real. Nos creemos eso, y por lo tanto perdemos la lucidez. En otras palabras, durante la manifestación, olvidamos la esencia. Olvidamos la esencia vacía de la mente a raíz del despliegue luminoso de la mente. Es así como perdemos la mente, o al menos toda una parte de ella.

El poeta Rumi dijo: «Lo que pasa a existir se pierde en la existencia y, borracho, olvida el camino de regreso a casa». Nuestro trabajo consiste en recuperar la sobriedad y encontrar dicho camino de vuelta. Así pues, lo que tenemos que hacer es despertar *de* las proyecciones luminosas de la mente (los pensamientos y emociones a los que atribuimos tanta realidad) y despertar *al* vacío. Debemos *encontrar* la esencia de lo manifestado.[9] El resultado es el descubrimiento de que todo es ilusorio (como lo es un sueño).[10]

El término *ilusorio* tiene una connotación específica en el budismo. Decir que algo es ilusorio significa que la forma en que se manifiesta no es real, que la apariencia no está en armonía con la realidad. Los exteriorizados son los que se pierden en las apariencias y terminan viviendo una mentira; los interiorizados descubren la realidad que subyace a las apariencias y despiertan a la verdad. Desde una perspectiva psicológica, Carl Jung lo expresó muy bien cuando dijo: «Tu visión se aclarará cuando mires en tu corazón. Quien mira fuera, sueña. Quien mira dentro, despierta».[11] Y, filosóficamente, Platón lo expuso de esta manera (en *El banquete*): «El ojo de la mente comienza a ver con claridad cuando los ojos exteriores ven borroso».

Los exteriorizados son aquellos que se implican demasiado en los contenidos de sus mentes y los del mundo, de modo que no gozan de lucidez en relación con ellos. Se identifican falsamente con las cuestiones de sus mundos y los pensamientos de sus mentes, cuando ambas cosas constituyen la manifestación de sus propias proyecciones mentales. El gran maestro Jamyang Khyentse Chökyi Lodrö dijo: «La raíz de todos los fenómenos es tu mente. Si no la examinas, se precipita tras las experiencias, diestra en los juegos del engaño. Si la miras directamente, verás que carece de cualquier base u origen». Los interiorizados son los que ven a través de esos mismos pensamientos y esas mismas cosas, y despiertan así a la verdadera naturaleza de todo lo que hay. Se identifican correctamente con el proyector vacío, no con las proyecciones materializadas.

El moderno maestro tibetano Nyoshul Khen Rinpoche señala:

La naturaleza de todas las cosas es ilusoria y efímera. Aquellos que tienen una percepción dualista perciben el sufrimiento como felicidad; es como si lamiesen la miel presente en el filo de una hoja de afeitar. ¡Es una lástima que haya quienes se aferran fuertemente a la realidad concreta! Dirigid la atención hacia dentro, mis queridos amigos.[12]

Para Tulku Urgyen Rinpoche: «El *samsara* es la mente dirigida hacia fuera, perdida entre sus proyecciones. El nirvana es la mente dirigida hacia dentro, de modo que reconoce su verdadera naturaleza». Si el viaje espiritual pudiese resumirse en una cita, sería esta. La mente soñadora está volcada hacia fuera (está sintonizada con lo exterior), perdida entre sus proyecciones. La mente despierta está volcada hacia dentro (está sintonizada con lo interior), y así despierta a su verdadera naturaleza.

DESARROLLAR LA MIRADA DEL LEÓN

En el budismo tibetano se hace la analogía de *la mirada del león*.[13] El león es el rey de la selva; no tiene miedo ni rivales. Su mirada es comparada con la de un perro. La enseñanza es que si lanzas un palo lejos de un perro, este va a correr detrás del palo. Pero si lanzas un palo lejos de un león, este te perseguirá a ti. El león dirige su mirada al lanzador, no a lo lanzado. Todos tenemos la mirada de un perro; estamos todo el rato persiguiendo los palos que nos lanza nuestra propia mente. Siempre estamos corriendo tras los pensamientos y emociones que no paran de salir de dentro.

Yo tengo un perro, y a menudo lo llevo a un parque canino. Es divertido ver cómo los cachorros persiguen las pelotas y los palos que les lanzan sus propietarios. ¿Somos diferentes de ellos? Basta con que mires lo que hace tu mente; siempre que aparece algo, vas tras ello. Te lo crees. Es decir, nos dejamos seducir por las proyecciones de nuestras propias mentes. Esto es perderse en la manifestación. Esto es la no lucidez. Y esta es la base de nuestro sufrimiento.

Con el fin de encontrar la esencia de las cosas tal como son, tenemos que mirar en la dirección correcta. Tenemos que mirar hacia dentro. Así como el león no tiene miedo en la selva, se requiere una mirada audaz para mirar profundamente dentro de la selva de nuestras propias mentes. Se necesita valor para mirar en la oscuridad, e incluso más agallas para entrar en ella. Por eso empezamos con una visión o mirada correcta, la del león. Si sabemos que en el otro extremo de la oscuridad de nuestra mente inconsciente se halla la luz eterna, entraremos valientemente en esa noche auspiciosa, porque sabremos que nos estaremos dirigiendo hacia el amanecer.

La única forma de razonar con una ilusión
es dejar de creer en ella.

BRITTANY BRONSON,
New York Times Sunday Review

8

MEDITACIONES Y
VISUALIZACIONES AVANZADAS

Una vez que hemos dejado claro la importancia de efectuar un trabajo interior, veamos algunas técnicas de inducción avanzadas que nos llevan hacia dentro (que nos permiten sintonizar con nuestro interior).

LA MEDITACIÓN PREPARATORIA DE LAS VEINTIUNA RESPIRACIONES

Para llevar aún más lucidez a la noche, y para alentar la interiorización, podemos pasar de la meditación sentados a aspectos meditativos más avanzados para inducir el yoga de los sueños, tales como la meditación tumbados. Aun cuando la forma más habitual de practicar la meditación es la postura sentada, los textos tradicionales describen otras posibilidades: la meditación de pie, caminando y tumbados.

Si bien la postura sentada que he presentado anteriormente es importante, no se trata de limitar la mente meditativa a una sola postura (en sentido literal y figurado). Limitar la meditación es una trampa habitual en la que caen sobre todo los principiantes. Si tan solo practicamos la meditación en posición sentada, vamos a olvidarnos de ella cuando dejemos nuestro asiento. En algunas comunidades espirituales es habitual exhortar a los miembros a «permanecer en su asiento» en la vida diaria, especialmente cuando las cosas se ponen difíciles. Una de las mejores maneras de practicar «permanecer en el asiento» es abandonar el asiento físico durante las sesiones formales de meditación y continuar en estado meditativo (este es el significado de esta exhortación). Parte de nuestra intención con las prácticas nocturnas es extender la mente meditativa, y por lo tanto la conciencia, a todos los ámbitos de la vida. Trabajar con distintas posturas fomenta esta extensión.

Como instructor de meditación, veo a menudo lo rápido que los estudiantes «pierden su asiento» cuando se levantan después de una sesión y salen al mundo. Su meditación es frágil y depende demasiado de una postura. Al principio de mi experiencia con la meditación, me sentí humilde al descubrir lo difícil que me resultaba meditar tumbado o cuando me ponía enfermo. Mi mente de practicante se esfumaba nada más tumbarme. Pero desde que empecé a practicar la meditación en posición tumbada, cada vez me fue resultando más fácil llevar el estado meditativo al sueño y la enfermedad y, poco a poco, a todo lo que hago.

Está bien cultivar la meditación sobre un cojín, que actúa como una incubadora, pero es problemático asociar la meditación exclusivamente con la postura sentada. No podemos vivir la vida en una incubadora. Para sobrevivir en el mundo, nuestra meditación tiene que madurar. Se trata de desarrollar una meditación «de potencia industrial», una mente meditativa adulta que pueda extenderse profundamente en la noche, e incluso sobrevivir a la muerte. Con el fin de hacer esto, conviene practicar en varias posturas.

En el capítulo 5 hablé de la postura del león dormido. Si es adecuada para ti, puedes practicar la siguiente meditación en dicha postura. Sin embargo, a menudo es más fácil hacerla tumbado sobre la espalda (elige la opción que te vaya mejor).

Túmbate y coloca las manos sobre el abdomen. Esto ayuda a asentar la conciencia en el movimiento natural de la respiración. También ayuda a la mente a relajarse, porque tener conciencia del abdomen hace bajar los vientos de la cabeza y los lleva al cuerpo. Cierra los ojos y siente esa zona.

Como el hecho de tumbarse está asociado con el sueño, la mente tiende a aflojarse demasiado cuando adoptamos esta postura. Es fácil que empiece a deambular y perdamos la conciencia. Para contrarrestar esta tendencia, empieza esta meditación con un poco más de tensión, contando veintiuna respiraciones. Una inhalación y exhalación cuenta como una respiración. Puede ser que percibas que tu respiración, y por lo tanto la cuenta, se vuelven más lentas a medida que avanzas. Como hemos visto, hay una íntima conexión entre el movimiento de la mente (los pensamientos) y el movimiento de la respiración. Después de contar veintiuna respiraciones, deja de contar y limítate a sentir la respiración. Lleva tu atención plena a ella.

Como etapa final, pasa de la atención plena a la respiración a la atención plena a la mente. Es decir, después de estar unos minutos siguiendo la respiración, lleva la conciencia de la respiración a los pensamientos. Pero esta vez, en lugar de etiquetar los pensamientos como tales, haz algo más sutil. Cuando reconozcas un pensamiento (el cual habrías etiquetado como «pensamiento» en la práctica sentado que describí en otro capítulo), sigue ese pensamiento hasta su fuente. ¿De dónde salió? ¿Adónde va un pensamiento cuando deja de estar presente? Tal vez aún no sepas cuál es esa fuente, pero sigue ese pensamiento y observa adónde te lleva. En lugar de permitir que el pensamiento te saque y aleje de ti mismo, como suele hacer, agarra suavemente su mano y deja que te lleve hacia abajo y hacia dentro. Es como tratar de seguir un rayo de sol de vuelta al sol. Así, pasas de ser un «exteriorizado» a ser un «interiorizado».

Con este esmero, en lugar de distraerte de tu meditación, los pensamientos *se convierten* en tu meditación. Esta es una práctica sutil, así que no te fuerces; no lo intentes demasiado. Esta práctica tiene que ser suave y precisa, y ello requiere ejercitación. Te estás acercando al extremo más estrecho de la «barra de *mindfulness*» del onironauta, y estás cultivando una conciencia muy afinada. Si puedes hacer esto, el mismo pensamiento que otra mente te habría llevado al mundo ahora te conduce directamente a la mente de la luz clara.

Pueden ocurrir dos cosas cuando sigas un pensamiento de regreso a su fuente. La primera es algo de lo que ya hablé cuando tratábamos el tema de la «meditación de la siesta», en la que usábamos los estados hipnagógicos para activar la lucidez. Es decir, podemos observar cómo el pensamiento desciende por debajo de la membrana de la consciencia de vigilia y eclosiona como un sueño lúcido instantáneo. Lo segundo que puede suceder es que seamos testigos de que ese pensamiento, que es una forma sutil, se disuelve en la total ausencia de forma. En este caso observamos que se funde en la no materialidad, o el vacío, como un copo de nieve al caer sobre una roca caliente. La primera opción se puede utilizar para trabajar con el yoga de los sueños, y la segunda con el yoga del sueño. En el caso del yoga del sueño, es como si bajásemos por la barra cónica hasta el vasto espacio interior del sueño sin sueños. Incluso si no puedes hacer esto, el solo hecho de realizar el esfuerzo te situará en la dirección correcta para la práctica de los yogas nocturnos, y te ayudará a conservar la conciencia mientras te quedas dormido.

LA VACUIDAD

La vacuidad es un tema implícito en nuestro viaje. Constituye uno de los temas más importantes, y mal comprendidos, del budismo. La vacuidad no es la nada (este concepto sería nihilista), sino la *no materialidad*. *Apertura* es tal vez una palabra mejor, ya que no contiene el matiz nihilista. Si te fijas bien, verás que está ahí en codependencia con otras cosas, por lo que el vacío se refiere a la falta de (al vacío de) existencia inherente. Todo está en relación con todo lo demás, y es por ello por lo que el erudito Robert Thurman se refiere a la vacuidad como «la teoría universal de la relatividad».

Ningún hombre es una isla; nada está solo. La vacuidad sustituye el punto de vista *egológico*, u *orientado a las cosas*, por el punto de vista *ecológico*, u *orientado a los sistemas*.

La vacuidad se opone a la idea misma de la *coseidad*. Si entendemos de forma correcta la vacuidad, la *apariencia* de una cosa (como entidad sólida, duradera e independiente) se ve reemplazada por la *realidad* de la relación. En otras palabras, en la realidad *solamente* existen las relaciones, lo cual es otra manera de hablar de la vacuidad. Las cosas no existen. Expresado en un lenguaje más llano, podemos decir que en la realidad no hay sustantivos; solo hay verbos. La vacuidad es importante porque cuando nos perdemos entre las apariencias (que es como estar perdidos en un sueño no lúcido) sufrimos. *Despertar* tiene mucho que ver con despertar a la naturaleza vacía de todo lo que surge, lo cual nos libera de la trampa de las meras apariencias, de la pesadilla del *samsara*.

LA VISUALIZACIÓN DE LA FLOR DE LOTO

La práctica de la visualización constituye una preparación maravillosa para tener sueños lúcidos. La misma palabra *visualización* ya describe la práctica. Si te digo: «Visualiza una manzana», puedes evocar fácilmente la imagen de una manzana. Es así de sencillo. Podemos usar el poder de la visualización, que no es más que una forma de imaginación controlada, como una herramienta de activación de la lucidez. En el budismo *vajrayana*, la visualización forma parte de un género de meditaciones llamado «prácticas de la etapa de generación», en que *generación* y *visualización* son prácticamente sinónimas. Se genera una visualización como una manera de trabajar con los poderes creativos de la mente.[1] Si este tipo de meditación resuena contigo, descubrirás que a medida que tu visualización se vuelve más intensa, lo que significa que tu capacidad de visualizar se vuelve más clara y estable, lo mismo ocurre con tus sueños. Estás ejercitando el mismo músculo mental. Los sueños y la imaginación dependen de las mismas áreas del cerebro.[2]

Llevo veinticinco años haciendo meditaciones de la etapa de generación y he advertido una relación entre mi pericia al visualizar y mi capacidad de tener sueños lúcidos. Tanto si esto es debido a la atención plena asociada con la práctica de la visualización como si se debe a la visualización en sí, tiene lugar una mejora. Tal vez en la misma línea, la eminente investigadora de los sueños Jane Gackenbach mostró que los jugadores «duros» (aquellos que juegan a videojuegos durante más de dos horas varias veces a la semana y que llevan haciéndolo desde antes de tercero de primaria) eran más propensos a experimentar sueños lúcidos que sus compañeros. Si uno permanece en una realidad artificial durante horas todos los días, tiene sentido que pueda reconocer una realidad artificial por la noche.[3]

Prueba el siguiente experimento. Imagina, o visualiza, tu fantasía favorita. Entra realmente en ella; percíbela tan claramente como puedas. Implica tus otros sentidos. «Siente», «escucha» incluso, lo que estás visualizando. ¿Hay alguna diferencia sustancial entre estar absorbido en una visualización y estar atrapado en un sueño? En cierto sentido, una ensoñación es una visualización involuntaria y no lúcida, y una visualización es un ensueño voluntario y lúcido.

La diferencia entre soñar despierto, soñar por la noche y visualizar es la intencionalidad y el enfoque. En el caso de la ensoñación diurna y el sueño nocturno, la imaginación (la visualización) campa a sus anchas. En este caso no hay ningún yoga. La mente indisciplinada se va y se pierde en sí misma. La práctica de la etapa de generación es un yoga, por lo que requiere un esfuerzo. En este caso trabajamos para controlar los poderes creativos de la mente, no para darles rienda suelta.

La práctica de la visualización puede empezarse de muchas maneras. Por ejemplo, puedes agarrar una manzana, o cualquier otro objeto, y mirarlo con los ojos físicos. Después cierra los ojos y evoca esa manzana en tu mente con la mayor claridad posible. Visualiza todos los detalles. Con la práctica de la etapa de generación, además de ejercitar el músculo de la visualización, también se está ejercitando la atención plena. Así que la visualización es una meditación que fomenta la lucidez de dos maneras.

Me he referido a la práctica de la visualización en un capítulo anterior, cuando hablé de visualizar una perla de color rojo, o un sonido AH, en la garganta. De lo que se trata ahora es de que te tumbes sobre la espalda, hagas la meditación de las veintiuna respiraciones para apaciguar la mente y, a continuación, visualices o bien la perla de color rojo o el AH en tu garganta. Si lo prefieres, hazlo en la postura del león dormido; comprueba lo que te va mejor.

Una vez que te sientas cómodo con este nivel de visualización, pasa a la fase siguiente, que consiste en visualizar una flor de loto roja de cuatro pétalos en la garganta (ver la figura 5). Con la visualización en general, es más fácil comenzar con una imagen más grande en la

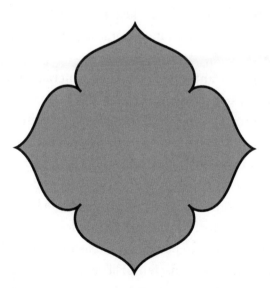

Figura 5. Flor de loto roja. Visualiza la imagen de una flor de loto de un color rojo intenso mientras pasas de la consciencia de vigilia a la consciencia del sueño.

mente, y después hacerla más pequeña. Empieza con una flor de loto del tamaño de la figura 5, y luego redúcela hasta que tenga el tamaño de una moneda pequeña. Quienes son realmente buenos en la meditación de la etapa de generación pueden enfocar sus mentes de un modo tan intenso, y durante tanto tiempo, que son capaces de visualizar todos los detalles de una deidad (algunos, dicen, de cientos de deidades) en un punto del tamaño de una semilla de sésamo. Digo esto para inspirarte, no para intimidarte. Con la práctica suficiente, tú podrías hacer lo mismo.

Recomiendo un paso preliminar antes de intentar la visualización de la flor de loto. Toma un lápiz, bolígrafo o rotulador rojo y traza el contorno de la flor de loto en un papel. Empieza en la parte superior y ve dibujándolo poco a poco, en el sentido de las agujas del reloj. Enfócate intensamente en lo que estás haciendo. Acude a tu atención plena e intenta dibujar todo el contorno sin distraerte ni interrumpir el trazo. Esto es a la vez una prueba y una práctica de *mindfulness*, que te será útil cuando empieces a visualizar la flor de loto en tu garganta. Si te resulta fácil completar el trazo sin interrupciones, prueba a seguir y completar dos, tres o incluso más «vueltas». Esto te ayudará a visualizar la flor de loto y a incorporar la visualización; te ayudará a *sentir* la práctica.

Muchos practicantes de la etapa de generación piensan que la visualización es exclusivamente un ejercicio mental, pero es, en igual medida, un ejercicio somático. La visualización cobra vida cuando la sentimos: *visualización* equivale a *sensitización*. Esta palabra no existe, pero te ayudará a saber lo que quiero decir. Trazar el contorno de la flor de loto en un papel refuerza este aspecto de la práctica de la etapa de generación.[4] Recuerda que bajamos de la cabeza al cuerpo cuando nos dormimos. Al trazar la flor de loto, es casi como si nos estuviéramos preparando para pasar el bastón de mando de la atención plena de la cabeza (consciente) al cuerpo (inconsciente). Es decir, cuando empezamos a perder la imagen visualizada de la flor de loto al irnos durmiendo, nuestra memoria somática de la sensación de la flor de loto toma el relevo. Esto actúa como un puente sutil de la consciencia de vigilia a la del sueño y nos permite conservar la atención plena al dormirnos.

Para empezar, traza físicamente el contorno de la flor de loto unas docenas de veces. Ve despacio y siéntelo. Se trata de «plantar» la sensación de la flor de loto roja en el cuerpo, para que el aspecto somático de la visualización tome las riendas cuando el aspecto mental (la imaginación) se desvanezca. En el yoga de los sueños y el yoga del sueño tratamos de sostener la atención mientras vamos de la consciencia (la cabeza) a la conciencia sin forma (la inconsciencia, el corazón-cuerpo). Esto no es fácil. Si no nos preparamos para ello, no va a suceder. Trabajar ahora con estas prácticas sutiles te ayudará a relajarte en ellas cuando te quedes dormido. La práctica da frutos cuando se persevera en ella.

Una vez que hayas sentido la flor de loto tras haber estado dibujando su contorno en un papel, el siguiente paso es cerrar los ojos y efectuar el trazo en el aire, delante de ti. Puedes utilizar tu dedo como bolígrafo y moverlo alrededor de la flor de loto que estás visualizando, trazando así su contorno mentalmente. De esta manera empiezas a pasar de la forma (el bolígrafo y el papel) a la no forma.

El siguiente paso consiste en practicar la visualización de la flor de loto en la propia garganta. Hazlo primero sentado en postura de meditación, con el fin de grabar la visualización en tu mente y tu garganta. Esto también consolida la motivación: te lo estás tomando en serio y estás dispuesto a trabajar con ello en la práctica formal. Después de adoptar la postura sentada, cierra los ojos y empieza a trazar la flor de loto en tu garganta. Ve lento y ponle intención a medida que dibujas, mentalmente, el contorno. A modo de prueba, y como una práctica más, intenta mantener el «bolígrafo» de tu mente sobre el «papel» de la garganta sin interrumpir el trazo a medida que avanzas. Es decir, prueba a «dibujar» el contorno de la flor de loto sin distraerte. Recuerda que el yoga de los sueños es *la medida del camino*. Trata de ir más rápido o más lento y date cuenta de la forma en que ello afecta a tu atención. Si tienes que ir rápido con el fin de evitar que el «bolígrafo» salga de la «hoja» (es decir, para evitar distraerte), está bien. Después de todo, se trata de una práctica...

Aportar este grado de estructura a tu atención plena te pone las cosas un poco más difíciles, y ello puede ayudarte a mantener el enfoque. Al principio puede parecer una práctica demasiado estricta, sobre todo porque la mente no entrenada tiene tendencia a ir por libre. Si estás demasiado disperso cuando empieces cualquier meditación nocturna, sencillamente te dormirás de la forma habitual, no lúcida. Empezamos con una práctica estricta con el fin de controlar la mente; a medida que dejemos de aferrarnos al mundo de las formas podremos, paulatinamente, permitir que la visualización sea más libre.

LAS VISUALIZACIONES DE DESCENSO

Hasta ahora, la visualización de la flor de loto nos ha llevado de ver la flor de loto a visualizarla y después sentirla. Ahora damos un paso más e intentamos *convertirnos* en la flor de loto. Empieza por poner tu corazón en la garganta, por así decirlo. Otorga cierta profundidad a la flor de loto por medio de visualizarla en tres dimensiones; imagina sus pétalos, como si fuesen los de una flor real. A continuación, haz que tiemble o «aletee» un poco, como si estuviese viva; insúflale algo de «electricidad». Si la concibes como un dibujo, te influirá solamente a ese nivel. Así pues, despiértala, para que pueda despertarte.

Una vez que logres la sensación de fundirte con la flor de loto, el siguiente paso consiste en llevarla a la cama. Acuéstate y empieza con la meditación preparatoria de las veintiuna respiraciones. A continuación, lleva tu conciencia a la garganta, para proceder a la visualización de la flor de loto. Traza su contorno con el ojo de la mente. Observa cómo se interrumpe y retoma el trazo a medida que entras y sales del sueño. Poco a poco, ve aflojando la intensidad de tu concentración, y permítete dormirte. Puesto que cuentas con la visualización del trazo como una especie de regla o medida, podrás advertir con mayor claridad cómo te vas durmiendo. Este darte cuenta es tu lucidez en marcha. Si has conseguido dominar en cierta medida las tres fases del *mindfulness*, podrás observar ahora cómo el *mindfulness* con esfuerzo (el trazo con el ojo de la mente) desemboca en el *mindfulness* sin esfuerzo (dejas de efectuar el trazo, pero sigues consciente de lo que está sucediendo).

Si tienes una conexión con el budismo, puedes probar una visualización más. Visualiza un AH azul, un NU amarillo, un TA rojo y un RA verde en los cuatro pétalos y un OM blanco en el centro. Puedes hacer esto en español o en tibetano (ver la figura 6 para ambas posibilidades). Los colores no son aleatorios, sino que ejercen un efecto sutil sobre la consciencia. Podrás reconocer los cinco mantras mencionados como las cinco *sílabas semilla* de los cinco budas *dhyani*, que van a infundir una cualidad de entrega y empoderamiento a la visualización.[5] ¡Es una buena manera de permitir que los budas te arropen en el sueño!

Comienza con esta visualización de la misma manera que hiciste con la flor de loto roja que esbozaste sin estas sílabas semilla. Es decir, esboza la flor de loto en un papel, y a continuación dibuja en su interior las letras de las sílabas. Lo mejor es que escribas las letras en sus respectivos colores, pero también puedes dejar que tu imaginación las coloree después. Una vez que te hayas familiarizado con la imagen,

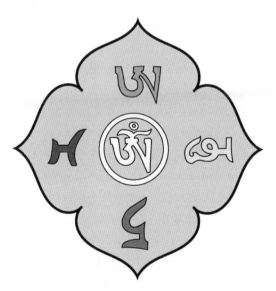

Figura 6. Flor de loto roja con las sílabas semilla tibetanas. Visualiza un AH azul en el pétalo superior, un NU amarillo en el pétalo derecho, un TA rojo en el pétalo inferior y un RA verde en el pétalo izquierdo. El OM del centro es blanco.

dibújala con el ojo de tu mente en el espacio que tienes delante, y después pasa a visualizarla en tu garganta. Ahora, lleva todo eso a la cama.

Cuando te acuestes para dormirte, y después de hacer tu meditación preparatoria de las veintiuna respiraciones, lleva la atención al AH azul. Trázalo una y otra vez, en español o en tibetano. Cuando empieces a experimentar somnolencia, pasa al NU amarillo. Trázalo hasta que tu mente se vuelva más pesada. El momento de cambiar de sílaba depende mucho de cada uno, por lo que tendrás que ser tu propio guía. Permanece con el NU, tal vez, hasta que empieces a notar algunas lagunas en tu trazado mental de las letras. En ese punto de somnolencia, pasa al TA rojo y trázalo hasta que empieces a entrar y salir del sueño. Cuando ya haya muchas lagunas en el trazado y estés empezando a desvincularte de él, pasa al RA verde de la izquierda. En este punto, apenas eres consciente. En los últimos momentos, antes de perder el conocimiento, pasa al OM blanco del centro y permítete deslizarte en el sueño. Es casi como si te cayeses por el desagüe de la consciencia y fueses a parar a la cañería de la mente inconsciente. Pero esta cañería es especial, porque ha sido insuflada con la esencia de los cinco budas.

En mi caso, si me despisto de una sílaba, regreso o bien al último pétalo en el que estaba antes de distraerme o bien al pétalo donde siento que debería estar. No regreso al principio y recorro todo el camino de vuelta, si bien este proceder podría ser el pertinente en tu caso. Por ejemplo, si estoy en el pétalo izquierdo (el que contiene el RA verde) antes de distraerme y después «regreso», volveré a poner la atención en el RA verde e intentaré deslizarme en el OM blanco. Descubre lo que te va bien a ti.

Puesto que esta práctica es sutil, al empezar a realizar la visualización de descenso es probable que te sientas torpe. Se necesita tiempo para familiarizarse con ella. En mi caso, al principio luchaba con las letras tibetanas. Después no estaba seguro de dónde debía ubicar la visualización (en qué parte de la garganta) o de lo grande que debía ser la flor de loto. También estaba la dificultad de cuándo pasar de un pétalo al siguiente. A menudo me despistaba antes de llegar al OM, o incluso al RA. Pero con la práctica, basada en la determinación pero también en la flexibilidad, empecé a hacer progresos. En lugar de dejarme caer en el sueño inconsciente, fui capaz de entrar conscientemente en la oscuridad. Por lo tanto, ten paciencia. Date cuenta de que estás trabajando con meditaciones sutiles que están concebidas para equipararse con la sutileza del sueño y los sueños.

Esta visualización de descenso no solo es diferente para cada cual, sino que cada noche es distinta. Si tienes mucho sueño, puedes efectuar todo el recorrido de la flor de loto en pocos minutos, o incluso en pocos segundos. Si no estás tan cansado, el recorrido puede prolongarse durante media hora o más. No te preocupes de dividir el descenso en cinco etapas perfectamente ordenadas y uniformemente cronometradas. No te obsesiones con los detalles; esto sería demasiado rígido. Una posibilidad es estar la mayor parte del tiempo en el primer pétalo y, a continuación, proceder rápidamente a través de los otros tres. La idea es que a medida que el cuerpo desciende en espiral hasta el sueño, la conciencia desciende en espiral hasta la mente de la luz clara. Es importante recordar, sin embargo, que la mente de la luz clara solo está ahí si somos capaces de reconocerla. De lo contrario, solo sigue habiendo ignorancia, o la pérdida de conciencia habitual.

Lo que estamos haciendo es reemplazar nuestra barra de bombero por una escalera de caracol. Esto invita a un descenso más articulado, y por lo tanto a la capacidad de descender de forma lúcida. A través del poder de la asociación, puedes llegar a ser tan competente en la materia que seas capaz de entrar conscientemente en el sueño profundo.[6] Es casi una forma de autohipnosis, y otro ejemplo de técnica de inducción de los sueños lúcidos en la vigilia. En parte, estas técnicas están destinadas a mostrarnos lo que es posible lograr incluso antes de entrar en el ámbito del sueño y los sueños.

Recuerda que allí adonde va la mente (con la visualización) van los *pranas*; adonde van los *pranas*, van los *bindus*, y adonde van los *bindus*, va la consciencia. Con estas visualizaciones, estás dirigiendo conscientemente la conciencia de la cabeza a la garganta; estás pasando, conscientemente, de la consciencia de vigilia a la consciencia del soñar. A efectos de los yogas internos, puedes imaginar que los cuatro pétalos están colgando del canal central, y que cuando caes en el OM ubicado en el centro de la flor de loto caes en el canal central. El canal central está asociado con la no dualidad y la sabiduría. La dualidad no puede percibir la no dualidad; la consciencia no puede ver la sabiduría. Es por eso por lo que la mayoría de nosotros perdemos el conocimiento cuando nos quedamos dormidos. (Puedes leer más sobre esto en el capítulo sobre el yoga del sueño).

De forma natural, la mente se aferra a cosas a medida que desciende hasta el sueño. Si no cuenta con algo parecido a estas visualizaciones, va a aferrarse a los pensamientos discursivos, y vamos a caer en el sueño no lúcido. A menos que contemos con un regulador eléctrico de la intensidad de la luz, encendemos las luces accionando un interruptor. La luz está encendida o apagada. Estas visualizaciones actúan como un «regulador de intensidad» de la consciencia. En lugar de, sencillamente, apagar la luz de la consciencia, podemos ir atenuándola lentamente y retener unos cuantos «fotones» mientras nos deslizamos en el sueño. Luego, cuando surgen los sueños, el regulador vuelve a subir la intensidad de la consciencia e iluminamos nuestros sueños con esta sofisticada lucidez mental.

Suelen preguntarme desde dónde mirar durante la visualización. Por lo general, se supone que miramos la visualización de la garganta desde arriba, desde algún lugar ubicado detrás de los ojos, donde creemos que reside el ojo de la mente.[7] Está bien comenzar la visualización de la garganta desde esta perspectiva, porque ahí es donde están los *bindus* (la consciencia) durante la consciencia de vigilia. Así pues, empieza por mirar hacia abajo, a la flor de loto, y por trazar su contorno. A medida que te venga el sueño y vayas avanzando en el sentido de las agujas del reloj alrededor de la flor de loto, acaso notes que tu perspectiva va cambiando. En mi caso, cuando lo hago, mi perspectiva desciende. Si los *bindus* son la consciencia y van descendiendo hacia el corazón mientras nos vamos quedando dormidos, la visualización de la flor de loto también puede ser que descienda.[8]

Si eres capaz de hacerlo a la perfección, en el momento en que has acabado de realizar el trazo alrededor de la flor de loto y te desplazas al centro de ella ya no estás visualizando la flor de loto desde ningún punto superior: has ido a parar dentro de ella y te *has convertido* en la flor de loto.

UNAS PALABRAS DE ÁNIMO

El tiempo de dormir, como arquetipo de la ignorancia en el sentido espiritual, es un santuario para el ego. En ese tiempo el ego cuelga su cartel de «No molestar» más defensivo y va a esconderse y recargarse.[9] Como practicantes espirituales, muchos de nosotros estamos comprometidos solo a medias con el despertar. Nuestra renuncia es débil. Estamos dispuestos a permitir que la meditación tenga su efecto sobre nosotros durante el día, pero incluso entonces ponemos nuestras condiciones. Acaso practiquemos durante treinta minutos al día, y solo si nos va bien. Pero la noche es nuestro tiempo. Nos pueden despertar durante el día, pero que a nadie se le ocurra despertarnos por la noche.

Cuando hice mi primer retiro de meditación de un mes hace casi treinta años, descubrí lo mucho que apreciaba la oscuridad de la ignorancia y hasta qué punto estaba dispuesto a permitir que entrase la luz. Durante ese retiro practiqué el *mindfulness* básico doce horas al día, lo cual me resultó muy difícil. Me sentía como un semental salvaje atado a un poste. Mi parte favorita del día era cuando por fin podía dejarme caer en la cama. Era entonces cuando podía lanzar un gran suspiro de alivio y permitir que mi mente discursiva campara a sus anchas. Durante todo el día no dejaba de traer la mente de nuevo a la respiración, pero por la noche le daba rienda suelta. Era como pasar la noche en el cine.

Puesto que yo era un estudiante serio, y sin duda demasiado riguroso durante el día, el contraste entre el esfuerzo diurno y la indulgencia nocturna era drástico. No era solamente que me diera un «festín de mente discursiva» por las noches; me «atiborraba» de ella. Era casi un rebelde, como un niño que hace de las suyas aprovechando que los padres están ausentes.

Después de la segunda semana de retiro, mi extravío nocturno se vio bruscamente interrumpido. Como estaba preparando tanto el terreno con la meditación diurna, sus efectos empezaron a extenderse a las horas nocturnas. Así que dejé de ser capaz de seguir dando rienda suelta a mi mente rebelde por las noches. Sin querer, era cada vez más consciente. En lugar de celebrar los frutos de mis esfuerzos diurnos y alegrarme por cómo la meditación estaba afectando a mi vida, casi sufrí un ataque de pánico cuando la atención plena penetró en mi santuario nocturno. Traté de trabajar con esta invasión meditativa durante unas cuantas noches, pero después de pasar varias de insomnio luchando con mi mente decidí que la meditación no era para mí, y me dispuse a abandonar el retiro. Prefería ser ignorante.

Hice las maletas, pero en un gesto de cortesía decidí hablar con mi instructor de meditación antes de partir. Era muy hábil y, si bien me dejó vía libre para que me fuese, me sugirió algunas acciones que podía intentar para lidiar mejor con lo que me estaba ocurriendo, y me animó a darles una oportunidad. Debido a su confianza y a la tranquilidad que me infundió, fui capaz de poner en práctica sus consejos y acabar el retiro.

Esta fue mi primera experiencia, años antes de empezar con el yoga de los sueños, en relación con cómo no quería que la meditación me afectase durante el sueño. Me demostró lo mucho que codiciaba la inconsciencia y ansiaba la ignorancia. Para el ego, la ignorancia es realmente la felicidad. Obviamente, he moderado esa postura, y ahora invito a la meditación a que obre sus efectos en mí mientras duermo. Pero llegar ahí me exigió paciencia, perseverancia y una gran dosis de humor.

Si deseas practicar solamente durante el día, el camino espiritual está lleno de medios eficaces que pueden permitirte despertar. Si los yogas nocturnos son demasiado molestos, puedes limitar tus esfuerzos a la práctica diurna de las formas ilusorias, que se describe en los capítulos siguientes. Pero si deseas aprovechar al máximo esta preciosa vida y toda la gama de medios eficaces que están a tu disposición, las meditaciones nocturnas pueden ayudarte. Y es que, como ya he señalado, el yoga de los sueños es un portavoz de la verdad. Te mostrará lo lejos que estás dispuesto a ir para despertar. Shechen Kongtrul Rinpoche, uno de los principales maestros de Chögyam Trungpa Rinpoche, le dijo en una ocasión a su estudiante: «Algún día vas a ir [a Occidente]. Allí encontrarás que están mucho más interesados en seguir dormidos que en despertar».[10]

Cuando empezamos el camino espiritual y hacemos prácticas como el yoga de los sueños y el yoga del sueño, tenemos que entender que estos métodos son incómodos. ¿Cuánta luz quieres llevar, realmente, a los rincones más oscuros de tu vida? ¿Estás dispuesto a permitir que esta luz te exponga? ¿Hasta qué punto proteges tus sombras?[11] En aras de la comodidad, ¿cómo de importante es el engaño? La intención de estas preguntas no es sancionadora, sino que constituyen más bien invitaciones a que veas en qué punto del camino te hallas y dónde querrías estar.

La palabra tibetana equivalente a *renuncia* es *nge jung*, que significa «surgimiento definitivo». No es lo habitual. La mayoría de nosotros solo hemos «surgido parcialmente». Aún depositamos esperanzas en el *samsara*. Cuando empezamos el camino espiritual, estamos en situación de «surgimiento parcial», y el hecho de empezarlo constituye un paso importante en aras de renunciar a nuestra adicción a la comodidad y al sueño espiritual. Pero también debemos reconocer que el surgimiento es parcial y que hay más adonde ir.

Después de décadas de hacer las prácticas nocturnas, todavía hay veces en que no quiero más que disfrutar el sueño o mis sueños. Si estoy en un sueño lúcido, a veces aprovecho la primera parte del sueño para gozar de la libertad, y a continuación paso al «modo práctica». Quiero disfrutar mi tiempo de sueño; de lo contrario, no voy a gozar del yoga de los sueños.

Encuentra tu equilibrio en la cuerda floja de los yogas nocturnos. Si eres demasiado rígido o demasiado condescendiente, te vas a «caer». Los puntos más críticos son el desánimo y la pasión por la ignorancia. Saber esto puede ayudarte a identificar estos obstáculos, a mantener el equilibrio y, por lo tanto, a seguir adelante.

Si liberas lo que hay dentro de ti, eso que liberes te va a salvar. Si no liberas lo que hay dentro de ti, aquello que no liberes te destruirá.

EVANGELIO GNÓSTICO DE TOMÁS,
Los evangelios gnósticos

Lo que hay detrás de nosotros y lo que hay delante de nosotros es poco comparado con lo que hay dentro de nosotros.

RALPH WALDO EMERSON

9

ILUMINANDO LA MENTE MÁS PROFUNDA

Si has llegado hasta aquí en tu viaje nocturno, estás listo para tener una mejor comprensión de los niveles de la mente, desde el más exterior hasta el más interior. El viaje que hacemos cada noche dentro de la oscuridad es un viaje hacia la mente interna, y podemos iluminar esta oscuridad mediante la comprensión de estos niveles más profundos. Si entendemos que nos estamos dirigiendo hacia la luz radiante (no hacia la oscuridad) cuando nos dormimos, podemos utilizar esa «luz negra» para que nos inspire en el despertar espiritual. Así pues, vamos a desarrollar el mapa de sueños que te presenté en el capítulo 2.

El sueño es un descenso desde la consciencia superficial hasta los dos niveles de la inconsciencia: el nivel de los sueños y el nivel del sueño profundo, sin sueños. El modelo que utilizaremos para enmarcar este descenso no es la visión occidental de la mente, sino más bien una mezcla del pensamiento occidental con los puntos de vista budistas. Estos niveles han sido explorados y cartografiados por los meditadores durante siglos. Con los yogas de la noche, o con las meditaciones diurnas apropiadas, puedes experimentarlos por ti mismo.

Desde la perspectiva budista, la descripción más simple de la mente se basa en un modelo que contempla tres niveles.[1] Todos nuestros sueños surgen de estos tres niveles: la psique (la mente consciente más superficial, más externa); la mente de la luz clara (la mente inconsciente más interna, más profunda), y el sustrato (un nivel inconsciente intermedio que incluye todo lo que hay entre los otros dos niveles).

LA PSIQUE

La psique, es decir, la superficie o nivel consciente de la mente, es el nivel más superficial, y aquel desde el que operamos normalmente. Basta con que echemos un vistazo a nuestra experiencia cotidiana para ver este nivel exterior. Esta parte de la mente es la más dualista; solo roza la superficie de la vida y tiene como característica definitoria el hecho de que efectúa una clara distinción entre lo interior (el yo) y lo exterior (lo otro).

La mayoría de nosotros pasamos toda la vida de la vigilia en este nivel superficial. Es aquel con el que es más fácil identificarse; este es el problema. Pensamos que somos nuestra psique, por lo que estamos muy apegados a ella. No somos conscientes de nuestro yo más profundo (estamos dormidos a él) y por lo tanto flotamos en la superficie de la mente, de forma que nunca saboreamos las profundidades que nos aguardan más abajo. De ahí que suframos. Porque este nivel más exterior es como la capa más superficial del océano. La vida en el mundo es como un trozo de corcho que sube y baja en las aguas turbulentas: un día está en la cresta de la ola y al siguiente en el valle entre ellas. Por el hecho de flotar sobre esta superficie estamos, paradójicamente, ahogándonos en la ignorancia.

Este nivel se ve definido por el aferramiento, que es la base de la psique y lo que la mantiene a flote. ¿No es esto lo que hacemos la mayoría de nosotros? Nos aferramos a los pensamientos y los objetos como si nuestra vida dependiera de ello (porque, en un cierto nivel, es así). Lo hacemos por hábito, de forma automática. Sentimos que si dejáramos de aferrarnos, la psique, que es prácticamente lo mismo que el ego, desaparecería. Sin nada a lo que aferrarse, la psique se disolvería en los niveles más profundos de la mente de los que surgió (esto es exactamente lo que ocurre cada noche cuando nos dormimos).

Este aferramiento también se traduce en nuestra creencia de que la psique es todo lo que hay. Una forma primordial de «hurto de la identidad» tiene lugar cuando la psique se aferra a sí misma considerando que es el único nivel de la mente. La psique «roba conciencia» de nuestros niveles de identidad más profundos y reales y se consolida en este nivel superficial. Es una cleptómana: agarra todo lo que encuentra en el mundo interior y exterior mientras proclama «¡yo!» y «¡mío!», como un niño egoísta de dos años de edad.

Para volver a encontrar a nuestro Yo verdadero y espiritualmente maduro tenemos que «zafarnos» de nuestro falso yo (la psique); tenemos que liberarnos de él. Tenemos que dejar de aferrarnos y madurar. Dejar de aferrar y «perder la cabeza» puede parecerle una tragedia a la psique, pero no lo es si sabemos lo que podemos encontrar. Lo único que perdemos (que soltamos) es la mente superficial y, por lo tanto, lo que encontramos es nuestra verdadera identidad. Así pues, perdemos la psique para encontrar el alma. Esta dinámica de perder y encontrar puede tener lugar todas las noches.

Acuéstate en la cama, observa todos los pensamientos que surgen (la psique inicialmente destaca cuando nos acostamos) y, a continuación, contempla cómo se disuelven a medida que tú te «disuelves» en el sueño. Si nunca soltases la mente superficial, nunca te dormirías. Si te aferras, te mantienes en vela; si sueltas, sucumbes al sueño.[2] Aferrarse a los contenidos de este nivel no solo ocasiona sufrimiento durante el día; también da lugar al sufrimiento del insomnio por la noche.

Para acceder a los niveles más profundos de nuestro ser, tenemos que soltar los niveles superficiales. Esta es una instrucción espiritual general que adquiere un nuevo significado en las meditaciones de la noche. Pero como no estamos familiarizados con estos niveles más profundos, no los reconocemos cuando dormimos y soñamos. No despertamos a nuestra verdadera naturaleza sino que, como la psique, desconectamos.

Como sugirió Freud, la psique es como la punta de un iceberg. Puede ser todo lo que ves, pero por debajo de la superficie se encuentra la mayor parte de la masa de hielo (que, en términos budistas, es la *mente sustrato* y la infinita *mente de la luz clara*). En el campo de la neurociencia cognitiva, las investigaciones han confirmado que la actividad mental humana se ve constante y totalmente influenciada por los procesos que tienen lugar fuera de la atención consciente.[3] Nuestro viaje consiste en hacernos conscientes de estos procesos.

EL SUSTRATO

De la mente externa, densa y familiar, pasamos a ver ahora los niveles internos más sutiles y menos familiares, los dominios en los que nos adentramos cuando nos dormimos. La psique emana de un nivel intermedio más profundo, que es conocido por varios nombres: *alaya vijnana* en sánscrito, octava consciencia o «consciencia almacén» en el budismo *yogachara* o mente inconsciente relativa, por nombrar solo unos pocos. La psique es la superficie o aspecto consciente de aquello que conocemos como *ego*, y el sustrato es el aspecto más profundo o inconsciente del ego. Sustrato + psique = ego. Así como la psique es tu vida exterior, la que representas en el escenario de la existencia, el sustrato es tu vida interior, lo que ocurre entre bambalinas.

Me gusta la denominación *mente sustrato* porque implica *algo que subyace o sirve como base o fundamento*.[4] La gracia está en la palabra *subyace*, que en inglés es *underlies*. *Underlies* contiene *lie*, que significa «mentira». El juego de palabras es oportuno porque la psique es la mentira más grande de todas, ya que es la mentira de las apariencias. La psique es la parte de nosotros que, embaucada, ve las cosas y cree que estas son tal como parecen ser. No conoce la verdad más profunda que explica cómo son realmente las cosas. El hecho de que «las apariencias engañan» es un principio central de este libro. En un sueño no lúcido, lo que *aparece* parece la realidad, pero no lo es. La lucidez, tanto de día como de noche, tiene que ver con despertar de esa apariencia engañosa. No somos solamente mentirosos patológicos en un sentido filosófico (porque estamos viviendo las mentiras generadas por la psique), sino que somos creyentes patológicos. Creemos en la verdad de las apariencias, la propaganda de la psique, que es la madre de todas las mentiras.[5] Vivimos absorbidos por lo superficial.

Hay una gran diferencia entre las *apariencias* y la *realidad*. La realidad es la verdad. Eso es lo que estamos buscando en el camino espiritual, así como en los yogas nocturnos. Las apariencias son lo que cubre y oculta la realidad.[6] Al final del camino, en realidad no alcanzamos la iluminación; sencillamente, dejamos de vernos engañados (por las apariencias).

Es como estar en el cine. Puede ser que estemos totalmente identificados con una película y que de repente tomemos conciencia del hecho de que aquello entre lo que estamos perdidos no es más que el juego de luces de la pantalla. Este pequeño cambio de perspectiva tiene enormes repercusiones. De pronto, nos encontramos libres del drama. Sam Harris escribe esto en relación con esta analogía tan habitual:

> Tu percepción no ha cambiado, pero el hechizo se ha roto. La mayoría de nosotros pasamos todo el tiempo de vigilia perdidos en la película de nuestras vidas. Mientras no vemos que existe una alternativa a este encantamiento, estamos totalmente a merced de las apariencias.[7]

En el budismo, el pensamiento se describe a menudo como el mero movimiento de la mente, y constituye el mundo de las apariencias internas. Si este movimiento es evidente, como cuando tiene lugar una fuerte corriente de pensamientos o una marea emocional, nos arrastra. Si el movimiento es encubierto, como en el caso de la resaca constante del pensamiento subconsciente, nos encontramos todo el rato distraídos o soñando despiertos. Si el movimiento es inconsciente, como en los sueños no lúcidos, nos encontramos sumergidos en la corriente, perdidos en ella. Tanto si el movimiento es interior como exterior, tanto si es abierto o encubierto como inconsciente, nos pasamos la vida perdidos en el cine.

El tema es que pensamos que las apariencias, interiores o exteriores, nos harán felices, pero esto es una ilusión, una mera satisfacción sustitutiva. Solo la realidad puede ser verdaderamente satisfactoria.

Su Santidad el decimoséptimo Karmapa dice:

> [Los productos modernos] están concebidos para satisfacer nuestra codicia y aferramiento, para engañarnos con su aspecto. Tal como lo veo, sin embargo, el problema más grande es la ingenuidad de nuestra mente. Esto es lo que realmente nos hace vulnerables a la seducción engañosa de las cosas. Es decir, el problema más grande somos nosotros mismos. A veces somos como niños pequeños; cuando se trata de evaluar nuestras propias necesidades, a menudo no mostramos signos de madurez. Piensa en ello: cuando un niño llora, la manera más fácil de lograr que deje de hacerlo es darle un juguete. Lo hacemos oscilar delante de él para llamar su atención, hasta que se estira para agarrarlo. Cuando finalmente le damos el juguete, se calma. Nuestro objetivo no era otro que detener su llanto; no tratamos de abordar las necesidades subyacentes del niño. Le dimos algo más que desear; lo engañamos para que se callase un rato.[8]

La psique es la naturaleza infantil de nuestra mente. Se ve constantemente seducida por el brillo de las apariencias. Se aferra a las cosas y va en pos de ellas porque cree en ellas. Y nos engaña para que tomemos las apariencias por la realidad. Lloramos para obtener nuestros juguetes de adultos, nos callamos temporalmente cuando los conseguimos y gritamos para obtener más cuando nos aburrimos con los que tenemos.[9] Este es el *modus operandi* de la psique inmadura. Es solo cuando descubrimos la inutilidad de la psique y sus sustitutos cuando nos tranquilizamos realmente, y por medio de ese silencio encontramos la satisfacción última en el nivel que aquí vamos a llamar la mente de la luz clara.

Así pues vivimos la vida divididos, inconscientes de nuestro verdadero yo. La gran división se produce entre la apariencia escénica y la realidad que hay entre bastidores, entre la psique exterior y los niveles interiores del sustrato y la mente de la luz clara. Hay una pared separándonos de nuestro verdadero ser, y no nos llega ninguna luz del interior. Esa pared se derrumba temporalmente todas las noches cuando nos dormimos, pero al no comprender lo que se muestra detrás de ese telón de acero nos perdemos la reunión nocturna con nuestro yo más profundo.

La mente sustrato tiene el mayor «ancho de banda» de los tres niveles y es la más difícil de definir. Es más profunda que el inconsciente psicológico (que en el capítulo 2 denominaba la mente inconsciente relativa), al que se accede a través del psicoanálisis y otras formas de terapia. El inconsciente psicológico se puede ver como los niveles superiores de la mente sustrato, que es algo así como un inconsciente espiritual.

Si bien está más cerca de la verdad, es decir, más cerca de la mente de la luz clara que se encuentra por debajo del sustrato, el sustrato contiene todavía engaño, pero mucho más sutil. Es la mentira fundamental que constituye el origen de todas las mentiras secundarias de la psique. Es la mentira fundamental porque es el nivel en el que nace la dualidad. Es el error básico, la hendidura que fractura la realidad entre el yo y lo demás, y es por lo tanto aquello a lo que podemos culpar como la fuente de todo nuestro sufrimiento. Este error, esta fractura básica es lo que se corrige por completo en el camino espiritual, y en los yogas nocturnos en particular.[10]

La mente sustrato es la que proyecta todas las apariencias del mundo relativo. Es la piedra angular del ego (o psique), que constituye un lecho en el que caemos cada noche cuando nos dormimos. Es la cuna del *samsara*, un nivel de engaño más profundo y por lo tanto mucho más insidioso, precisamente porque es muy inconsciente. No sabemos que no sabemos. Es un verdadero punto ciego; es la ignorancia, el sueño, del que no somos conscientes. Esta mente sustrato está susurrándonos mentiras todo el rato, tan silenciosamente que no la oímos de forma consciente. Esto es lo que la hace tan peligrosa.

Mientras no accedemos al sustrato *conscientemente* (por ejemplo, por medio de la meditación profunda o el yoga de los sueños), permanece inconsciente. Cuando trabajamos con la mente sustrato trabajamos con las placas tectónicas de la experiencia. Lo que ocurre «allí abajo» afecta a todo lo que ocurre «aquí arriba», como sabe cualquier maestro espiritual o psicólogo profundo. Tienen lugar terremotos personales cuando estas placas más profundas se mueven. Estas roturas psíquicas pueden ser catastróficas para la psique superficial, que depende del engaño y la ilusión de la estabilidad para existir, y se ve fácilmente perturbada cuando la verdad hace estallar su burbuja de mentiras. Pero estos terremotos constituyen un salvavidas para el espíritu, puesto que indican que la mente de la luz clara que mora en el centro del propio ser está empezando a abrirse paso.

Esta especie de temblor sísmico es lo que experimenté durante la experiencia que he compartido en el prólogo. Mi visión del mundo cambió y el castillo de naipes que había sido mi vida se vino abajo. Como cuando tiene lugar un terremoto físico, las cosas nunca vuelven a ser lo mismo cuando la psique se ha visto tan conmocionada. Estos acontecimientos que nos cambian la vida pueden surgir espontáneamente o pueden cultivarse mediante la práctica espiritual, en que la catástrofe está más controlada.

Como el ancho de banda es tan amplio en este nivel intermedio, es útil saber que cuanto más bajamos a él más espiritual se vuelve. No todo lo que hay ahí es basura reprimida. Nuestros desechos psicológicos sí que se encuentran en los niveles superiores de este ancho de banda, pero la parte inferior del sustrato se mezcla con la mente de la luz clara, donde reside todo lo bueno.

Como hemos visto, uno de los mensajes centrales de los sueños lúcidos es que las apariencias pueden ser engañosas, es decir, las apariencias de los sueños parecen muy reales. Cuando llevamos este mensaje a la vida diaria, puede señalar nuevas opciones, alterar patrones de comportamiento establecidos y ayudarnos a encontrar maneras nuevas de afrontar las situaciones difíciles. Esto tiene unas implicaciones prácticas evidentes. Pero una implicación espiritual más profunda es que la lucidez puede ayudarnos a trabajar con la situación más difícil de todas, que es el conjunto del *samsara*. Puede ayudarnos a resolver el problema de la confusa existencia convencional.

LA MENTE DE LA LUZ CLARA

Tanto el sustrato como la psique emanan del nivel más profundo y fundamentalmente inefable de la mente, que en este libro se denomina «la mente de la luz clara». Cuando el Buda alcanzó su iluminación, despertó *de* la psique y el sustrato *a* la mente de la luz clara. Este nivel tiene muchos otros nombres (fundamento del ser, naturaleza búdica, bondad fundamental, *dharmakaya*, *rigpa*, naturaleza inmutable, etcétera), pero *mente de la luz clara* es una denominación perfecta en el contexto de los yogas nocturnos, ya que sugiere la brillante luminosidad que está siempre presente en el centro de nuestro ser. Es la luz de la mente despierta que nunca se apaga. Conocer la existencia de esta mente, incluso en el nivel de la teoría, es como un faro que nos dirige hacia la seguridad del puerto espiritual.

La luz de la mente de la luz clara no es ninguna luz física. Se refiere a la capacidad de la mente de percibir sus contenidos, y de conocer. Durante el día, vemos las cosas cuando la luz del sol las ilumina. Pero cuando soñamos, también vemos cosas. Y ¿qué es lo que ilumina las imágenes oníricas o cualquier imagen mental? La luz, o luminosidad, de la mente. El Dalái Lama escribe:

> Puesto que la función principal de la luz es iluminar, se dice que la consciencia ilumina sus objetos. Así como en el caso de la luz no existe una distinción categórica entre la iluminación y lo que esta ilumina, en el caso de la consciencia no existe una diferencia real entre el proceso de conocer, o la cognición, y lo que se sabe o conoce. En el caso de la consciencia, como en el de la luz, hay una cualidad que es la iluminación.[11]

Si bien la luz interna de la mente comparte algunas similitudes con la luz externa, hay algunas diferencias importantes entre ambas. Por una parte, cuando hablamos de la mente de la luz clara, estamos hablando de la no dualidad. Dejamos atrás la dualidad cuando descendemos por debajo de la psique y el sustrato. Aquí es donde las cosas se ponen difíciles, porque la mente conceptual, que es la que trata de comprender la mente de la luz clara, es dualista por naturaleza. Y no hay manera de que la dualidad pueda entender la no dualidad (tratar de hacer esto nos lleva a menudo a una paradoja). Abundaré en esto cuando hable del yoga del sueño, que tiene que ver con la exploración de esta mente fundamental. Por ahora, lo significativo es entender que la luz de la mente no es una luz física.

Si bien la mente de la luz clara no puede ser aprehendida ni ubicada en ningún lugar (ya que, de forma inmanente, se halla en todas partes), cuenta con una ubicación provisional: el centro del corazón. Un texto del siglo VII a. de C., el Brhad-aranyaka Upanishad (el más antiguo de los Upanishads, y el que es considerado más importante), afirma que el ser (*atman*) es la luz interior que reside dentro del corazón, rodeada por el aliento interior sutil. El equivalente budista es el «*bindu* indestructible» que reside en el corazón, que es otra forma de designar el cuerpo muy sutil. Me referiré a ello en el capítulo sobre el yoga del sueño.

Cuando descendemos al nivel más profundo del sueño, bajamos hasta la luz de la mente de la luz clara, seamos conscientes de ello o no. Este nivel de la mente es absolutamente impecable. Ahí no hay fracturas ni errores, fracasos, falibilidades o engaños. Es la mente de la sabiduría no dual, toda bondad, perfectamente pura y repleta de todas las cualidades de la iluminación. Es la mente iluminada. Mientras que la psique y el sustrato constituyen la mente relativa, la mente de la luz clara es la mente absoluta. A menudo se habla de los *estados alterados de consciencia*... Pues bien, desde la perspectiva de la mente de la luz clara, todo lo que no es ella misma es un estado alterado.

Este es el «lecho» último de la realidad, que da lugar tanto al *samsara* como al nirvana.[12] No hay nada más allá o por debajo de este nivel. Trasciende, o «subsciende», el tiempo y el espacio. No entra en el mundo del tiempo y del espacio, y por lo tanto no tiene forma y es inmutable. El infinito y la eternidad son tímidos intentos de describir algo que existe previamente al tiempo y el espacio.

En este nivel ni siquiera puedes hablar de «tu» mente, sino de la mente despierta universal común a todos los seres, de modo que es «la» mente de la luz clara, no «tu» mente de la luz clara. Como dice el

Brhad-aranyaka Upanishad: «Aquí un padre no es un padre, una madre no es una madre [...] un ladrón no es un ladrón, un asesino no es un asesino». Ahí has soltado tu falso yo y, temporalmente, te has quitado las distintas máscaras que llevas en el nivel de la psique. Ahí has encontrado tu verdadero Yo, la mente desenmascarada y «sin rostro» que mora en tu interior. Te has encontrado cara a cara con lo que realmente eres.

Ciertas meditaciones se denominan prácticas de «pasar a través» (*trekchö* en tibetano). Aquello a través de lo que pasan son las falsas apariencias (las ilusiones de la psique y la mente sustrato) y allí donde acceden es la mente de la luz clara.[13] El yoga de los sueños, el yoga del sueño y las prácticas de las formas ilusorias pertenecen a la familia de estas meditaciones de «pasar a través».

Los iluminados operan desde el nivel de la mente de la luz clara y nunca salen de ella. «Miran hacia arriba» a los que están atrapados en la trampa de la psique y tienen compasión por el sufrimiento que deriva de esa trampa. Los budas pueden seguir operando en el nivel de la psique dualista y lo hacen con el fin de comunicarse con seres como nosotros, pero han descendido por debajo de esta pequeña mente.

Cuando las tradiciones hablan de *liberación*, están hablando de la liberación respecto de la identificación exclusiva con la psique. Los liberados han despertado a todo el espectro de su identidad, pero su refugio último es la mente de la luz clara. De esta manera, el robo de identidad primordial que tiene lugar en el nivel de la psique se resuelve en último término en el nivel de la mente de la luz clara. Esto es lo que realmente somos.

El místico católico Thomas Merton escribió: «¿Qué podemos obtener de viajar a la luna si no somos capaces de cruzar el abismo que nos separa de nosotros mismos? Este es el más importante de todos los viajes de descubrimiento; sin este, todos los demás no son solo inútiles, sino desastrosos». El abismo que nos separa de nosotros mismos es la psique y el sustrato, y el viaje al centro de nuestro ser puede llevarse a cabo con el vehículo del yoga de los sueños.[14]

La mente de la luz clara es, por lo tanto, la Gran Mente, la mente integradora que no solo da lugar a todos los niveles de la mente relativa sino que también los sostiene. Es decir, la mente de la luz clara sostiene el universo de cada uno de nosotros en su abrazo compasivo, como una madre divina acuna a su amado hijo. La mente sustrato y la psique son los hijos (el resplandor o el brillo) de la mente de la luz clara, y por lo tanto nunca se separan de ella. Las cosas solo *parecen* estar separadas en los niveles relativos de la mente, y desde la perspectiva de quienes continúan dormidos.

Podemos sumergirnos en la mente de la luz clara cada vez que caemos entre las grietas del pensamiento discursivo, que opera en el nivel de la psique superficial. Esto significa que podemos acceder a la mente de la luz clara no solo en el sueño profundo, sin sueños, sino también entre todos y cada uno de nuestros pensamientos. Está siempre disponible. Pero sin entrenamiento espiritual es difícil reconocerla. Puesto que nuestra mente consciente (la psique) casi siempre está dirigida hacia fuera y lejos de la mente de la luz clara, nos la perdemos todo el rato. Esta desconexión es la fuente de nuestro sufrimiento.

La mente de la luz clara es el origen de la intuición y de facultades de conocimiento extraordinarias —fenómenos como las percepciones extrasensoriales, la clarividencia y la clariaudiencia—. La palabra *intuición* viene del verbo latino *intueri*, que significa «contemplar en dirección al interior», es decir, sintonizar con la mente de la luz clara. Esto implica estar en sintonía con todos los demás en este nivel previo al pensamiento. Como la mente de la luz clara trasciende el tiempo y el espacio, tenemos todo tipo de comprensiones extraordinarias cuando sintonizamos con ella.

La compasión también viene de la mente de la luz clara, porque es el nivel de la unidad. Si bien facultades como la intuición y las capacidades psíquicas son aspectos interesantes de las formas de conocimiento extraordinarias, el conocimiento verdaderamente extraordinario es saber que tú y yo no estamos separados. Tu sufrimiento se convierte entonces en el mío, y «yo» quiero deshacerme de él. Esta es, por supuesto, la razón por la cual los seres despiertos son también los seres compasivos. Cuando miran a los demás, no ven a otros; se ven «a sí mismos».

Este es el motivo por el cual pueden ofrecer consejos extraordinarios: han visto a través de sí mismos, y por eso ahora pueden ver a través de los demás. Todo se vuelve transparente para alguien que ve el mundo mediante la mente de la luz clara. Esta mente lo aclara e ilumina todo. Un buda te conoce mejor que tú mismo, porque si bien es posible que no veas tu sustrato y mente de la luz clara, él sí lo hace.[15]

Yo experimenté esta comprensión penetrante durante mi primera entrevista con Khenpo Tsültrim Gyamtso Rinpoche. Fue a causa de este acontecimiento por lo que le pedí que fuera mi maestro. Antes de la entrevista, elegí cuidadosamente mis preguntas y las revisé. Cuando me dejó pasar a sus aposentos, todas mis preguntas se evaporaron de repente. Mi mente se puso en blanco. No fue por culpa de los nervios, porque estaba tranquilo cuando entré. Pero el solo hecho de hallarme ante su presencia absoluta borró mis preguntas del ámbito de lo relativo. (Muchos años después, escuché cómo Garchen Rinpoche compartía historias similares de estudiantes que experimentaron el borrado de su mente relativa en presencia de un maestro espiritual).

El Rinpoche me miró con suma bondad. Cuando me encontré con su mirada, me quedé de piedra. Es imposible describirlo, pero mirarle a los ojos era como mirar el espacio infinito. No estaba mirando a un ser humano a los ojos; estaba mirando el cosmos. Tuve la sensación escalofriante de que no había nadie detrás de esos ojos.[16] (No fue hasta años más tarde cuando finalmente entendí que había estado mirando la mente de la luz clara. Y nadie, ningún ego, habita en ese nivel).

Cuando el traductor me preguntó si tenía alguna pregunta, fui capaz de componerme lo suficiente como para hacer una. Mientras el traductor le transmitía la pregunta, el Rinpoche me miró de la manera más increíble. Tenía una mirada caprichosa en la cara, casi la mirada de un bromista; alguien que sabe cuál es la gracia de un chiste que estás a punto de entender. Sentí la total certeza de que estaba viendo a través de mí (es muy difícil hablar de cualquier cosa relacionada con la mente de la luz clara, ya que esta trasciende el lenguaje o los conceptos). Sentí como si estuviera leyendo mi ADN kármico, o penetrando de alguna manera en la esencia de mi ser. Yo estaba completamente expuesto, pero a la vez era totalmente amado.

Me faltan las palabras incluso décadas después, pero con el tiempo he llegado a entender lo que ocurrió. Mientras escuchaba mi pregunta, en realidad estaba escuchando a mi ser más íntimo. No se dejó distraer por mi exposición superficial, por mi psique y sus preguntas tontas, sino que se dirigió a los aspectos más profundos de mi alma. El Rinpoche escuchó preguntas que yo ni siquiera sabía que tenía. Me conocía mejor de lo que yo me conocía a mí mismo, y por eso sentí que podía entregarme a su sabiduría. Sogyal Rinpoche habla de esta parte más profunda de nosotros:

> Dos personas han estado viviendo en ti toda tu vida. Una de ellas es el ego, locuaz, exigente, histérico, calculador. La otra es el ser espiritual oculto, cuya callada voz de sabiduría has escuchado o atendido solo en raras ocasiones. A medida que escuchas cada vez más las enseñanzas, las contemplas y las integras en tu vida, tu voz interior [...] se ve despertada y fortalecida, y empiezas a distinguir entre su orientación y las diversas voces clamorosas y apasionadas del ego. El recuerdo de tu verdadera naturaleza, con todo su esplendor y confianza, comienza a regresar a ti. Encontrarás, de hecho, que has descubierto en ti mismo a tu propio *guía sabio*, y [...] empezarás a distinguir entre su verdad y los diversos engaños del ego.[17]

Esta es la voz que escuchó el Rinpoche dentro de mí, y que después señaló.

A través de la práctica del yoga de los sueños, fundamentalmente «cambiamos de mente». Cambiamos de mente, y por lo tanto de identidad; pasamos de la psique a la luz clara. Sintonizamos con el guía sabio (o el «sabelotodo») que tenemos dentro. Es un cambio que lo cambia todo.[18] Parafraseando a Steven Levine, no somos seres físicos (la psique) que tienen experiencias espirituales (atisbos de la mente de la luz clara), sino que somos seres espirituales (la mente de la luz clara) que tienen experiencias físicas (estamos perdidos temporalmente en la psique).

La mayoría de nosotros, mientras no entramos en un camino espiritual no tenemos más remedio que identificarnos con la psique. Después de todo, ella constituye nuestra experiencia consciente. ¿Con qué otra cosa podríamos identificarnos? La práctica espiritual nos introduce en los aspectos más profundos y liberadores de nuestro ser, lo cual nos permite desidentificarnos de lo que pensamos que somos e irnos identificando, de forma progresiva, con lo que realmente somos. Nuestro propósito esencial en la vida es llegar a ser la mejor versión de nosotros mismos. La mente de la luz clara es esta versión.

LA LLAMADA DE LA MENTE DE LA LUZ CLARA

¿Permanece la mente de la luz clara esperándonos pasivamente, como una madre sola que anhela el regreso de su hijo perdido, o ejerce una influencia activa en nuestras vidas conscientes? Hemos visto cómo la mente inconsciente relativa ejerce una gran influencia en nuestras vidas. ¿Nos influye también la mente inconsciente absoluta?[19] Escribe Sogyal Rinpoche:

Nuestra naturaleza búdica [la mente de la luz clara] tiene un aspecto activo, que es nuestro «maestro interior». Desde el mismo momento en que olvidamos lo que somos, este maestro interior ha trabajado sin descanso [...] tratando de llevarnos de nuevo a la luminosidad y amplitud de nuestro verdadero ser [...] no ha parado de trabajar en pro de nuestra evolución (utilizando todo tipo de medios hábiles y todo tipo de situaciones para enseñarnos y despertarnos, y para conducirnos de nuevo a la verdad).[20]

A pesar de que la mente de la luz clara está muy filtrada y distorsionada por los estratos del sustrato y la psique, una vez que sintonizamos con ella podemos ver sus operaciones subliminales en todo lo que hacemos. Al comprender su influencia, podemos empezar a distinguir las gratificaciones sustitutorias (promovidas por la psique y el sustrato) de la gratificación auténtica (promovida por la mente de la luz clara). Pasamos de ser fieles a las apariencias a ser fieles a la realidad, de ser fieles al exterior a ser fieles al interior. Este es un cambio monumental, porque nos sitúa firmemente en el camino espiritual, encaminados en la dirección correcta.

Por ejemplo, la mente de la luz clara se expresa en nuestro anhelo de felicidad. Todos queremos ser felices. Si examinamos de cerca este anhelo, veremos que es fundamentalmente el anhelo de la unidad, de la no dualidad. La infelicidad es el resultado de la dualidad y se manifiesta como la sensación de que algo falta o está incompleto, aunque no sabemos exactamente lo que es. Si solo nos identificamos con la psique, efectivamente algo falta. Nuestra identidad está incompleta, de modo que sentimos un claro anhelo. Lo que no tenemos claro es qué es aquello que va a satisfacer dicho anhelo.

En el caso de la mayoría de nosotros, lo que satisface este anhelo es adquirir algo perteneciente al mundo de las formas o apariencias. Hay algo distinto de nosotros, por lo general una persona o un objeto, con lo que queremos unirnos o que queremos poseer de alguna manera. En el momento de la unión, cuando adquirimos dicho objeto o persona, tenemos una breve experiencia *relativa* de la no dualidad. Nos sentimos temporalmente felices cuando conseguimos lo que queremos. De ahí nace el escozor universal del consumismo, que a su vez surge de la ilusión del materialismo (de que realmente existe alguien o algo distinto de nosotros), lo cual a su vez es un producto de nuestra creencia en la psique y sus infinitas formas. Cuando obtenemos una de esas formas, nos «rascamos» nuestra picazón primordial. Nos sentimos llenos. Pero en realidad estamos engordando. Estamos «comiendo» lo que no deberíamos comer, por lo que siempre volvemos a tener hambre.

Como hemos visto, en el fondo no estamos anhelando nada externo. Estamos anhelando la realidad. Pero ocurre que sencillamente no lo sabemos. Así que nos pasamos la vida persiguiendo gratificaciones sustitutorias en el nivel de las formas o apariencias, engulléndolo todo con la idea de que lo siguiente nos hará felices. Sin embargo, estas gratificaciones nunca van a satisfacernos. Los sustitutos son sustitutos. Nunca seremos felices si perseguimos formas externas. Tenemos nostalgia de lo absoluto, pero este anhelo se expresa de esas formas relativas, y por lo tanto insatisfactorias.

A nuestra manera, aquello por lo que realmente suspiramos es la mente de la luz clara. Nuestro verdadero ser es la unidad natural que buscamos, y aquello que es verdaderamente satisfactorio. Este anhelo de absoluto se filtra a través de los niveles, como el haz de luz de un faro lejano que entra en la niebla, de modo que es objeto de distorsión y por lo tanto se expresa como un anhelo relativo; como el ansia de lo externo. Este anhelo, y su distorsión, fundamentalmente nos guía en todo lo que hacemos en la superficie de nuestras vidas.

El autor Richard Louv ha escrito sobre el «trastorno del déficit de naturaleza». Afirma que los seres humanos, especialmente los niños, están pasando menos tiempo en la naturaleza y por lo tanto están sucumbiendo a una serie de problemas. Con tantas distracciones, el «gran aire libre» ya no es tan grande. Pero la naturaleza nos sigue llamando, aunque no lo oigamos. El hecho de no escuchar esa llamada primordial crea un déficit en nuestro ser.

Aún más fundamental, y por lo tanto más problemático, es el «trastorno del déficit de la naturaleza de la mente». Este trastorno se basta para dar lugar al problema del *samsara*. Todos nuestros problemas son expresiones secundarias de este déficit fundamental de nuestro ser. Los místicos y soñadores del pasado fueron exploradores intrépidos de este gran mundo de «puertas adentro», y nos invitan a hacer lo mismo si realmente queremos ser felices.

En las escuelas del budismo *mahayana*, un sinónimo de la mente de la luz clara es la «gran madre», *prajnaparamita*. Es *grande* porque da a luz a todos los aspectos del *samsara* y el nirvana. Ella es la madre que realmente anhelamos. *Prajnaparamita* es la madre primigenia que, en silencio y desde dentro, nos está llamando para que volvamos a casa. Nos atrae con su silencio reconfortante, un silencio que grita en la quietud de la noche. También es conocida como «la madre de todos los budas», porque cuando volvemos a su regazo y nos disolvemos en su abrazo primordial (convirtiéndonos en uno con ella), despertamos a nuestra verdadera naturaleza y renacemos como seres despiertos. Ella es, por lo tanto, la madre de nuestra mente iluminada.

El solo hecho de que estés interesado en prácticas como la meditación o el yoga de los sueños significa que has oído la llamada y has emprendido el viaje de regreso a casa.

Somos aquello de lo que están hechos nuestros sueños, y nuestras pequeñas vidas están rodeadas por un sueño.

WILLIAM SHAKESPEARE,
La tempestad

10

LOS LÍMITES DIFUSOS DE LA MENTE

Puesto que es la base de los niveles superiores de la mente relativa, la mente de la luz clara puede imbuir tanto la psique como el sustrato, penetrar en ellos: lo relativo es una expresión de lo absoluto, y por lo tanto puede reducirse a ello. Y ambos aspectos de la mente relativa pueden influirse entre sí. Pero no es totalmente una calle de doble sentido, pues mientras que los dos niveles superiores de la mente pueden verse profundamente afectados por la mente de la luz clara, esta nunca se ve afectada por lo que ocurre en la psique ni en el sustrato; se mantiene intocable. A causa de esto se la denomina la *naturaleza inmutable*. Nada perteneciente al mundo relativo del espacio y el tiempo puede tocar lo que trasciende el tiempo y el espacio. Los niveles relativos oscurecen el absoluto, lo que desemboca en que no somos conscientes de él, pero no pueden perturbarlo.

LA COMUNICACIÓN ENTRE LOS NIVELES RELATIVOS

Lo que hacemos en el nivel consciente (la psique) tiene un impacto en el nivel inconsciente (el sustrato), y lo que hacemos en el nivel inconsciente tiene un impacto en el nivel consciente. Para nuestros propósitos, esto es importante, porque significa que lo que creemos puede afectar a nuestros sueños (un proceso que usamos para transformar nuestros sueños no lúcidos en sueños lúcidos) y que lo que soñamos puede afectar a nuestros pensamientos (un proceso que usamos para transformar nuestras *vidas* no lúcidas en vidas lúcidas). Con el yoga de los sueños cambiamos nuestras mentes, y por lo tanto nuestras vidas, por medio de nuestros sueños.

El yoga de los sueños afecta a esta transformación de dos maneras. En primer lugar, cambia la estructura de la mente inconsciente relativa, para que tenga un impacto positivo en nuestra mente consciente. En segundo lugar, purifica gradualmente el conjunto de la mente inconsciente, de modo que la mente de la luz clara puede brillar sin impedimentos.[1]

Empecemos por hablar del primer beneficio. El yoga de los sueños transforma directamente la mente inconsciente, que así *sube* improntas a la mente consciente, y la va transformando de forma progresiva.[2] De esta manera, el yoga de los sueños actúa en el sentido opuesto a la mayor parte de las prácticas espirituales, que *descargan* las improntas de la mente consciente a la inconsciente.

En la jerga espiritual, hablamos de *sembrar semillas* a través de nuestras meditaciones y buenas acciones diarias. Nuestra práctica diaria (o hábito) siembra buenas *semillas kármicas* en el sustrato, que madurarán como buenas experiencias futuras. En el yoga de los sueños hacemos esto de forma más directa, por medio de trabajar de un modo más consciente (más lúcido) con nuestra mente inconsciente. En lugar de sembrar semillas, es casi como si estuviésemos trasplantando flores. Puesto que se trata de algo más directo, esto significa que la transformación puede tener lugar más rápidamente. Nuestra práctica madura y florece más deprisa en nuestras vidas. Esto es alentador, porque el yoga de los sueños puede ser sutil y difícil. Es sutil y difícil porque es muy directo. Pero la persistencia paga dividendos rápidamente con esta práctica, y comprender este aspecto de la filosofía del yoga de los sueños puede inspirar la perseverancia.

Así que el yoga de los sueños, y sus prácticas diurnas de las formas ilusorias (de las que hablaré con más detalle en capítulos posteriores), aprovechan al máximo la bidireccionalidad natural que tiene lugar entre la mente consciente y la inconsciente relativa. Las prácticas de las formas ilusorias implican recordarse uno continuamente a sí mismo que todo lo que percibe es ilusorio, o no lo que parece ser. Como prácticas diarias, el objetivo es evitar que el «mal tráfico» siga fluyendo hacia abajo, es decir, dejamos de grabar en la mente inconsciente los falsos datos según los cuales este mundo es sólido, duradero e independiente. En cambio, el objetivo del yoga de los sueños, como práctica nocturna, es dirigir más tráfico bueno hacia arriba (entre otras cosas, empezamos a grabar en nuestra mente consciente la verdad de que este mundo es como un sueño). Con el yoga de los sueños trabajamos para plantar buenos hábitos en el nivel de los sueños que luego tendrán un impacto en nuestra vida de la vigilia; y con las prácticas de las formas ilusorias trabajamos para eliminar los malos hábitos, en el nivel de la vigilia, que afectan a nuestros sueños.

En pocas palabras, lo que hacemos «ahí abajo» tiene un efecto beneficioso sobre lo que ocurre «aquí arriba», y lo que hacemos «aquí arriba» tiene un efecto beneficioso sobre lo que ocurre «ahí abajo». De ahí que el yoga de los sueños y las prácticas de las formas ilusorias sean recíprocos o bidireccionales, y que creen un bucle de retroalimentación positiva. Lo que tiene lugar tras el telón siempre dirige lo que tiene lugar en el escenario. Nuestra mente inconsciente es la que dirige realmente el espectáculo. Pero si llegamos a conocer esta mente podremos trabajar de forma mucho más directa, honesta y abierta con el director para que el espectáculo diario sea bueno.[3]

PERMEABILIDAD

Hay dos maneras de ver los sueños lúcidos. Una es que el hecho de tener sueños lúcidos es antinatural, pero se va volviendo más natural con la práctica. Este punto de vista es lógico y alentador: practica la lucidez en los sueños y tendrás sueños lúcidos. Pero si los sueños lúcidos solamente los tuvieran quienes los practicaran, cabría esperar que la lucidez estuviese limitada a la población practicante. Sin embargo, hay muchas personas que tienen sueños lúcidos espontáneos sin haber practicado, lo cual apoya una visión alternativa.

Este segundo punto de vista, menos habitual pero aún más alentador, es que la capacidad de tener sueños lúcidos es inherente al ser humano.[4] Es una consecuencia lógica de afirmar la mente de la luz clara como el terreno natural de la mente. La mente de la luz clara, por definición, es siempre lúcida, y se pueden tener destellos de esa lucidez por medio de los sueños lúcidos espontáneos. Si se une este punto de vista con el primero, cuanto más nos acercamos a la mente de la luz clara por medio de la práctica espiritual, más lucidez adquirimos. Los atisbos se convierten en una mirada firme.

Un investigador de los sueños lúcidos, Paul Tholey, se refiere a los sueños no lúcidos habituales como una forma de trastorno de la consciencia; sugiere que la lucidez es, de hecho, lo natural. En la misma línea, el filósofo Evan Thompson, en su estudio *Waking, Dreaming, Being: Self and Consciousness in Neuroscience, Meditation, and Philosophy* («Vigilia, soñar, ser: el ser y la consciencia en la neurología, la meditación y la filosofía»), relata una entrevista con una joven que dijo que cuando oyó hablar por primera vez de los sueños lúcidos se sorprendió al saber que también había sueños de otro tipo: todos sus sueños eran lúcidos.

El primer punto de vista sostiene que el *esfuerzo* correcto es el ingrediente principal de la lucidez; el segundo, que la *relajación* adecuada es el ingrediente clave.[5] Si la lucidez es nuestro estado natural, solamente tenemos que relajarnos en ella. Podemos reconciliar estos puntos de vista dispares indicando que el primero es el punto de vista relativo, mientras que el segundo es más absoluto. En nuestro viaje haremos hincapié en el relativo, porque es más accesible, pero el punto de vista absoluto es nuestro estado natural y constituye nuestro foco de atención por el momento.

> Somos «haceres humanos» más que seres humanos; estamos siempre en movimiento y haciendo algo. Es difícil para nosotros relajarnos, lo cual en el plano espiritual significa relajarnos en lo que verdaderamente somos: la mente de la luz clara. Si pudiésemos limitarnos a ser, la lucidez acudiría a nosotros de forma espontánea.

Si la lucidez es innata, ¿por qué no tenemos más sueños lúcidos? ¿Por qué somos tan poco permeables a esta lucidez innata, a nuestra mente de la luz clara? La respuesta es esta: las nubes son demasiado espesas. La densidad de la mente inconsciente relativa oscurece esta capacidad. Desde el punto de vista psicológico, Jung descubrió que las personas que fueron capaces de resolver (purificar) problemas en el nivel de su inconsciente personal pasaron a ser más permeables a los aspectos espirituales de su ser y pudieron integrarlos mejor. Desde un punto de vista espiritual, la purificación de los desperdicios de la mente inconsciente relativa revela la lucidez del inconsciente absoluto.

El mayor obstáculo a la permeabilidad, y por lo tanto a la lucidez, es nuestra identificación exclusiva con la psique y sus formas externas. No somos transparentes, y por lo tanto no somos permeables, a nuestro ser más profundo, porque no creemos que haya uno. El psicólogo William James dijo que la realidad es aquello a lo que atendemos. Atiende solamente a tu psique exterior, y se convertirá en tu realidad y en una barrera a tu yo más profundo. Atiende a la mente interior, la mente de la luz clara, y se convertirá en tu realidad y en la puerta de entrada a la iluminación. Al hacer que tu foco de atención deje de estar en el exterior y pase a estar en el interior puedes liberarte de la psique constreñida y abrirte a niveles más profundos y reales de identificación. El inicio de la lucidez es una consecuencia de esta apertura.

La práctica espiritual acaba con la identificación exclusiva con la psique y sus formas externas. También lo hacen las crisis personales, que constituyen una forma de bendición. El psicoterapeuta G. Scott Sparrow escribe:

> Aunque sean dolorosos e inestables, [los períodos de crisis] pueden proporcionar las únicas oportunidades para que la fuente interior que nos da la vida atraviese las barreras que hemos levantado. Esta infusión [...] es un regalo que se otorga cuando el yo consciente ha sido sacudido o, en cierta medida, está menos parapetado.[6]

Pero el verdadero regalo es que no hay que esperar a que acontezca una crisis para traspasar los parapetos de la psique y el sustrato. Las prácticas espirituales, incluidos los yogas nocturnos, lo logran con mucha mayor elegancia. Se trata de una crisis controlada, puesto que uno puede gestionar las prácticas a su manera.

Al permitir que los densos niveles exteriores de nuestro ser se disuelvan (lo cual se traduce en una vulnerabilidad que a menudo la psique, que necesita aferrarse a algo, percibe como una crisis), nos abrimos a un enorme incremento de la lucidez. Este es el motivo por el cual es tan importante tener un mapa completo de la mente y una comprensión de quiénes somos en realidad. Si permanecemos paralizados en la superficie y nos identificamos solamente con eso, puede ser que nunca tengamos sueños lúcidos o transformadores.

Para decirlo de la manera más sintética posible: en el nivel absoluto, en realidad no necesitas ninguna de las técnicas de inducción. Basta con que te relajes.

EL DESTINO DE LOS SUEÑOS: LA MENTE DE LA LUZ CLARA

La práctica espiritual, tanto si consiste en la iluminación repentina de las meditaciones «que atraviesan» (o que «pasan a través», o que «traspasan») como en los enfoques más suaves de la iluminación progresiva, tiene que ver con eliminar los oscurecimientos de la mente relativa (la psique y el sustrato) y destapar la mente absoluta (la mente de la luz clara). Cuanto más eliminamos esos oscurecimientos, más delgados se vuelven la psique y el sustrato. Cuando esos velos son lo bastante finos, la luz de la mente de la luz clara se abre paso, como el sol cuando brilla a través de un resquicio entre las nubes.

Esta luz, que es la luz de la conciencia pura, se puede experimentar como más comprensiones, intuiciones, sincronías o experiencias espirituales. Se puede empezar a tener sueños y sensaciones especiales, como los que tuve yo mismo en los meses previos a mis dos semanas transformadoras. Cuando empezamos a mirar hacia dentro (a través de la contemplación, la meditación o los yogas nocturnos), taladramos agujeros a través de los niveles relativos de la mente y accedemos a los vastos recursos naturales que tenemos dentro. Hacemos que la psique y el sustrato sean más permeables.

Cuando veas esta luz, y lo que realmente eres en el fondo de tu ser, lo percibirás *todo* bajo una nueva luz. Ya no te seguirás identificando con los niveles superficiales de tu identidad. Ya no estarás más sujeto al engaño. Cuando nos refugiamos en la mente de la luz clara, seguimos teniendo acceso a la psique; lo que ocurre es que ya no nos identificamos con ella. Usamos la psique, como la herramienta limitada que es, para trabajar con otros que todavía están apegados a ese falso sentido de la identidad. Pero ya no permitimos que nos utilice, pues residimos en un nivel que es mucho más divino.

MÁS ALLÁ DE LA SABIDURÍA

Aunque pasar a través de la confusión y despertar a lo que somos significa el final del camino de la sabiduría, a partir de ahora el viaje consiste en expresar la sabiduría como compasión. En budismo esto se conoce como el beneficio *doble*, lo cual hace referencia al beneficio último para uno mismo y para los demás, y es indicativo de la iluminación completa. El beneficio final para uno mismo es darse cuenta de que ahí no hay nadie; es el descubrimiento de la ausencia de ego (del vacío, del desprendimiento). Esto es la sabiduría. Consiste en ver a través de la fachada de las meras apariencias (la psique/el ego) y descubrir la mente de la luz clara. Pero si esto es todo lo que uno descubre, aun cuando se trata de algo muy noble sigue siendo una iluminación parcial, un beneficio de un solo tipo.

La realización completa tiene que incluir a los demás. Así pues, el beneficio final para los demás consiste en ayudarles a despertar a esta misma verdad. Consiste en ayudarles a que dejen de esconderse de sí mismos y se vuelvan transparentes a la mente de la luz clara, al buda omnipresente que habita en su interior. Este es el camino de la compasión, que es como la sabiduría, o el vacío, se expresa. El descubrimiento del desprendimiento conduce a los actos desinteresados. La compasión es el final del camino, lo cual por supuesto significa que el camino no se acaba nunca en realidad, ya que siempre habrá más seres a los que ayudar.

Este nivel más profundo de los tres de la mente, la mente de la luz clara, es nuestro destino final en el yoga de los sueños (o en cualquier tipo de práctica de meditación diurna). Si podemos reconocerla, ya sabemos qué es aquello con lo que nos queremos encontrar en el silencio de la noche (y al final de la vida). Ahí es donde vamos al final del día cuando nos dormimos y ahí es donde vamos cuando morimos. Si podemos reconocer esa mente y sostener dicho reconocimiento, esto es lo que podemos llevarnos con nosotros para iluminar cada una de nuestras acciones durante el día. Pero como la mayoría de nosotros no reconocemos la mente de la luz clara, la dejamos atrás a medida que regresamos a la consciencia de la vigilia. Paradójicamente, abandonamos la luz (de la sabiduría no dual) y entramos en la oscuridad (de la ignorancia dualista). Olvidamos dónde hemos estado y seguimos andando sonámbulos por la vida. El propósito de las prácticas nocturnas es ayudarnos a recordar, como vimos en el capítulo 6 (y como volveremos a ver al final del libro).

Si podemos entender que la mente de la luz clara es nuestro destino, también entenderemos que cuando estamos más despiertos, más iluminados, es en el sueño profundo, sin sueños. Cuando «despertamos» por la mañana, en realidad estamos conciliando el sueño, en el sentido espiritual. Nuestra psique superficial es la parte más confusa, dualista y no iluminada de nuestro ser. ¡Lo hemos entendido siempre al revés! El sabio indio Ramana Maharshi resumió así esta verdad chocante: «Lo que no existe en el sueño profundo, sin sueños, no es real». El maestro sufí Hazrat Inayat Khan dijo:

> No nos damos cuenta de que, cuando estamos despiertos, nos estamos refugiando de otro mundo que, de hecho, es más real [...] La diferencia entre el sueño y la vigilia es que cuando nos refugiamos de lo que es más real, decimos: «Estoy despierto», y cuando nos refugiamos de lo que es irreal e ilusorio, decimos que estamos dormidos.[7]

El Buda despertó a la paradoja de que lo tenemos entendido al revés.[8] Fue consciente del doloroso chiste que representamos en nosotros mismos. Vio que el ascenso desde la mente de la luz clara hasta la psique que tiene lugar cada mañana es un ascenso de la sabiduría a la confusión, de la no dualidad a la dualidad, del nirvana al *samsara*, de la luz a la oscuridad. Ver esto por nosotros mismos es el objetivo del camino que recorremos con el yoga de los sueños.

EL JUEGO DEL ESCONDITE

El yoga de los sueños tiene el potencial de revelar todos los aspectos de nosotros mismos, personales y transpersonales. Los aspectos relativos (personales) se revelan en los sueños de todos modos, como cualquier intérprete de sueños puede atestiguar. A menudo son contenidos que están en la sombra, y deben sacarse a la luz si queremos ser libres.

Debajo de eso, como he dicho, está el aspecto absoluto (transpersonal) de nosotros mismos, la mente de la luz clara. A pesar de que los practicantes espirituales proclaman que quieren llegar a ese estado de despertar, algunos también lo temen. Nosotros (el ego) tenemos miedo de la energía termonuclear de la mente despierta. La mente pequeña se siente intimidada por la Gran Mente. A causa de este conflicto de intereses que tiene lugar en el centro de nuestro ser (nuestro espíritu lo quiere pero nuestro ego lo teme), jugamos al escondite a escala cósmica. Como hemos visto, nos lanzamos hacia fuera, al mundo de las formas, nos perdemos en él y luego tratamos de encontrar la salida (a través del camino espiritual). Nos perdemos en nuestras proyecciones (nos implicamos demasiado con las formas creativas de la mente) y nos identificamos erróneamente con los pensamientos y los objetos. Las formas motivan el extravío de la conciencia.

Las prácticas del yoga de los sueños, sin embargo, nos vuelven transparentes frente a nosotros mismos; revelan cada una de nuestras partes ocultas y por lo tanto, finalmente, podemos relajarnos. Nos podemos relajar porque *si no hay nada que ocultar, no hay nada que buscar*. El camino al despertar llega a su fin. Retira el obstáculo de la búsqueda y habrás llegado.

Los yogas nocturnos son especialmente eficaces a la hora de desarrollar esta transparencia, porque el terreno del ego (el sustrato) se esconde en la oscuridad. Las meditaciones nocturnas exponen este escondite, y por lo tanto permiten pasar a través del velo primario que oscurece la mente de la luz clara. Las meditaciones «que atraviesan», por lo tanto, nos permiten ver a través de los oscurecimientos internos y externos.

Como este punto central es tan contrario a la perspectiva occidental, vale la pena insistir mucho en él: lo que realmente estamos buscando se encuentra dentro, en el nivel del proyector, no en el de la proyección. Cuando descubrimos esto, la búsqueda exterior llega a su fin, y lo mismo ocurre con el *samsara*.[9]

11

UNA TAXONOMÍA DE LOS SUEÑOS

En el yoga de los sueños, tres clases generales de sueños se pueden correlacionar con los tres niveles de la mente que hemos estado explorando (la psique, el sustrato y la mente de la luz clara). Estas correspondencias nos pueden ayudar a distinguir entre los sueños a los que deberíamos prestar atención y aquellos que podemos ignorar.[1]

LOS SUEÑOS KÁRMICOS, LOS NO KÁRMICOS Y LOS DEL ÁMBITO DE LA LUZ CLARA

En el yoga de los sueños, la mayor parte de nuestros sueños pueden ser considerados kármicos o samsáricos, y no tienen ningún significado real (el significado que deriva de ellos es el que les demos). Estos sueños surgen de la psique superficial, o el ancho de banda superior del sustrato, lo que indica que son inestables. Son el equivalente a las divagaciones mentales y, al igual que estas, pueden ignorarse. Piensa que son como ruido neurológico.

Esto no significa, sin embargo, que no podamos utilizar estos sueños para activar la lucidez. Cualquier sueño puede llegar a ser lúcido, y por lo tanto utilizarse para el yoga de los sueños. Pero si no hay lucidez, no son más que estática mental. En la jerga budista se dice que surgen a causa de las huellas kármicas de la vida cotidiana; de ahí que se denominen *sueños kármicos*. Incluso si soñamos con maestros o enseñanzas espirituales siguen siendo sueños kármicos, por lo general; ocurre solamente que son sueños mejores que los otros.

A medida que estabilizamos la mente con la meditación y llevamos una mayor conciencia a nuestras vidas, esta estabilidad y conciencia se extienden de forma natural a los sueños y comenzamos a experimentar una segunda categoría de sueños: los sueños *no kármicos*. Mientras que los sueños kármicos son por lo general «sueños pequeños» (fragmentados y sin sentido), los sueños no kármicos son a menudo Sueños Grandes. Pueden cambiar la vida de quien los tiene.

Hay dos tipos principales de sueños no kármicos. Al primero lo podemos llamar *sueños de claridad*. Los sueños de claridad puede tenerlos cualquier persona en cualquier momento, pero si no se cuenta con entrenamiento espiritual (como el yoga de los sueños), tienden a ser poco frecuentes. Lo que dijo el poeta Kabir de la muerte también se puede aplicar a los sueños: «Lo que se encuentra ahora se encuentra después».[2] Si tu mente no permanece clara y estable durante el día, experimentarás sueños no claros e inestables por la noche (sueños kármicos). Y si tu mente permanece clara y estable durante el día, experimentarás sueños claros y estables por la noche (sueños de claridad).

Los sueños de claridad provienen de muy por debajo de la psique, de los anchos de banda más profundos del sustrato. Estos sueños, por lo tanto, presentan información de los niveles más profundos de la mente y de huellas kármicas más positivas (que estos sueños son «no kármicos» significa que no responden a un karma negativo). En estos casos, la mente no siempre está limitada por el tiempo y el espacio, y el soñador puede encontrarse con otros seres, o con aspectos más profundos de su propia mente que surgen en forma de seres.[3] Según mi experiencia, estos sueños tienden a tener lugar justo antes del despertar, o al apuntar el alba. A diferencia de los sueños samsáricos, estos entregan enseñanzas y mensajes. Son como «cartas que nos enviamos a nosotros mismos», que es la forma en que Freud se refería a la información que nos proporcionan nuestros sueños.

Estos sueños especiales también se experimentan de forma diferente. Traleg Rinpoche explica que tienen tres cualidades que ayudan a distinguirlos de los sueños sin sentido. En primer lugar, son de naturaleza convincente. Son fascinantes y persuasivos; incluso contundentes. En segundo lugar, tienen un contenido de «peso» que se puede aplicar en la vida. En tercer lugar, se distinguen por su forma, es decir, por cómo se manifiesta el sueño, cómo se llega a tenerlo y su naturaleza generalmente positiva.

He utilizado estos sueños como guías durante casi cuarenta años.[4] En mi diario de sueños tengo una parte reservada a los sueños de claridad. Les pongo fecha y los analizo, y a menudo regreso a estudiar sus aportaciones. Hay constancia de muchísimos casos entre los grandes pensadores de la historia, tanto de Oriente como de Occidente, de que recibieron enseñanzas en este tipo de «sueños grandes». El maestro tibetano del siglo XIX Dudjom Lingpa habló de las «enseñanzas que me dio en sueños mi gurú, el noble y supremo Avalokiteshvara», y dijo que «me encontré con mi gurú Longchenpa en un sueño, en el que dio esta enseñanza sobre la naturaleza de la mente».[5] El filósofo francés René Descartes aseguró que un sueño en tres partes le entregó los fundamentos de la ciencia que iba a crear, y afirmó que esa fue la experiencia más importante de su vida.

Puesto que la mente no está limitada por el espacio y el tiempo en los niveles más profundos del sustrato, es posible que las experiencias de *déjà vu* (del francés, «ya visto») procedan del nivel de los sueños no kármicos. Cuando se tiene esa extraña sensación de haber visto algo antes, tal vez se vio en un sueño de claridad olvidado.[6]

Por último, tenemos una tercera clase de sueños, más profunda, que se produce cuando los sueños surgen de forma no dualista de la mente de la luz clara. Este tipo avanzado de sueños tienden a tener lugar cuando alguien se implica con prácticas sutiles como el yoga del sueño. En un sueño de estas características, el soñador permanece en la mente de la luz clara, y no hay ninguna sensación de que haya un sujeto (la persona) percibiendo un objeto (el sueño). El sueño es consciente de sí mismo. Incluso la descripción de estos sueños divinos es difícil de entender desde una perspectiva dualista.

Los sueños de la mente de la luz clara tienen lugar cuando los pensamientos surgen en la meditación diaria unidos a la conciencia no dual, es decir, se puede ver el surgimiento del pensamiento como inseparable de la mente de la luz clara; se ve que el *samsara* y el nirvana son inseparables.[7]

La mayoría podemos sentir que los pensamientos interrumpen nuestra meditación, que nos distraen. Pero en un cierto punto los pensamientos *se convierten* en meditación, y por lo tanto nunca nos distraen; nunca nos perdemos entre nuestros pensamientos. Los pensamientos (y, finalmente, los sueños) se ven finalmente como lo que realmente son: la luminosa expresión no dual de la mente de la luz clara. También es entonces cuando los pensamientos, así como los objetos, surgen como formas ilusorias. En este nivel, los pensamientos (y los sueños) se convierten en un ornamento de la mente y dejan de constituir una obstrucción a ella.

Los sueños de claridad surgen de un aspecto profundo y relativamente puro de la mente y del karma positivo, pero a diferencia de los sueños de la mente de la luz clara, aún surgen en la dualidad. Y lo último que los distingue: tanto los sueños samsáricos como los sueños de claridad pueden ser lúcidos o no lúcidos, pero los sueños de la mente de la luz clara son siempre lúcidos. Cuando uno tiene un sueño de este último tipo siempre lo sabe, porque esta experiencia avanzada surge dentro del reconocimiento de la mente de la luz clara, que siempre está despierta (lúcida).

¿Cuándo tienden a tener lugar estos distintos tipos de sueños en el transcurso de una noche? Los sueños de la primera parte de la noche son cortos y están condicionados por los acontecimientos recientes. Por lo general, surgen de justo por debajo de la psique. Los que tenemos en la mitad de la noche también pueden surgir desde justo debajo de la psique, o pueden estar vinculados con recuerdos y huellas kármicas más antiguos, procedentes del ancho de banda más profundo del sustrato. Los últimos sueños, los que tienen lugar al final de la noche, suelen ser los más interesantes y reveladores, y tienden a proceder del sustrato o incluso de más abajo, de la mente de la luz clara.

Algunos otros tipos de sueños

Hay tantas clasificaciones de los sueños como investigadores que se dedican a ellos. Los estudios psicológicos, por ejemplo, se refieren a los sueños impactantes, los de ansiedad, los existenciales, los de alienación, los trascendentes, los extraordinarios y los normativos.[8] Desde el punto de vista psicológico, una vez que la represiva y controladora mente consciente (la psique) se relaja o se quita de en medio, toda clase de elementos inconscientes burbujean hasta la conciencia. Los sueños revelan esas burbujas: los aspectos agradables y desagradables de nosotros mismos. Esta, por supuesto, es la razón por la cual los terapeutas, desde Freud, han hecho hincapié en el beneficio terapéutico de trabajar con los sueños, como una oportunidad de integrar los aspectos fracturados y rechazados de nosotros mismos.

Con el fin de ser seres humanos completos, no digamos ya budas, necesitamos tanto crecer como despertar. Tenemos que desarrollarnos psicológicamente (crecer) y espiritualmente (despertar). El psicólogo John Welwood formuló esta importante distinción, y el filósofo Ken Wilber escribe sobre ella como la diferencia entre la iluminación vertical (el crecimiento) y la horizontal (el despertar). En términos generales, Occidente se ha especializado en el crecimiento a través de las etapas de la consciencia, mientras que Oriente se ha especializado en el despertar a través de los estados de consciencia. Estos enfoques del desarrollo humano son complementarios, no incompatibles.[9]

En este libro, sin embargo, se tiende a pasar por alto los aspectos psicológicos del soñar con el fin de ir más a lo profundo.[10] La intención es descender por debajo de la punta del iceberg y llegar por debajo de la psique —una forma de resumir la diferencia entre la psicología y la espiritualidad, en cuanto a los sueños, es decir, la psicología evita que el sueño de la vida se convierta en una pesadilla, mientras que la espiritualidad nos despierta del sueño—.[11] En un nivel más esotérico, podemos hablar de los sueños arquetípicos, los sueños de visitación, los supersueños y los sueños teofánicos («de la Fuente»). Presento a continuación una muestra de los tipos de sueños que tienen especial relevancia para nuestro viaje:

- **Los sueños recurrentes** pueden sugerir que quien los tiene no es un buen oyente. Según mi experiencia, cuando la persona capta el mensaje que contiene el sueño, este finaliza. Los sueños recurrentes son útiles para extraer de ellos señales oníricas y, por lo tanto, desencadenar la lucidez. Los sueños recurrentes también pueden ser el producto de factores como el trastorno de estrés postraumático, en que el trauma está profundamente alojado en la matriz cuerpo-mente (la mente inconsciente) y se va manifestando como sueños y pesadillas, hasta que el trauma es sanado. Estos sueños recurrentes y difíciles también se pueden utilizar para desencadenar la lucidez, lo cual permite que la persona se vea libre de su contenido traumático.

- **Los sueños proféticos**, y el subconjunto de los *sueños de advertencia*, surgen del sustrato o de más abajo. Las «semillas» kármicas se almacenan en la mente sustrato, y cuando comienzan a madurar, esa maduración se puede ver en sueños antes de experimentarse en la vida. Esto sugiere que si uno tiene una relación afinada con sus sueños, estos pueden, literalmente, salvarle la vida. Constan innumerables casos de sueños premonitorios en que la premonición se hizo realidad.[12] La noche en que mi padre me llamó por teléfono para decirme que a mi madre acababan de diagnosticarle la enfermedad de Alzheimer tuve un sueño en que ella vino a mí y me dijo: «Me quedan tres años de vida». Tres años más tarde, una semana después de la fecha en que tuve el sueño, murió.

- **Los sueños de atestiguación** son un tipo de sueño lúcido en que uno prefiere no implicarse en el sueño. La persona está lúcida pero se limita a ver lo que acontece, sin cambiar nada.

- **Los sueños luminosos** son un tipo particular de sueño profético, mencionado por Traleg Rinpoche, que vaticina el autodesarrollo de la persona. Los sueños a los que me referí en la introducción, que parecieron predecir mis dos semanas de transformación, fueron de este tipo.

- **Los sueños incubados** son sueños que se siembran durante el día y que germinan por la noche. Muchas culturas antiguas practicaron la incubación de los sueños, como los griegos, que trabajaron con ello con fines curativos. Asclepio es el dios griego de la medicina y la curación, y sus pacientes entraban en una cámara de incubación de los sueños durante varias noches para intentar recibir un sueño curativo por parte de ese «médico divino». Los suplicantes afortunados eran curados directamente mientras soñaban; a otros se les decía qué debían hacer para curar la enfermedad. Algunos pacientes recibían sueños que eran más simbólicos y requerían una interpretación (los intérpretes de los sueños son denominados *oneirokritai*) con el fin de que la curación tuviese lugar.

Carl Jung creía que la mente inconsciente proporciona información de tres formas sucesivas: psíquicamente, como en los sueños; a través del «destino», o las coincidencias, y mediante algún trastorno físico. «Los sueños a veces anuncian ciertas situaciones mucho antes de que ocurran [...] Lo que no somos capaces de ver conscientemente lo percibe, a menudo, nuestro inconsciente, que nos puede transmitir esa información por medio de los

sueños».[13] Ignorar nuestros sueños más profundos equivale, por lo tanto, a invitar a que tengan lugar acontecimientos físicos más drásticos. Si no captas el mensaje del
sueño, acabarás por captarlo en la realidad física.

He incubado sueños durante décadas. A lo largo del segundo año de mi retiro de meditación de tres años, en el que éramos un pequeño grupo, perdimos al maestro del retiro. Cuando se trabaja de forma tan intensa con la mente durante tanto tiempo, es importante contar con una guía. Puesto que necesitaba orientación, empecé a pedirla en mis sueños. Como mi motivación era pura y mis súplicas muy fervientes, tuve muchos sueños potentes que me guiaron durante el resto del retiro. Incluso tuve algunos sueños que guardaban relación con el grupo y los compartí con cautela por el bien de nuestro retiro.[14]

La tradición tibetana, así como otras culturas, reconoce a los *soñadores sustitutos*: lamas que pueden incubar e interpretar un sueño para otra persona.[15] A menudo se coloca debajo de la almohada del lama un artículo personal del sujeto que solicita el sueño. Al cabo de unas cuantas noches, el lama tiene el sueño. Yo mismo he recibido iniciaciones tibetanas que incluían que pusiese un objeto de potenciación debajo de la almohada, junto con la instrucción de que prestase mucha atención a mis sueños esa noche. Efectivamente, por lo general tenía un sueño relacionado con el evento.

Incubar sueños es fácil. Consiste en pedir ayuda desde el fondo del corazón, y que dicha ayuda acuda en sueños. A mí no me importa si procede de los aspectos más profundos de mi propia mente o de alguna fuente externa que se haya infiltrado en mis sueños. El mensaje es lo importante, no el mensajero.

Se puede pedir una orientación específica, como hice a menudo en mi retiro, pero muchas personas afirman que una petición más general, del estilo: «¡Dime lo que necesito saber!», da lugar a la respuesta más fructífera. Como dice Patricia Garfield: «Cada noche, la emisora está transmitiendo». Solamente hay que sintonizar con ella.

LOS SUEÑOS PURIFICADORES Y LA MEDIDA DEL CAMINO

Los *sueños purificadores* son un tipo de sueño más general. La idea es que durante los sueños podemos crearnos más karma o bien podemos purificarlo. El karma es quizá el tema más complejo del budismo; solo un buda completamente iluminado puede entenderlo. Aquí, lo importante que se debe tener en cuenta es que todo aquello que conlleva una intención genera karma. Así pues, si uno tiene un sueño lúcido y pretende hacer algo malo en su sueño, eso tiene consecuencias kármicas. Volveré a este tema cuando hable de las diferencias entre los sueños lúcidos y el yoga de los sueños. Como hemos visto, si usamos nuestros sueños correctamente, podemos crearnos un buen karma e influir de forma positiva en nuestras vidas, e incluso podemos purificar el karma por completo.

EL PESO KÁRMICO

El karma se crea en el plano de la mente, el habla o el cuerpo y tiene cada vez un mayor impacto, a medida que se vuelve más físico o se manifiesta totalmente. Por ejemplo, puedo tener un pensamiento vago acerca de matar a alguien. Este pensamiento tiene un impacto kármico, porque me puede predisponer a tener un pensamiento similar de nuevo. Deja una huella o rastro. El karma equivale al hábito, y cualquier acción del cuerpo, el habla o la mente contribuye a forjar un hábito. Piensa, di o haz algo una vez y será más fácil que lo pienses, lo digas o lo hagas de nuevo.[16]

Cuando no dejamos que algo vaya más allá del nivel de la mente (cuando, después de todo, no es más que un pensamiento), no acarrea tanto peso kármico, a menos que tengamos ese pensamiento una y otra vez. Acaso empecemos a decirnos a nosotros mismos, o a decir a otros, que queremos matar a alguien. Ahora, la acción está más plenamente manifiesta; tiene un impacto y unas consecuencias. Tiene más peso. Pueden arrestarte por haber dicho que quieres matar al presidente del gobierno, pero no te arrestarán solamente por tener ese pensamiento. En cambio, si acabamos por matar a alguien, el karma se habrá cargado por completo, porque la acción se habrá manifestado del todo. Podríamos decir que el peso kármico de una acción es mucho, mientras que el peso kármico de un pensamiento es como el de una pluma.

Puesto que los sueños pertenecen al ámbito mental, el peso kármico de nuestras intenciones y acciones subsiguientes en un sueño lúcido no es mucho, a menos que vayamos añadiendo peso al karma por medio de repetir intencionadamente la misma actividad en el sueño. El karma mental es el más ligero, pero no deja de tener consecuencias. Nuestra vida externa, lo que acabamos por decir o hacer, por lo general comienza con lo que pensamos, es decir, con el contenido interno de la mente: nuestros pensamientos, nuestras emociones... y nuestros sueños. Una máxima central del budismo es que *la mente dirige todas las cosas*.

Una de las maravillas del yoga de los sueños es que a través de la intención pura en un sueño lúcido, y por medio de estabilizar y entrenar la mente en el contexto de los sueños, se pueden limpiar las acciones kármicas. Se dice que Tusum Khyenpa, el primer *karmapa*, logró purificar mucho karma negativo a través del yoga de los sueños, de modo que obtuvo la iluminación por medio de esta práctica nocturna.

Tú también puedes evaluar tus progresos en el camino espiritual por medio de advertir qué tipo de sueños tienes. A través de la práctica espiritual purificas la consciencia del sustrato (también conocida como la «consciencia almacén», puesto que almacena todas las semillas kármicas). Sirviéndonos de esta imagen, podemos decir que el progreso tiene lugar cuando todas las malas semillas del almacén se van viendo reemplazadas por buenas semillas; después, incluso se vacía el almacén de las semillas buenas.

A medida que se purifica la consciencia sustrato, los malos sueños y las pesadillas disminuyen y desaparecen por completo (cuando las malas semillas han sido purificadas). Y, por su parte, los buenos sueños samsáricos aumentan (se tienen más sueños en relación con el *dharma*, los maestros y las enseñanzas; se están sembrando buenas semillas en el sustrato). Empiezan a tenerse sueños de claridad y cada vez se tienen más. Y, finalmente, los sueños propios de la mente de la luz clara pueden comenzar a tener lugar y a aumentar progresivamente. En las etapas finales de la purificación, cuando la consciencia almacén está ya totalmente vacía, se deja de soñar del todo (pues incluso las buenas semillas han sido purificadas en el vacío).[17] No queda nada que pueda aportar material para los sueños.

Esta última etapa es la budeidad, o el despertar completo. Tulku Urgyen Rinpoche, hablando de una maestra altamente realizada, dijo:

Había alcanzado el nivel conocido como el *colapso de la ilusión*. Llegados a este punto, dejan de tenerse sueños durante el sueño; el estado de sueño ha sido totalmente purificado [...] a lo largo del día y de la noche, la continuidad de la vigilia luminosa ya no se ve interrumpida.[18]

El *colapso de la ilusión* es el colapso del almacén, que tiene lugar cuando la psique y el sustrato colapsan en la mente de la luz clara. En este nivel, el despertar es continuo, porque no existen lagunas (bardos) en la mente despierta.[19]

Cuando la psique no interfiere, se revela el nivel del sustrato de la mente. Este sustrato es el que da lugar al *samsara*. Es el nivel relativo de la verdad y podemos acceder a él con el yoga de los sueños, que es la medida del camino. Pero el *samsara* en sí es un gran engaño, algo fundamentalmente erróneo desde la perspectiva de la verdad absoluta. Con la dualidad viene la duplicidad. Es solo cuando vamos más allá de los niveles dualistas de la psique y el sustrato cuando apartamos estos niveles engañosos del camino y llegamos a la mente de la luz clara, que es la mente no dual, cuando se expresa la verdad absoluta. Podemos avanzar más en el camino y acceder a esta verdad absoluta con el yoga del sueño, una práctica avanzada de la que hablaré más adelante. Por ahora, sin embargo, examinemos unas prácticas que son más accesibles y sencillas: las prácticas diurnas del yoga de los sueños conocidas como las prácticas de las formas ilusorias.

> Si podemos ver que las cosas no son verdaderamente reales
> (que son meras apariencias cuya verdadera naturaleza
> está más allá de todos los conceptos de lo que podría ser),
> nuestra experiencia de los acontecimientos tanto buenos
> como malos de la vida será abierta, amplia y relajada.
>
> KHENPO TSÜLTRIM GYAMTSO RINPOCHE,
> *El sol de la sabiduría: enseñanzas sobre «La sabiduría*
> *fundamental del camino medio» del noble Nagarjuna*

12

LA RUPTURA DEL MARCO:
una introducción a las formas ilusorias

Las prácticas nocturnas del yoga de los sueños son relativamente avanzadas, y vamos a abordarlas en los capítulos siguientes. Algunas personas tienen más talento natural para el yoga de los sueños que otras.[1] Pero el yoga de los sueños contiene unas prácticas diurnas rigurosas llamadas *de las formas ilusorias*, algo que cualquiera puede hacer y que constituyen una manera auténtica de practicar la esencia del yoga de los sueños. Si el yoga de los sueños nocturnos no se te da bien (incluso si no tienes nunca un sueño lúcido), aún puedes obtener grandes beneficios del yoga de los sueños mediante la aplicación de los principios de las formas ilusorias en tu vida.

SUEÑOS LÚCIDOS Y YOGA DE LOS SUEÑOS: ¿CUÁL ES LA DIFERENCIA?

Además de las meditaciones asociadas con el yoga de los sueños que comenté anteriormente, hay una serie de factores que distinguen los sueños lúcidos del yoga de los sueños. Las diferencias son a menudo difusas, y se podría argumentar que implicar los sueños lúcidos en cualquier nivel de autosuperación los transforma en un tipo de yoga de los sueños. Pero el yoga de los sueños, en última instancia, tiene más que ver con la autotrascendencia que con la automejora. Es más espiritual que psicológico.

La diferencia principal es que no existe una práctica espiritual manifiesta en los sueños lúcidos. Si das rienda suelta a tus deseos en los sueños lúcidos, puedes despertar en tus sueños, pero vas a permanecer dormido en tu vida. No vas a despertar en el sentido espiritual. De hecho, tener una sensación de dominio sobre los sueños puede conducir a que el ego se infle, lo contrario del desinflamiento del ego que buscamos a través del yoga de los sueños.

Por otra parte, los sueños lúcidos pueden ser tan entretenidos que es fácil perderse y convertirlos en una fijación. Y la fijación *en cualquier cosa* es un problema en el camino espiritual. Este es el motivo por el cual es tan importante ubicar los sueños lúcidos dentro de un espectro más completo de prácticas nocturnas. Si no se tiene noción de que exista nada más profundo que los sueños lúcidos, es fácil dejarse arrastrar en este nivel superficial. Pero el enamoramiento ciego con los sueños lúcidos pierde su brillo si se sabe que hay algo más. Los sueños lúcidos pueden ser un paso en la dirección correcta, pero solo un primer paso.

Además, si se implica la intención, se crea karma. Se cavan surcos más profundos y se refuerzan los patrones de los hábitos cada vez que se repite un acto mental. Así que, como hemos visto, ser indulgente con los sueños lúcidos puede crear karma negativo, mientras que el yoga de los sueños está concebido para acumular karma positivo o purificarlo por completo.

Otra diferencia es que, si bien los sueños lúcidos se pueden utilizar a efectos psicológicos, y por lo tanto las comprensiones adquiridas en un sueño pueden ser transferidas a la vida de la vigilia, todo el propósito del yoga de los sueños es tomar comprensiones de la noche y traerlas al día. Es decir, el yoga de los sueños se aplica a todas las experiencias, tanto a los sueños diurnos como a los nocturnos. Abarca una gama más amplia de experiencias que los sueños lúcidos e incluye incluso la experiencia de la muerte.

Además, desde el punto de vista de los sueños lúcidos, la consciencia diaria está tan despierta como uno pueda hacer que esté. No ocurre lo mismo con el yoga de los sueños, en cuyo contexto se considera que en la vida diaria uno está aún «dormido», o inconsciente. Uno ha abandonado el segundo engaño, el sueño nocturno, pero ha vuelto a caer en el engaño primario, el llamado estado de vigilia. Uno ha despertado de un nivel del sueño solo para encontrarse en otro.

En el mundo del yoga de los sueños, los sueños nocturnos se consideran *ejemplos de sueños*, lo que implica que la realidad de la vigilia es el verdadero sueño. Así pues, una diferencia importante entre los sueños lúcidos y el yoga de los sueños es que este último no solo nos despierta de los sueños nocturnos, sino también del sueño diurno. Ponlop Rinpoche escribe: «Cuando los sueños son reconocidos como sueños, son antídotos. Cuando no se reconocen como tales, no son más que confusión añadida a la confusión».[2] Despertar del sueño diurno es la naturaleza de las prácticas de las formas ilusorias.

FALSOS DESPERTARES

El hecho de despertar de un nivel del sueño solo para encontrarse a sí mismo en otro se llama *falso despertar*. En el mundo de los sueños nocturnos, es posible despertar de un sueño a lo que uno piensa que es la realidad de la vigilia, para acabar descubriendo que lo que se pensó que era la realidad de la vigilia no era más que otro sueño. Este efecto de un sueño dentro de otro sueño se puede comparar con las cajas chinas o las muñecas rusas que se meten unas dentro de otras. Yo denomino *sueños recursivos* a esta serie de falsos despertares. La recursividad es el proceso de repetirse algo de una manera similar, como cuando nos miramos en dos espejos encarados entre sí. Cuando la recursividad se aplica a los sueños, caemos en un túnel de ilusión, o un fractal del engaño, como Alicia en el País de las Maravillas. La cuestión de «¿qué es lo real?» está en el núcleo de los sueños recursivos. Como dijo Edgar Allan Poe: «Todo lo que vemos, o parece que vemos, no es sino un sueño dentro de un sueño».

Yo he tenido unos cuantos sueños recursivos y he experimentado hasta tres capas de falsos despertares.[3] Algunos de mis amigos del yoga de los sueños afirman haber experimentado hasta siete. Es desconcertante que te quiten continuamente la alfombra de la realidad de debajo de los pies: «Espera un momento; ¡creía que estaba despierto!». La erudita Wendy Doniger O'Flaherty se refiere a esto como el «mito del marco de retroceso»[4], cuando el marco de la realidad cambia o retrocede continuamente mientras uno despierta de un sueño al siguiente, de manera que el soñador nunca está seguro de haber aterrizado finalmente en una realidad irreductible, es decir, de haber despertado de verdad. De lo que se trata en el yoga de los sueños no es de pasar de un sueño al siguiente, sino de pasar de soñar a despertar de verdad (lo cual consiste en darse cuenta de la naturaleza onírica o vacía de todo lo que surge).

Así pues, en la práctica del yoga de los sueños, el verdadero despertar (en contraste con la experiencia del falso despertar) se caracteriza por la forma en que aporta una cualidad de equivalencia y ecuanimidad (en budismo se dice «un sabor») a cualquier estado de consciencia (la vigilia, los sueños o el sueño profundo). En lugar de tratar de «llegar al fondo» de cualquiera de los estados y apostar por que esa es la realidad, despertamos a la realidad (o a la irrealidad, o al vacío) de todo lo que surge.[5] En otras palabras: rompemos el marco.

Si no hay un marco que determine que un estado es absoluto y todos los demás relativos, es decir, ningún marco que vea esos estados como sólidamente reales, *todos* los estados se ven como relativos (dependientes de todos los demás estados), y *esto*, paradójicamente, define lo absoluto. Descubrir el vacío, o la naturaleza onírica de todo, es lo que rompe el marco. A esto es a lo que se refería Trungpa Rinpoche cuando dijo: «La mala noticia es que estás cayendo por el aire, sin nada a lo que agarrarte, sin paracaídas. La buena noticia es que no hay suelo».[6]

Darse cuenta de que no hay fondo puede ser decepcionante para el ego, que siempre busca aferrarse a algo material. El ego quiere un marco, algo sólido sobre lo que estar y proclamar que eso es lo verdaderamente real. Anhela un suelo, un resultado final. Pero la no solidez última de ningún estado *es* la realidad. Los sueños, y el yoga de los sueños en particular, nos pueden llevar a este despertar. Como señala Doniger O'Flaherty: «El sueño es lo que nos ayuda a estrellarnos contra el marco de la realidad aparente (el último marco visible) y traspasarlo, a pesar de que el sueño también es un marco, y no el último precisamente».[7]

Puedes pensar que este mundo físico es el último y por lo tanto el verdaderamente real, hasta que este mundo se disuelve con tu muerte y tu experiencia no lo hace. Todo lo que ocurre es que tu experiencia pasa a tener lugar en otro marco. Pasas de estar encerrado en el mundo del materialismo, y «dormido» en el sentido espiritual, a lo que el budismo llama *el sueño al final del tiempo*. Hay tres clases de realidades oníricas en el budismo: el «ejemplo de sueño» —nuestro sueño nocturno—, el «sueño real» —nuestra experiencia diurna— y el «sueño al final del tiempo» —nuestra experiencia después de la muerte—. En el sueño al final del tiempo te encontrarás cayendo a través del espacio sin paracaídas, y desearás un suelo (un cuerpo) tan desesperadamente que ese mismo deseo te arrojará a otro, y con ello a tu próxima vida, como veremos más adelante en el capítulo dedicado al yoga del bardo.

Por ahora, examinemos con mayor detenimiento la naturaleza de los sueños lúcidos y los falsos despertares. En un sueño lúcido, mientras sueñas tienes la conciencia de que estás soñando, pero en el caso de un falso despertar, mientras sueñas, tienes la creencia errónea de que estás despierto. La enseñanza del yoga de los sueños es tomar la experiencia del falso despertar y aplicarla a la vida de la vigilia. Es decir, cuando te despiertas por la mañana, ¿cómo puedes estar seguro de que no estás en otro sueño? ¿Cómo sabes que no estás soñando en este momento? Los falsos despertares demuestran que no puedes comprobar que estás despierto con el solo pensamiento de que lo estás.

Podríamos decir que con los sueños lúcidos se hace hincapié en las *diferencias* entre la vigilia y el soñar, como cuando se realizan las comprobaciones del estado de consciencia en que uno se halla, mientras que el yoga de los sueños pone el énfasis en las *similitudes* entre la vigilia y los sueños. Esto nos lleva a la práctica diurna del yoga de los sueños (y a la cuarta gran diferencia entre los sueños lúcidos y el yoga de los sueños): las prácticas de las formas ilusorias.

EL MINDFULNESS Y LAS FORMAS ILUSORIAS

Como hemos visto, el yoga de los sueños y las prácticas de las formas ilusorias se apoyan entre sí. Tus prácticas de las formas ilusorias reforzarán tu yoga de los sueños, y viceversa. En muchos aspectos son el mismo tipo de práctica, aplicadas a dos estados de consciencia diferentes.[8]

Las prácticas de las formas ilusorias están estrechamente relacionadas con la meditación *mindfulness*. El *mindfulness* consiste en estar completamente presente con las cosas como son. Las prácticas de las formas ilusorias amplían esta conciencia atenta de tal forma que uno no solo regresa continuamente a la conciencia del momento presente, sino que además recupera continuamente la conciencia de que lo que está ocurriendo en el momento presente es ilusorio.

Ver un mundo sólido, duradero e independiente (la forma en que *no* son las cosas) es, en parte, fruto de la inconsciencia (del *mindlessness*, el opuesto al *mindfulness*). El *mindlessness* es una falta de conciencia que ve estabilidad donde no la hay. Está asociado con una mente discursiva y rápida, una mente que pasa por alto la naturaleza discontinua de la realidad y «cose» las cosas en un todo *aparentemente* continuo: el mundo de las meras apariencias. En ciencia cognitiva, este «cosido» de informaciones separadas (que genera la ilusión de solidez y continuidad) se llama *fusión de parpadeo*: las cosas parecen ser estables, pero en realidad son fugaces y están parpadeando.[9]

En otras palabras, nuestros cerebros hacen que las cosas parezcan sólidas o completas a partir de información limitada; fusionamos píxeles de experiencia para crear las apariencias que consideramos que son la realidad. Llenamos los espacios en blanco que son inherentes a la realidad con la masilla del ego, que fusiona nuestro mundo aparentemente sólido, duradero e independiente.[10]

La discontinuidad y la fragmentación son características centrales de los sueños: en un instante está ocurriendo algo, y al instante siguiente ha cambiado. La mente salta de una escena a la siguiente, aunque no aparezcan articuladas. La continuidad, por otra parte, es una característica de la realidad de la vigilia. Fluimos sin solución de continuidad de un momento al siguiente. Una de las comprensiones que se derivan del yoga de los sueños y las prácticas de las formas ilusorias es que cuanto más despertamos a la naturaleza onírica de la realidad de la vigilia más discontinua se vuelve.[11]

Una máxima central del camino del yoga de los sueños también es compartida por la física: *cuanto más profundo se mira dentro de las cosas, menos se encuentra*. Por el contrario, cuanto menos se investiga, «más» se encuentra (más sólidas parecen ser las cosas). Quienes no se molestan en mirarlas de cerca siguen viendo el mundo como más sólido, duradero e independiente. Permanecen dormidos. Aquellos que se molestan en mirar son quienes ven a través de esta tríada de falsas apariencias y despiertan. Ver la realidad, que es sinónimo de ver la vacuidad, guarda relación, en un sentido, con ver *menos*. Las cosas son menos sólidas, menos duraderas y menos independientes. La mejor visión es la que contempla la *no coseidad* (el vacío). Así pues, desde la perspectiva del yoga de los sueños, y del conjunto del budismo, ver las cosas como sólidas, duraderas e independientes es una señal onírica de estar dormido en el mundo de la dualidad.

Por lo tanto, estas señales oníricas nos ayudan a entender qué es aquello de lo que despiertan los budas, y qué es aquello a lo que despiertan. Despiertan de ver el mundo como sólido, duradero e independiente y despiertan a verlo como abierto, impermanente y de origen dependiente. Despiertan de la ilusión del materialismo y despiertan al hecho de que la realidad es como un sueño. Esta es la paradoja del despertar espiritual: despertamos a lo contrario de lo que consideramos que es el despertar normal de cada mañana. Cada mañana despertamos de la fluidez de los sueños y despertamos a la solidez de la vida cotidiana, mientras que los budas despiertan espiritualmente de la solidez y despiertan a la fluidez.

En el ámbito del *mindfulness*, cuanto más rápido se mueve la mente más sólidas y continuas parecen ser las cosas. Cuando se desacelera la mente por medio de la práctica del *mindfulness*, las lagunas de la realidad que siempre han estado ahí empiezan a revelarse. Se percibe la naturaleza «pixelada» de la realidad. Es como tomar un rollo de película, en que hay unas imágenes separadas que pasan delante del proyector a la velocidad de veinticuatro fotogramas por segundo (creando la ilusión de la continuidad), y desacelerar la reproducción. Lo que parecía tan continuo está ahora lleno de espacios en medio. La fusión de parpadeo desaparece y las apariencias se desmoronan.

Esta es otra razón por la cual la meditación *mindfulness* es tan útil para el yoga de los sueños. Cuanto más consciente se está, más se ve la naturaleza fugaz, siempre cambiante y onírica, de la realidad; más se ve cada parpadeo. Ver el cambio solo tiene que ver con ver diferencias. Si nada es diferente, nada está cambiando. Y percibir las diferencias (percibirlas por completo) es la esencia del *mindfulness*.

El hecho de no percibir esos parpadeos da lugar a un tipo de inconsciencia conocida como *ceguera al cambio*, un primo cercano de la ceguera por falta de atención de la que hablé anteriormente. Recuerda que a causa de la ceguera por falta de atención no percibimos (no somos conscientes de él) un objeto que es totalmente visible debido a que la atención se ha dirigido a otra parte (nos hemos distraído). Con la ceguera al cambio no percibimos (no somos conscientes de ello) que la escena ha cambiado. Ambas formas de ceguera son sinónimas de estar dormidos a nuestro mundo.[12] El mundo está cambiando constantemente, es impermanente y por lo tanto discontinuo (como un sueño). A causa de nuestra inconsciencia somos ajenos al hecho de que somos nosotros quienes lo hacen sólido.

LA MENTE ESTABLE

Las prácticas de las formas ilusorias revelan nuestra necesidad de estabilidad y nos muestran la diferencia entre la aparente estabilidad externa y la auténtica estabilidad interior (lo que pensamos que queremos y lo que realmente queremos). Stephen LaBerge ofrece la idea de que «la consciencia de vigilia es la consciencia de los sueños con limitaciones sensoriales; la consciencia de los sueños es la consciencia de vigilia sin limitaciones sensoriales». E Inayat Khan señala en cuanto a la fluctuación, cuando estamos en la cama, entre la vigilia y el sueño: «En realidad, el sueño y el estado de vigilia no son más que el giro de la consciencia de un lado a otro». La información sensorial es lo que limita la consciencia y da lugar a la aparente estabilidad que atribuimos a nuestra realidad convencional. Si hay un ingrediente en cualquier manifestación que nos hace pensar en ella como en una realidad en lugar de verla como una ilusión, un engaño o un sueño, es su estabilidad. La estabilidad es prácticamente sinónimo de nuestro sentido de la realidad. Como dice el filósofo Evan Thompson: «*Real* es el nombre que damos a ciertas formas estables en que aparecen las cosas y siguen apareciendo cuando las sometemos a prueba».[13]

La estabilidad es también un ingrediente esencial en lo que denominamos *cordura*. Cuando decimos que alguien es muy estable, se sobrentiende que está muy cuerdo. Por el contrario, la inestabilidad está asociada con la demencia. Así pues, *estable* no sugiere solamente *real*; también implica *cuerdo*. Desde el punto de vista espiritual, la cordura final es sinónimo de iluminación, que puede describirse como la experiencia completa de la realidad. Por ello mi definición favorita del budismo, que está concebido para llevarnos a la iluminación, es que se trata de una descripción de la realidad. Ken Wilber escribe:

> Las psicopatologías se han considerado siempre (en un sentido u otro) como el resultado de visiones distorsionadas de la realidad. Pero lo que se considera que es una psicopatología, por lo tanto, depende necesariamente de lo que se considera que es la realidad.[14]

Apliquemos esto al mundo de los sueños: cuando una mente inestable opera libre de restricciones durante el sueño, a ese estado inestable lo denominamos *sueños*. Consideramos que no son más que sueños, y por lo tanto que son irreales, porque los comparamos con nuestra experiencia de la vigilia, que es más limitada y por lo tanto más estable. Pero cuando la mente se vuelve muy estable por medio de la meditación, y esa mente firme opera libre de restricciones durante el sueño, los sueños empiezan a parecer cada vez más reales.[15]

Esta mente estable también trabaja con la experiencia de la vigilia para verla más onírica. Por lo tanto, es a través de la práctica del *mindfulness* (que estabiliza la mente) como despertamos de la ilusión de la estabilidad de las formas externas de la vida diaria, puesto que las vemos más oníricas, y al mismo tiempo estabilizamos nuestros sueños (los vemos más como la realidad de la vigilia). La consciencia del sueño y la consciencia de vigilia se asemejan cada vez más (independientemente de las limitaciones sensoriales). Es la misma mente, después de todo, expresándose en distintos ámbitos. Lopon Kalsang Dorje dice: «Las personas que están despiertas, los budas y *bodhisattvas*, no experimentan ninguna diferencia entre los sueños y la vigilia. Se dan cuenta de que presentan una similitud infalible».[16] Marcel Proust se hace eco de esto en su novela *En busca del tiempo perdido*: «Me alarmaba, sin embargo, la idea de que ese sueño hubiera tenido la claridad de la consciencia. Por la misma razón, ¿podría tener la consciencia la irrealidad de un sueño?».

A medida que avanzas por el camino, las apariencias externas ya no te van pareciendo tan estables (ya no las ves tan sólidas, duraderas e independientes), lo cual puede ser inicialmente inquietante para el ego, que ansía la estabilidad, pero ganas la estabilidad de una mente fuerte y firme, lo cual es en última instancia muy «sólido» para tu espíritu o verdadera naturaleza. Esta es una gran ventaja. Porque cuando la inestabilidad de las apariencias externas, inevitablemente, asoma su fea cabeza como manifestación natural de la impermanencia y la muerte (que son, ambas, la manifestación natural del vacío), la mente estable puede montar «el caballo de la transitoriedad» sin que este la arroje al suelo. *La estabilidad de tu mente se convierte en tu realidad inquebrantable.*

A continuación te refugias en esa estabilidad interna, y no en las fugaces apariencias externas. Ya no dependes de las circunstancias externas para tu estabilidad, tu sentido de la realidad o tu cordura.[17] Tu mente estable está siempre contigo, en medio de cualquier experiencia. Adondequiera que vayas, ahí estás. Y el *tú* que eres está totalmente unificado, incluso cuando todo lo demás se cae a pedazos. Nada, absolutamente nada, puede alterarte. Esta es la mente imperturbable e indestructible de quien está despierto (en budismo se la conoce como la «mente *vajra*»).

El criterio central que le exigimos a la realidad todavía se cumple (la estabilidad), pero ahora se cumple en el ámbito de lo interno. En los más altos niveles de la atención, la mente misma se convierte en lo que hemos estado buscando: algo inmutable y que, por lo tanto, no puede morir. Estas son dos cualidades esenciales de la mente de la luz clara. Si definimos los términos correctamente, incluso podríamos decir que la mente se vuelve *sólida* (es algo en lo que podemos confiar), *duradera* (no cambia, se mantiene firme) e *independiente* de cualquier influencia externa. Esto es todo lo que hemos estado buscando fuera.

Así que, por medio de las prácticas de las formas ilusorias, lo que perdemos fuera lo ganamos dentro. Por lo tanto, nos vemos libres de las vicisitudes externas. Acabamos por preferir nuestra propia mente estable por encima de todas las apariencias inestables. Y, a diferencia de cualquier otra cosa, esta estabilidad es algo que podemos llevarnos con nosotros, incluso después de la muerte. Porque este es el verdadero yo, la cualidad indestructible de nuestra mente y nuestro corazón más profundos. En el capítulo siguiente vamos a aprender cómo llevar a cabo estas prácticas.

Todo el propósito de la doctrina de los sueños es estimular al yogui a despertar del sueño de la ilusión, de la pesadilla de la existencia, estimularlo a que rompa las cadenas con las que *maya* lo ha mantenido prisionero a lo largo de los eones y, así, pueda alcanzar la paz espiritual y la alegría de la libertad, tal como hizo el Completamente Despierto, Gautama el Buda.

W. Y. EVANS-WENTZ,
Yoga tibetano y doctrinas secretas

13

LAS PRÁCTICAS DE LAS FORMAS ILUSORIAS

Las prácticas diurnas del yoga de los sueños, esto es, las prácticas de las formas ilusorias, son de tres tipos: las del cuerpo ilusorio, las del habla ilusoria y las de la mente ilusoria. Nos relacionamos con el mundo a través del cuerpo, el habla y la mente, y consolidamos nuestra experiencia del mundo con nuestros pensamientos, palabras y acciones. Las prácticas de las formas ilusorias trabajan directamente con estas tres puertas para primero aflojar y después disolver nuestro sólido mundo. Nos ayudan a desarrollar una visión penetrante, una visión que nos permite ver la realidad a través de las meras apariencias, atravesar las formas, los sonidos y los pensamientos que de otro modo nos atraparían en la angustia y el descontento de la vida mundana (el sufrimiento del *samsara*).

No es necesario emplear un telescopio o agacharse sobre un microscopio para contemplar el espectáculo del universo. Basta con que nos neguemos a percibir como

verdaderas todas las ilusiones que nos ciegan [...] En todo
el mundo, no existe nada además de las ilusiones. Todo,
sin excepción, es ilusión.[1]

MAESTRO ZEN KODO SAWAKI ROSHI

LAS PRÁCTICAS DEL CUERPO ILUSORIO (TRASPASAR LAS FORMAS)

Las prácticas del cuerpo ilusorio son fáciles de resumir: uno se recuerda continuamente a sí mismo que las formas de este mundo son como las de un sueño. La práctica básica consiste en decir, casi como un mantra: «Estoy soñando», o «Esto es un sueño», tan a menudo como sea posible y en *sentir* realmente que lo que se está percibiendo en este momento es un sueño. Es así de sencillo. A continuación expongo algunas acciones que pueden llevarse a cabo para reforzar esta práctica, y otras que pueden realizarse a partir de ella:

- Di: «Esto es un sueño» en voz alta, no solo mentalmente. Decirlo verbalmente lo refuerza. Programa tu reloj para que emita zumbidos cada hora y utiliza esa señal como recordatorio para decir: «Esto es un sueño». Cualquier otra señal también funciona; por ejemplo, cada vez que oyes una sirena o ves un avión. El efecto se duplica con la práctica de la memoria prospectiva.
- Mira la experiencia de ayer desde la perspectiva de hoy. Cuando lo estabas viviendo, *ayer* parecía muy sólido y real. Pero desde la perspectiva de hoy, parece como un sueño, ¿no es así? Ahora, mira tu experiencia de hoy desde la perspectiva del día siguiente, mañana. ¿No te parece más onírico el día de hoy visto desde esta perspectiva?
- Observa las cosas como si las estuvieras mirando desde la parte posterior de los ojos. Esto arroja una mirada más profunda y penetrante, una mirada que no queda atrapada en las meras apariencias. Es casi como si la mirada de la psique, nuestra

mirada no lúcida, procediera de la parte más superficial, más externa, de los ojos, mientras que la mirada de la mente de la luz clara procediese de la parte más posterior de los ojos. Adopta esa mirada más profunda.

- Practica con el espejo. Sitúate frente a un espejo y dite a ti mismo que todas las apariencias son como ese reflejo. Nada de lo que aparece en un espejo tiene sustancia. A continuación, elogia a tu reflejo (lo cual hace confluir las prácticas del cuerpo ilusorio con las del habla ilusoria). Señálate a ti mismo y di: «¡Eres la persona más increíble!», «¡Nadie puede hacer lo que tú haces!». Prodígate elogios llenos de admiración y percibe cómo te sientes. Después observa estos sentimientos y contémplalos también como ilusorios, lo cual hace que esta práctica se combine con la de la mente ilusoria.

- A continuación, acúsate. Señálate a ti mismo y di: «¡Eres un inútil, una basura! Un perdedor total». Percibe cómo te sientes, y después contempla la naturaleza de estos sentimientos negativos. Cuando hice esta meditación en el último año de mi retiro de tres años, al principio me pareció una práctica condescendiente y artificial; algo estúpido. Pero ya que tenía que hacerla durante días, decidí poner mi corazón en ello. La práctica adquirió vida y poco a poco empezó a cambiarme. Ahora, cuando los demás me elogian o me acusan, ello no me eleva o me abate tanto como antes. Aún siento el impacto de las palabras, brevemente, pero no les proporciono un lugar donde aterrizar, y veo a través de ellas con mayor rapidez.

- Reflexiona sobre las analogías de la ilusión. Muchas de estas analogías provienen del Sutra del Diamante, un sutra cuya función es traspasar. Los diamantes pueden cortar cualquier cosa. Este sutra dice: «Así deberías ver el mundo fugaz: como una estrella en el alba, una burbuja en la corriente, un relámpago en una nube de verano, una lámpara parpadeante, un fantasma y un sueño». O mi favorito: como un arcoíris. Los arcoíris surgen como un juego entre la luz y el espacio, entre la forma y el vacío. Me recuerdo continuamente que estoy sentado en un arcoíris, que estoy escribiendo en un teclado que es un arcoíris, que estoy viviendo en una casa que es un arcoíris en un mundo que también lo es.

- Coloca notas adhesivas por toda la casa como recordatorio: «Esto es un sueño», o «Estás soñando». Ponlas dentro de armarios o cajones, o en otros lugares, para que te ayuden a percibir un destello de la naturaleza ilusoria de las cosas.

- Toma las características de tus sueños y trasládalas a la realidad de la vigilia. Por ejemplo, la mayor parte de mis sueños son fundamentalmente visuales. Si bien puedo experimentar en ellos sonidos y sensaciones táctiles, el sentido que ejerzo más en ellos es el de la vista. De modo que uso tapones para los oídos durante el día, y es notable la rapidez con que mi realidad de la vigilia se convierte en una realidad onírica. Si estoy en un retiro de yoga de los sueños, puede ser que haga esto durante horas. Pero para empezar, prueba a hacerlo durante unos minutos. Para simular la naturaleza discontinua de los sueños, mueve la cabeza con movimientos rápidos, espasmódicos, o mantén los ojos cerrados un poco más de tiempo durante el parpadeo. Cuando hago todo esto al mismo tiempo mientras llevo puestos los tapones de los oídos, mi mundo pasa a ser rápidamente onírico. Si lo hago durante demasiado tiempo, sin embargo, la experiencia se vuelve perturbadora; casi experimento náuseas. Pero esto, en sí mismo, es revelador: deja al descubierto mi anhelo de estabilidad. Experimenta con lo que te vaya bien en tu caso.

- Experimenta con lentes refractivas de bajo coste (en algunos países se reparten en los espectáculos de luces navideños). Estas lentes, especialmente cuando se usan de noche, crean halos e imágenes de tipo arcoíris alrededor de los objetos, que les dan aspecto muy onírico.

- Acude a espectáculos de magia; los grandes magos son grandes ilusionistas.[2] Y contempla arte surrealista, como el de Salvador

Dalí, Joan Miró, Yves Tanguy y René Magritte, y el de artistas dadaístas como André Breton. Pablo Picasso fue un maestro a la hora de ver la realidad de una manera discontinua; también lo fueron los impresionistas y puntillistas. M. C. Escher es uno de mis héroes de la ilusión. Casi cualquier artista no figurativo puede ayudarnos a mirar la realidad de formas nuevas e ilusorias. También encuentro que los libros de ilusiones ópticas son excelentes a la hora de engañar a la mente y llevarla a estados surrealistas.[3]

- Ve películas oníricas; por ejemplo, *La ciencia del sueño*, *Despertando a la vida*, *Vanilla Sky*, *Origen*, *Mulholland Drive*, *El show de Truman*, *La escalera de Jacob* o *La última ola*. Una buena película te sumergirá en ella al igual que un buen sueño no lúcido. Khenpo Rinpoche afirma que las películas y los videojuegos son maravillosas analogías modernas de la ilusión. Una película, como un sueño, puede parecer muy real. Lloramos, reímos e incluso gritamos, cuando todo lo que está sucediendo realmente es que unas imágenes vacías se están proyectando sobre una pantalla. Pero nos lo creemos, en sentido literal y figurado. Observa cómo te arrastra una buena película, después «da un paso atrás» y alcanza la lucidez en relación con lo que está sucediendo. ¡Despierta!; es solo una película.

- Las sustancias psicotrópicas como el LSD o la DMT (la «molécula espiritual», un ingrediente esencial en el brebaje amazónico conocido como ayahuasca), los hongos de psilocibina y similares pueden inducir experiencias ilusorias que, aparentemente, permiten atisbar la naturaleza de la realidad. Los chamanes las han utilizado durante miles de años. Sin embargo, las drogas psicotrópicas pueden hacer más daño que bien, y no las recomiendo. Lo artificial rara vez es beneficioso. El enfoque natural que constituye la práctica tradicional de las formas ilusorias es más saludable y sostenible.[4]

CANTAR LAS FORMAS ILUSORIAS

Puedes cantar los versos siguientes, extraídos de textos budistas tradicionales, a lo largo del día, como una forma de llevar a cabo las prácticas del cuerpo ilusorio, el habla ilusoria y la mente ilusoria.[5] Ponles tu propia melodía.

• Extraído de *Conocimientos fundamentales del camino del medio*:

> Como un sueño, como una ilusión,
> como una ciudad de *gandharvas*.
> Así es como se enseña que son
> el nacimiento, la vida y la muerte.

• Extraído de *La entrada al camino del medio*:

> Hay dos formas de ver todas las cosas:
> la forma perfecta y la falsa forma.
> Así, todas y cada una de las cosas
> que pueden llegar a encontrarse
> presentan dos naturalezas.
> Y ¿qué es lo que ve la visión perfecta?
> Ve todas las cosas tal como son;
> la falsa visión ve la verdad relativa.
> Esto es lo que dijo el Buda, el perfecto.

• Extraído de la *Guía de la forma de vida del* bodhisattva:

> Entonces, caminantes,
> ¿qué son estos seres que parecen de ensueño?
> Si se analizan, son como un platanero.
> No pueden hacerse distinciones claras
> entre trascender el sufrimiento y no hacerlo.

- Dos estrofas de «*Samadhi* de la ilusión», en *El ornamento precioso de la liberación*. Primera estrofa:

> Los cinco agregados son como una ilusión.
> No distingas la ilusión de los agregados.
> Permanece libre del pensamiento de que haya algo real.
> ¡Esto es sabiduría perfecta
> llevada al más alto grado![6]

Segunda estrofa:

> Todas las imágenes que nos presenta un mago
> en su espectáculo de ilusionismo
> (los caballos, elefantes y carros),
> todo lo que puede aparecer ahí
> debes saber que no es real.
> ¡Ocurre lo mismo con todo lo que hay!

LAS PRÁCTICAS DEL HABLA ILUSORIA (TRASPASAR EL SONIDO)

Las palabras, al igual que las formas físicas, pueden hacernos daño cuando se solidifican. No son tan sólidas como las balas y los bates, pero una palabra pronunciada de una determinada manera, en un determinado momento, tiene un gran efecto. Las palabras pueden hacer que nuestros corazones se emocionen, como cuando alguien nos dice «te quiero» por primera vez, y también pueden golpearnos, como cuando alguien nos grita algo obsceno en la cara. Las palabras acaso no pueden matarnos literalmente (si bien el impacto de unas palabras que nos transmitan malas noticias pueden provocarnos un ataque al corazón), pero sí incitarnos a matar. Una «guerra de palabras» puede provocar una guerra literal.

Les damos valor a las palabras de los demás. «¿Qué dirá la gente?» es algo que tiene peso. Las palabras crean y destruyen reputaciones.

Un juramento puede contener o limitar la experiencia casi tanto como un espacio físico. Los diez mandamientos, por ejemplo, son potentes sistemas de contención.

El budismo describe diez acciones virtuosas y no virtuosas, distribuidas en acciones del cuerpo, el habla y la mente. De las diez, cuatro corresponden a la palabra: la mentira, la calumnia, el lenguaje áspero y la charla ociosa.[7] Así pues, la categoría del *habla incorrecta* contiene más acciones ilícitas que el ámbito físico o el mental. Una de las formas menos virtuosas de expresión son los chismes, una mezcla de mentiras, calumnias, lenguaje áspero y charla ociosa. El chisme consiste a menudo en tratar de conseguir que los demás estén de acuerdo con nuestro punto de vista, para que nos ayude a sentir que es más sólido y real. Cuando no estamos seguros de algo, importunamos con un chisme para que ello nos ayude a reforzar nuestra impresión inestable.

Las prácticas del habla ilusoria consisten en ver a través de la solidez de las palabras, en traspasar las balas o los halagos auditivos que nos abaten o nos animan. La finalidad de las prácticas del habla ilusoria es llegar a escucharlo todo con ecuanimidad y, por lo tanto, no vernos tan afectados por lo que dicen los demás. Aún puede emocionarnos lo que oímos, las palabras todavía nos tocan, pero solo si se lo permitimos. Desde una perspectiva moderna, las técnicas tradicionales para practicar el habla ilusoria pueden parecer arcaicas. Voy a compartirlas como homenaje a la tradición, y a continuación mostraré prácticas más contemporáneas.

La primera práctica que recomiendan los textos es la *práctica del eco*. La idea es ir a un cañón geográfico y gritar en él. Maldícete a ti mismo; a continuación, escucha las palabras que vuelven y relaciónate con ellas como los ecos vacíos que realmente son. Después, haz lo mismo con los elogios. Pocos de nosotros podemos acceder a un cañón y hacer esto, pero habrás captado la idea. Hoy en día podrías grabarte a ti mismo, o grabar a otra persona, alabándote y acusándote.

Algunos textos sugieren que uno consiga que su maestro lo alabe y después lo acuse. Otros manuales hablan de *la prueba del mercado*: ve a un lugar público, haz algo extravagante (pero no peligroso) y observa cómo respondes cuando los demás te atacan verbalmente. Si permaneces imperturbable, has superado la prueba.

El sociólogo Bernard McGrane ideó un ejercicio similar, que puede parecer más seguro. Ve a un lugar público y permanece inmóvil en medio de los demás. Si alguien se acerca a ti, no le hagas caso. Sigue ahí, de pie como una estatua, y guarda silencio. Observa las reacciones de las personas que pasan a tu lado. Y, lo más importante, observa tu propia respuesta interior mientras la gente te lanza miradas extrañadas o habla de ti.[8] Yo he hecho esta práctica, y fue difícil. Me quedé inmóvil en medio de un centro comercial, y en cuestión de segundos la gente me estaba mirando y los niños acudían a echar un vistazo. Descubrí que me importaba lo que la gente pensaba y decía de mí. Fallé la prueba.

Si prefieres adoptar un enfoque científico, puedes quitarles el poder a las palabras por medio de recordar la física del sonido. Las palabras no son más que ondas longitudinales (de compresión y expansión) que impactan en el oído, que hacen que el tímpano vibre, que transmiten impulsos electroquímicos a las partes auditivas del cerebro, que se mezclan con las señales procedentes de otras partes del cerebro, a lo cual damos un significado. No son más que vibraciones. Los atributos *bueno* o *malo* no son intrínsecos a las ondas longitudinales, sino cualidades que les imponemos.

Otro ejercicio consiste en escuchar tu lengua materna y tratar de percibir las palabras como si perteneciesen a un idioma extranjero, o como si fuesen meros sonidos. «Desfamiliarízate» de la palabra y escúchala como si fuese un sonido puro. Esta práctica revela lo instantáneamente que otorgamos significado a los sonidos. En el momento en que oímos una palabra ya la escuchamos con su significado asociado y con la historia personal que vinculamos a dicha palabra. «Traducimos» el mero sonido en una palabra, y por lo tanto en un significado, en el acto.

Para ayudarte a disociar las palabras de su significado y escucharlas como sonidos puros, toma una palabra neutra, como *auto*, y repítela en voz alta. Observa cómo después de un minuto, más o menos, de estar escuchando la palabra, esta pasa a perder su significado, y escuchas *auto* de una manera muy diferente. Ahora pruébalo con una más cargada o más sólida, como *violación*, *negro*, *Jesús* o *Dios*. Observa cuánto tiempo transcurre hasta que llegas a escuchar estas palabras, muy cargadas de significado, como meros sonidos.

En un taller conducido por LaBerge, los participantes escuchamos una palabra grabada una y otra vez durante varios minutos, sin que se nos dijese cuál era la palabra. Nuestra tarea consistía en ver cuántas palabras diferentes podíamos escuchar en el sonido repetido. La que usó para el ejercicio era la misma palabra *words*, «palabras». Si sabes inglés, pruébalo durante unos minutos, a ver qué escuchas. A nuestro grupo se le ocurrieron unas dos docenas de palabras diferentes que entre todos escuchamos, ninguna de las cuales estaba ahí en realidad. Escuchamos *sword*, «espada»; *wear it*, «llévalo»; *wore it*, «lo llevaba»; *swore it*, «júralo»; *score it*, «puntúalo»; *square it*, «cuádralo»; o *its*, «sus»; *squirts*, «chorros»; *heads*, «cabezas»; *quartz*, «cuarzo»; *forehead*, «frente» y *Lawrence*, para nombrar unas pocas. Sin embargo, la voz no decía *Lawrence*, ni *quartz*, ni *swore*, ni otra cosa que *words*. Esta es una especie de test de Rorschach auditivo, diseñado para mostrar cómo nos proyectamos en las cosas. Oímos y vemos cosas que no están ahí, como habitantes asustados de la casa encantada de nuestra propia mente.

Cuando realicé este ejercicio, después de un minuto la repetida palabra *words* pasó a sonarme como un sonido puro, sin sentido. Pero poco después empecé a escuchar algunas de esas otras palabras. «Desnudé» el sonido *words*, pero pronto lo hube «vestido» de nuevo.

Como mencioné anteriormente, también pueden unirse las prácticas del habla ilusoria con las del cuerpo ilusorio por medio de llevarlas a cabo delante de un espejo. Alábate y acúsate a ti mismo, hasta que puedas ir al mercado y lograr que las palabras de los demás te afecten tan poco como las del espejo. Cuando puedas relacionarte de forma ecuánime con las palabras que te dirijan, habrás culminado con éxito las prácticas del habla ilusoria.

LA PRÁCTICA DE LA MENTE ILUSORIA
(TRASPASAR LOS PENSAMIENTOS)

En la progresión desde las prácticas del cuerpo ilusorio a las del habla ilusoria y hasta la de la mente ilusoria, partimos de las formas densas, pasamos por las sutiles y acabamos con las muy sutiles hasta aprender a ver la naturaleza onírica de todas ellas. Los contenidos de nuestras mentes están bastante desprovistos de forma, pero cuentan con la forma suficiente como para dictar nuestras vidas. Aunque son los más sutiles son también, paradójicamente, los más poderosos. Todo lo que decimos (lo que atañe al habla) o hacemos (lo que atañe al cuerpo) comienza con lo que pensamos o sentimos. Considera que el contenido de tu mente son ilusiones; contempla tus pensamientos y sentimientos como oníricos y date cuenta de cómo todo tu mundo se suaviza: tu habla se vuelve más amable y tus actos más bondadosos.

Con la práctica de la mente ilusoria nos centramos en el proyector, no en lo proyectado. Nos relacionamos directamente con la mente, que es lo que sucede cuando nos vamos a dormir. Cuando nos acostamos para dormirnos, nos retiramos de nuestras acciones corporales y nuestra habla y regresamos a la mente. La mente es lo que «se levanta» cuando el cuerpo y el habla se acuestan. Puedes comprobarlo fácilmente: cuando te acuestas, los contenidos de tu mente emergen; si padeces insomnio, te mantienen en vela.

Sufrimos de forma directamente proporcional a lo sólidos que creemos que son los contenidos de nuestras mentes.[9] Cuando esto llega a niveles extremos, tenemos la locura. Una forma de ver la locura es como la cosificación total de los propios pensamientos y emociones. Acaso no estemos completamente locos, pero sí que enloquecemos cada vez que creemos que nuestros pensamientos y emociones son reales.

En el otro extremo están los seres despiertos. Los mismos pensamientos y emociones que surgen en un demente también pueden surgir en un buda, pero la forma en que se relacionan uno y otro con esos pensamientos y emociones es muy diferente: una persona engañada o dormida se cree sus pensamientos (de la misma forma en que se cree sus sueños no lúcidos), mientras que un buda ve a través de ellos. Esta vigilia penetrante es lo que cultivamos con la práctica de la mente ilusoria.

Esta práctica consiste en una aplicación íntima e inmediata de las meditaciones «de pasar a través» de las que he hablado anteriormente: con la práctica de la mente ilusoria, podemos traspasar la psique y el sustrato en el acto. Podemos traspasar las falsas apariencias y vislumbrar la mente de la luz clara cada vez que vemos a través de un pensamiento. Estabilizar ese atisbo como una mirada continua lleva tiempo, pero lo que es «pasar a través de» y llegar a la mente de la luz clara puede tener lugar en un instante. El camino, como dijo el erudito religioso Huston Smith, consiste en transformar esos destellos de iluminación en una luz permanente.

Recuerda que los pensamientos no son el problema. Los pensamientos son un juego inocente de la mente. Si se los deja solos, se autoliberan, es decir, se disuelven de forma natural en la mente de la luz clara de la que surgieron. Pero, por supuesto, rara vez los dejamos solos. *Este* es el problema. Vertemos la gasolina de la atención en estas pequeñas chispas de la mente, de modo que se inflaman como los dramas, preocupaciones, cavilaciones, ansiedades, expectativas, esperanzas y miedos que componen la totalidad de nuestras vidas. Todo ello tiene su origen en el hecho de que consideramos que nuestros pensamientos son sólidos y reales (al igual que consideramos que nuestros sueños no lúcidos son sólidos y reales).

Con la práctica de la mente ilusoria, aquello que nos tomamos tan en serio (nuestras ambiciones, agitaciones, anticipaciones y dudas) lo vemos como algo fugaz, efímero y transparente, como chispas inofensivas que se disuelven en el cielo nocturno. En una charla que impartió en la Universidad de Naropa, Dzogchen Ponlop Rinpoche recordó esto a su audiencia:

Tratad de ver cómo solidificáis vuestras experiencias (cómo afianzáis vuestro dolor, felicidad y alegría) y cómo estas experiencias se vuelven tan importantes para vosotros que ni tan siquiera podéis dormir por las noches. Nuestra experiencia es tan real, tan importante y tan molesta para nosotros que ni siquiera podemos tener una buena noche de sueño.

Descubrimos que si solidificamos *cualquier* experiencia, el resultado es el *samsara*, el sueño y el sufrimiento. Si suavizamos el contenido de nuestras mentes, el resultado es el nirvana, el despertar y el fin del sufrimiento. Muchas meditaciones convencionales trabajan para ayudarnos a ver a través de nuestros pensamientos y emociones; aquí vamos a utilizar algunas de esas meditaciones en el contexto de la práctica mental de las formas ilusorias.

La práctica de la mente ilusoria comienza con la atención plena (*samatha*) y la conciencia (*vipashyana*). *Samatha* ralentiza la mente; *vipashyana* nos permite ver a través de ella. Cuando los pensamientos pasan por la mente, tendemos a dejarnos arrastrar por la corriente. Y es difícil ver a través de dicha corriente. Cuando la mente se ralentiza, se vuelve «más delgada» y más transparente. *Vipashyana* significa «visión clara», y en el contexto de la práctica de la mente ilusoria consiste en tomar el ojo de la mente y dirigirlo hacia dentro. Esta es la mirada del «interiorizado» que mencionaba anteriormente y que nos permite ver las capas externas de la mente como en realidad son (meras nubes flotando en el espacio abierto de la mente). Si bien resulta útil ralentizar la mente, no tenemos que detenerla. No tenemos que deshacernos de ningún pensamiento o emoción. Los pensamientos nunca son el problema. El problema es creernos todo lo que pensamos o sentimos, es decir, la cosificación.

Por un lado, la práctica de la mente ilusoria es fácil: sencillamente, no te creas nada de lo que pienses. Pruébalo y verás lo fácil que es. Observa cómo aparece un pensamiento, míralo directamente y después comprueba cómo se deshace delante de tus ojos. Pero como nos hemos pasado la vida creyendo que nuestros pensamientos son reales, es difícil sostener esta mirada penetrante. Un gran historial de cosificación, un karma abundante y la fuerza del hábito nos impulsan a seguir solidificando todo lo que aparece. Por lo tanto, lo difícil es mantener la constancia.

Con la práctica de la mente ilusoria adaptamos la meditación sentados de la que hablaba anteriormente de esta manera: sustituimos la etiqueta «pensando» o «pensamiento» por «ver a través de». Lo cual es lo mismo que decir «despertar». Cuando surja un pensamiento y te distraiga, di mentalmente: «Veo a través de él». No trates de detener dicho pensamiento; mira a través de él con tu visión de rayos X. Como dice Sogyal Rinpoche: «Reconócelos [los pensamientos] por lo que realmente son: meras experiencias ilusorias y oníricas». De esta forma, la mente se va volviendo transparente para sí misma, como cuando la niebla se disipa con los rayos del sol de la mañana.

Cuando ves la naturaleza ilusoria de los contenidos de tu mente, los pensamientos y las emociones ya no tienen poder sobre ti. Esto es lo que significa la liberación espiritual. Por fin dejas de relacionarte de forma inapropiada con los contenidos de tu mente. Los pensamientos y las emociones se convierten ahora en adornos de la mente, en lugar de seguir oscureciéndola.

Si continúas solidificando tus pensamientos, y por lo tanto creyéndotelos, seguirás creyéndote todo lo demás. La seducción de las formas exteriores comienza desde dentro, con el señuelo de los pensamientos y las emociones. Este «consumo» mantiene el *samsara*, pero impide el nirvana. Todas las prácticas tradicionales llegan al mismo punto: todo lo que hay en nuestras mentes es efímero y vacío, como un sueño.

Cuando miremos hacia atrás, en el momento de la muerte, la experiencia de esta vida nos parecerá como un sueño. Y (al igual que nos ocurre con nuestros sueños nocturnos) nos parecerá inútil haberle dedicado tantos esfuerzos. El miedo que experimentamos en un sueño se esfuma al despertar. ¡El hecho de sentir miedo no fue más que un esfuerzo innecesario que nos quitó calidad de sueño! Cuando miremos lo que ha sido nuestra vida a raíz de la muerte, también nos parecerá un esfuerzo inútil, un desperdicio de energía, la cantidad de tiempo que pasamos implicados en vacilaciones y agresiones, y en la ignorancia, el egoísmo, los celos, el odio, el instinto de conservación y la arrogancia. Así pues, sé capaz de considerar todos estos pensamientos y conceptos ilusorios como sueños. Dentro de esta existencia ilusoria, ¿cuál es la lógica, si hay alguna, que hay detrás de cualquier terquedad, distracción o vacilación, o de las emociones habituales de agresión, deseo, egoísmo y celos?

KHANDRO RINPOCHE[10]

La manera en que te relacionas con tu mente se extiende, de forma natural, al modo en que te relacionas con tu habla y con tu cuerpo y sus acciones. Y la manera en que te relacionas con tu habla y tu cuerpo también se extiende al modo en que te relacionas con tu mente. Estos tres aspectos de las formas ilusorias, por lo tanto, se retroalimentan entre sí. Cuanto más mejoramos con uno, más mejoraremos con los demás. La finalidad de estas prácticas es descubrir que hay una consciencia visual onírica que ve formas oníricas, una consciencia auditiva onírica que oye sonidos oníricos y una mente onírica que percibe pensamientos oníricos.

Trungpa Rinpoche resume así los tres aspectos de las formas ilusorias:

Todo lo que se ve con los ojos es vívidamente irreal en el vacío, pero aún tiene forma.

Todo lo que se oye con los oídos es el eco del vacío, pero aún es real.

Lo bueno y lo malo, lo feliz y lo triste, todos los pensamientos se desvanecen en el vacío como el rastro de un pájaro en el cielo.[11]

¿QUÉ QUIERES REALMENTE?

Un tema central en el yoga de los sueños es que las personas, objetos o acontecimientos no tienen el poder inherente de afectarnos, a menos que los solidifiquemos y, por lo tanto, les demos ese poder. Las prácticas de las formas ilusorias refuerzan esta idea por medio de mostrarnos que esas personas, esos objetos o esos acontecimientos no son lo que realmente deseamos. Las formas externas (personas, objetos y acontecimientos) no son lo importante. Lo importante son los estados mentales relativamente carentes de forma que todo eso evoca. Las prácticas de las formas ilusorias señalan la diferencia entre lo que pensamos que queremos (alguna forma externa) y lo que realmente queremos (un estado mental interno, sin forma). Por lo tanto, constituyen otra manera de separar las apariencias de la realidad y de despertar a la verdad.

Examinémoslo con mayor detalle. Cuando quieres alejarte de alguien (o de algo), aquello de lo que realmente quieres alejarte es el estado de ánimo que permites que ese alguien o ese algo te evoque. Cuando quieres acercarte a alguien (o a algo), aquello a lo que realmente quieres acercarte es el estado de ánimo placentero que permites que esa persona u objeto te evoque. Si esto no fuese así, la persona desagradable siempre sería repulsiva y la persona placentera siempre sería atractiva. Si piensas que alguien tiene este tipo de poder, concédele un poco de tiempo y verás cómo ese poder se desvanece, como ocurre en una relación a largo plazo. La capacidad de un objeto de inspirar felicidad o sufrimiento también tenemos que ponerla en tela de juicio cuando nos damos cuenta de que lo que una persona encuentra atractivo a otra puede parecerle repulsivo, o viceversa.

Cuando dices algo así como: «¡Esa persona es muy ardiente!», lo que estás diciendo en realidad es que estás permitiendo que esa persona encienda una sensación de pasión o apetito sexual en ti. Cuando dices: «¡Quiero ese coche!», lo que realmente estás diciendo es que deseas el estado de ánimo que permites que ese coche desencadene en ti. Este descubrimiento hace que dejes de enfocarte en lo exterior y pases a centrarte en lo interior. Es un movimiento telúrico que deposita la responsabilidad de tu sufrimiento y felicidad directamente donde tiene que estar —dentro de ti mismo— y según cómo te relacionas con los contenidos de tu mente.

Mi amigo Peter estaba atravesando por un momento difícil en su matrimonio. En un esfuerzo por mitigar su dolor, se compró un yate grande y se refugió emocionalmente en él. Cada minuto que tenía libre lo dedicaba a pulir y cuidar su nuevo juguete. El yate le proporcionó el consuelo que tan desesperadamente necesitaba. A menudo dormía en él, o lo sacaba a mar abierto para escapar de sus problemas. Llegó a asociar su caro juguete con la paz mental. Su mujer era el equivalente del sufrimiento; su yate era el equivalente de la felicidad. Combinó, y por lo tanto confundió, un objeto externo con un estado de ánimo interno.

Peter no se daba cuenta, pero en realidad no quería pasar tiempo en el barco. Esto era así solo aparentemente. La realidad era que quería pasar más tiempo en un estado de felicidad. Aprendió esta lección por la vía dura, como la mayoría de nosotros, cuando su yate comenzó a tener tantos problemas como su matrimonio. La hélice se rompió. A continuación, estalló una junta del motor. Finalmente, el casco se agrietó. Pasó de ser un espacio de felicidad a otro espacio de sufrimiento. De pronto, su esposa no le pareció tan mal. Si se hubiese tomado la molestia de examinar más de cerca la cuestión, se habría dado cuenta de que su barco, y por supuesto su esposa, no tenían el poder de hacer que se sintiese feliz o triste (a menos que él les diese ese poder).

Para alcanzar cualquier nivel de felicidad incondicional, o felicidad *sin forma*, Peter necesita separar las apariencias de la realidad y despertar a qué es lo que realmente está buscando. Mientras no lo haga, al igual que el resto de nosotros, se va a pasar el resto de su vida tratando de reproducir las condiciones (las formas) que parecen hacerle feliz, sin darse cuenta de que lo que realmente quiere es la felicidad incondicional, o sin forma. Esta es la razón por la cual los verdaderos renunciantes y ascetas (no los falsos que solo desean huir de lo material) están en lo cierto: han despertado al hecho de que los objetos externos no son lo que en realidad queremos.

Esta es también la razón por la cual la gente puede ser feliz con cosas completamente diferentes. Un nativo de las selvas de la Amazonia puede encontrar la felicidad cazando un jabalí, mientras que una modelo de París halla la felicidad cuando aparece en la portada de una revista. No es el jabalí o la portada de la revista los que logran esto. Es la mente la que lo hace. El común denominador es el estado de ánimo, no el estado de cualquier objeto.

Es por ello por lo que realizar las prácticas de las formas ilusorias, y especialmente la práctica de la mente ilusoria, es tan valioso. También es por ello por lo que la meditación no es algo místico. Es lo más práctico y realista posible: en lugar de trabajar indirectamente con las personas, objetos y acontecimientos exteriores, trabajamos directamente con la verdadera fuente de nuestro placer o dolor. Nada tiene el poder de hacerte estar feliz o triste a menos que le concedas ese poder. Y le concedes ese poder, sin darte cuenta, cuando consideras que es real.

LOS BENEFICIOS DE LAS PRÁCTICAS DE LAS FORMAS ILUSORIAS

En calidad de exteriorizados, en el sentido budista, siempre estamos proyectando en el mundo exterior, creando y manteniendo nuestro sentido del yo a partir de los ecos que regresan a nosotros. Es una especie de «ecolocalización» psicológica, es decir, hallamos nuestro camino en el mundo a partir de la retroalimentación que obtenemos de proyectarnos en él.[12] Estos ecos dependen totalmente de que haya algo sólido «ahí fuera» en lo que rebotar. Si hay algo sólido ahí fuera, la consecuencia inmediata es que tiene que haber algo sólido «aquí dentro». Cuando existe «lo otro» es porque hay un yo. Y cuanto más sólido es lo otro, suponemos, más sólido es el yo.

Esta ecolocalización tiene lugar en el ámbito psicológico («¿Cómo lo estoy haciendo *yo*?») e incluso en un ámbito más profundo, espiritual (u ontológico, en que se supone la confirmación del mismísimo sentido del *yo*, o de la existencia misma). Me explico. La retroalimentación psicológica que anhelamos ya es un reflejo secundario, que proviene de lo que la psique proyecta en el mundo. El reflejo primario surge de la ilusión de que, para empezar, hay algo ahí fuera, y esto proviene de lo que proyecta el sustrato (la ilusión de un mundo totalmente exterior). Primero necesitamos tener un «ahí fuera» donde hacer rebotar nuestras proyecciones psicológicas. Las prácticas de las formas ilusorias trabajan con ambas capas de solidez (el mundo exterior aparentemente sólido y después la retroalimentación aparentemente sólida que obtenemos de él), pero se centran más en el nivel espiritual por medio de reblandecer y después disolver cualquier noción de «ahí fuera» (y, por lo tanto, de dualidad).

Cuando hice mi primer retiro de meditación grupal de treinta días, hace unos veinticinco años, me sentí humilde al descubrir lo mucho que ansiaba esas formas de retroalimentación. Era un retiro de silencio, con la instrucción de evitar incluso el contacto visual, y no teníamos absolutamente ninguna interacción por medio de la palabra hablada. Me tomé esas restricciones como una especie de dieta o ayuno, lo que me llevó a descubrir cuánto me apoyaba en la retroalimentación exterior. Después de una semana de estar meditando durante doce horas al día, mi sólido sentido del yo empezó a zozobrar. A medida que mi ego se iba disolviendo lentamente, me encontré hambriento de retroalimentación, de algo que me permitiera restablecer mi existencia. Respeté la disciplina del silencio, pero traté de hacer trampa por medio de captar la mirada de alguien (¡de cualquiera!) mientras caminábamos durante las pausas de las sesiones formales. Cuando ocurría que alguien levantaba la mirada (tal vez víctima de la misma ansiedad existencial) e intercambiábamos una mirada, exhalaba un suspiro de alivio. ¡Alguien me reconocía! Pero la mayor parte de las veces mis miradas furtivas caían sobre cabezas gachas, y esta falta de retroalimentación me desanimaba.

Todos sabemos lo que se siente cuando te ignoran, como cuando enviamos un correo electrónico o un mensaje de texto y nunca obtenemos una respuesta, pero el nivel de rechazo que estaba experimentando era primordial. No era solamente mi sentido de lo que hacía en el mundo lo que estaba siendo ignorado, sino mi sentido de estar en el mundo. Por más desapacible que fuera la experiencia, puso de manifiesto lo mucho que anhelaba verme afirmado (no solo psicológicamente, sino también ontológicamente). Trungpa Rinpoche dijo en una ocasión: «El universo no parpadeará cuando mueras», como una exhortación a superar nuestro sentido inflado del yo y el *feedback* con el que este se alimenta.

Cuanto menos sólido es el universo, menos sólida es la retroalimentación que genera nuestro sentido del yo. Cuando vemos a través de la aparente solidez del mundo exterior, tomamos conciencia de un contexto más amplio, ese contexto de conciencia (lucidez) del que hablaba anteriormente. Ya no estamos encerrados en una caja que ni siquiera sabíamos que hicimos. Nuestra atención sigue divagando, pero no rebota de la misma manera; no rebota para crear y mantener el mismísimo sentido del yo. En términos psicológicos, ya no estamos hambrientos de retroalimentación egoica, como los niños que están exclamando constantemente: «¡Mami, mami, mira lo que sé hacer!». Lo que la gente dice o piensa ya no nos importa. El éxito con las prácticas del cuerpo ilusorio (no hay nada «ahí fuera») da lugar, por lo tanto, al éxito con las prácticas del habla ilusoria. Llegamos a ver a través de todo ello. Esto es increíblemente liberador, porque el mundo exterior ya no nos limita, y nosotros tampoco nos limitamos en relación con el mundo exterior.

Continuamos atendiendo a las cosas, pero esa atención al exterior, que por lo general se ve teñida por la proyección, se transforma en brillo. Esta es la diferencia entre atender algo con la esperanza de obtener algo a cambio (y temiendo que puede ser que no lo obtengamos) y atenderlo por puro amor, sin esperar nada. Manifestamos y después soltamos. Es entonces cuando por fin empezamos a brillar.

¿Con qué frecuencia comienzan las personas realmente a brillar cuando dejan de preocuparse por lo que dicen o piensan los demás? ¿Con qué frecuencia florecemos cuando finalmente confiamos en nuestra luz interior y no tememos expresarla, de forma que, a menudo, eclipsamos a quienes siguen encajonados por la esperanza y el miedo? Confiar en el propio brillo da lugar a la presencia y confianza auténticas, a medida que vivimos la vida libres de las restricciones externas. Cuando está totalmente encendida, esta luz liberada irradia como majestuosidad. Hemos regresado a nosotros mismos. Es entonces cuando «nada puede atenuar la luz que brilla desde dentro», como dijo, según parece, la poetisa Maya Angelou.

Cuando estamos libres de estas limitaciones externas es como si la mente de la luz clara pudiese brillar por fin con luminosidad, sin dudas ni vacilaciones. Si estamos cerca de alguien cuya luz es totalmente transparente, podemos sentir su resplandor, su calidez, su confianza no egoica, y queremos estar cerca de eso. Esa energía solar es magnética, como el esplendor del sol, y puede atraer a otros a su esfera de influencia para ayudarles. Este es el auténtico carisma, la luz resplandeciente del corazón-mente libre del sustrato y la psique proyectadores.

Yo he sentido esta iluminación y calidez, esta sabiduría y compasión, con los grandes maestros de nuestro tiempo: Su Santidad el Dalái Lama, el Karmapa, Sai Baba, el padre Thomas Keating y otras luminarias de otras tradiciones. Estos maestros no venden su energía solar (hacerlo es el indicador más claro de un charlatán) sino que viven humildemente para despertarnos a nuestra propia luz interna, a lo que el budismo *shambhala* denomina el Gran Sol Oriental que tenemos dentro. Y lo hacen por medio de liberarnos de la solidez de las *ocho preocupaciones mundanas*, la forma en que el budismo articula las restricciones externas que nos encajonan.

Estas ocho preocupaciones mundanas son, de hecho, ocho prisiones mentales que limitan nuestras vidas: el elogio y la censura, la fama y la vergüenza, la pérdida y la ganancia, el placer y el dolor. Con las prácticas de las formas ilusorias vemos a través de estos muros carcelarios y nos damos cuenta de la locura que es pasarnos la vida luchando por obtener elogios, fama, placer y ganancias, a la vez que luchamos para evitar la culpa, la vergüenza, la pérdida y el dolor. El origen de estas ocho preocupaciones es la esperanza y el miedo (esperamos obtener lo primero y tememos lo segundo).

Entender la cuestión de las formas ilusorias es lo que evita que salgamos *fuera* y nos perdamos en nuestras proyecciones. Esta comprensión interrumpe la trayectoria «exteriorizada» que nos lanza a una dinámica de insatisfacción permanente y nos permite ver a través de la inutilidad de esta forma de vivir. Como dijo Sócrates: «El secreto de la felicidad, veis, no se encuentra en buscar más, sino en cultivar la capacidad de disfrutar con menos».

Si los pensamientos y los objetos son fundamentalmente ilusorios, no hay necesidad de aferrarse a ellos. Si no hay aferramiento (si no existe el esfuerzo psíquico implacable que suponen el apego y la fijación), no hay fatiga. Si no hay fatiga, no hay necesidad de dormir. Esta es una de las razones por las cuales los budas no duermen, en el sentido convencional del término.[13] Khenpo Rinpoche resume la esencia del asunto de las formas ilusorias:

> Las apariencias de esta vida (todas las diversas apariencias de formas, sonidos, olores, sabores y sensaciones corporales que percibimos) parecen existir realmente. Pero las apariencias de la vida no nos dicen: «Yo soy real». Solamente parecen ser reales desde la perspectiva de nuestros confusos pensamientos cuando pensamos: «Esas cosas realmente están ahí fuera». Esto es lo mismo que hacemos en un sueño cuando no sabemos que estamos soñando. Del mismo modo, creemos erróneamente que el envejecimiento, la enfermedad y la muerte existen realmente [...] pero esto es solo el resultado de que nuestra consciencia está confusa. La perfecta sabiduría de los budas no considera que esta vida, o la vejez, la enfermedad y la muerte que tienen lugar dentro de ella existen realmente. Los nobles budas y *bodhisattvas* que tienen una sabiduría que ve la auténtica realidad no ven estos acontecimientos como reales.[14]

Por último, si el mundo es un sueño, ¿qué es lo que sueña este mundo? Es soñado por la mente de la luz clara. Las prácticas de las formas ilusorias consisten en ubicarse una y otra vez en la perspectiva de la mente de la luz clara, para la cual es absolutamente verdadero proclamar: «Esto es un sueño».

En ese momento, cuando empiezo a experimentar el proceso que conduce al soñar, abandono la negligencia y el cementerio que es la ilusión. Sin perder la atención, entro en la experiencia de la naturaleza del ser. Aprehendiendo el estado de sueño, me ejercito en la emanación, la transformación y la luz clara. ¡No me duermo como un animal, sino que practico integrar el sueño y la dirección de la percepción!

GURU RINPOCHE,
Liberación natural: las enseñanzas de
Padmasambhava sobre los seis bardos

14

PRIMERAS ETAPAS Y PRÁCTICAS DEL YOGA DE LOS SUEÑOS

Para que se produzca un relámpago tienen que darse unas determinadas condiciones atmosféricas; la temperatura, la altitud, la humedad y el potencial eléctrico tienen que ser los adecuados. Con el enfoque del yoga de los sueños que hemos ido desarrollando en este libro ocurre algo similar: hemos unido la visión, las meditaciones, la actitud, la motivación y las prácticas preliminares adecuadas para que un día el relámpago de la lucidez se produzca en nuestros sueños. Este enfoque se denomina «el camino progresivo hacia el despertar repentino».[1]

Como hemos visto, en el budismo los preliminares son más importantes que la práctica principal. Para nuestros propósitos, esto quiere decir que si abordas correctamente los preliminares es más probable que el yoga de los sueños sencillamente acontezca. Es como cuando nos acostamos en condiciones normales: no podemos forzarnos a dormir. El mismo esfuerzo nos mantiene despiertos, y cuanto más lo intentamos, más despiertos seguimos. *Tratar de relajarse* es un

227

oxímoron. Lo que hace la gente para dormirse, en condiciones normales, es crear el ambiente apropiado: apagan las luces, se acuestan, cierran los ojos, adoptan una postura que les resulta cómoda y esperan. Si el ambiente es el adecuado (y si hay el suficiente cansancio, por supuesto), uno sencillamente se duerme. Con el viaje del yoga de los sueños que hemos realizado hasta ahora hemos estado creando el ambiente adecuado. Y al igual que ocurre con el paso del *mindfulness* con esfuerzo al *mindfulness* sin esfuerzo, el esfuerzo toma en gran medida la delantera.

Llegar a un nivel en que el yoga de los sueños «sencillamente acontece» puede resultar incómodo a veces, y también requiere cierto grado de trabajo interior profundo. La práctica espiritual es a menudo irracional e incómoda. No siempre tiene sentido desde la perspectiva del ego, y no siempre concuerda con la razón convencional. Esto es especialmente cierto en el caso de las prácticas nocturnas. El ego, sencillamente, no quiere ir allí. Como hemos visto, la oscuridad (la ignorancia) es donde el ego encuentra su refugio más profundo. La luz penetrante puede ser irritante para el que vive en la oscuridad. Se requiere de técnicas espirituales avanzadas para penetrar en esta oscuridad (el refugio subterráneo del ego) y revelar esa luz. El yoga de los sueños y el del sueño son, por lo tanto, buenos destructores de búnkeres a los que el bastión del ego no puede dar la bienvenida.

Puesto que estas prácticas son sutiles, es fácil desanimarse. Es necesario mantener una actitud de determinación (los practicantes avanzados nunca se dan por vencidos; es así como avanzan). Uno también tiene que convertirse en su propio instructor de meditación. Por supuesto, se puede hablar con otros practicantes y con instructores del yoga de los sueños, pero este viaje es muy privado. Uno tiene que ser honesto consigo mismo y estar dispuesto a sumergirse profundamente en la oscuridad de esta práctica, que nos dice la verdad acerca de nosotros mismos.

Algunas personas tienen más miedo de la verdad que de la oscuridad. Muchos de nosotros tenemos mirar en los espejos sinceros de nuestras vidas porque tenemos miedo de lo que nos podemos encontrar. Un psicólogo me dijo en una ocasión que los alcohólicos a menudo no pueden mirarse a los ojos cuando se ponen delante de un espejo, porque no pueden soportar lo que ven. Muchos de nosotros tenemos miedo no solamente de los espejos físicos, sino también de los emocionales (como lo que nos reflejan nuestras parejas) o los espirituales (como estar con un gurú o una comunidad espiritual). Todos estos espejos tienen el potencial de reflejar nuestras neurosis y, por lo tanto, nos ayudan a crecer. El yoga de los sueños es otro ejemplo de espejo; es la medida del camino (refleja la medida de nuestra práctica espiritual). Es un espejo en el que muchos de nosotros podemos no querer mirar.

Dzogchen Ponlop Rinpoche dijo con franqueza que quien esté satisfecho con ser un estúpido no se moleste en entrar en el camino espiritual; que siga con su sonambulismo y rece para no caer por un precipicio. Pero si uno no está satisfecho con su dolor y sufrimiento y prefiere despertar, tarde o temprano tendrá que hacer frente a las facetas más profundas de su ser. Tendrá que sacar a la luz todos los aspectos ocultos de sí mismo, hacer las paces con ellos y permitir que se autoliberen en la luz de la conciencia.

Las etapas del yoga de los sueños van directamente al núcleo de este lugar profundo y oscuro y trabajan directamente con la ignorancia (el sueño espiritual), que es la raíz de todo sufrimiento. La ignorancia es poderosa porque es muy insidiosa. Es difícil de ver, pero al mismo tiempo es la fuerza más activa del *samsara*. Si vemos las cosas como sólidas, duraderas e independientes, estamos siendo atacados por la ignorancia. Es como un rumor de fondo que ha estado teniendo lugar desde tiempos inmemoriales, de forma que nos hemos adaptado a él. Imagina que llevas mucho tiempo en una habitación donde está activado un gran sistema de ventilación que de pronto se apaga y que, hasta que ocurre esto, ni tan siquiera eras consciente de que hubiera ese ruido de fondo.

Como la ignorancia es tan constante, nunca la vemos. No contamos con el contraste (generado por un cese temporal de esa ignorancia) que nos permita ver que está activa en nosotros. No tenemos ningún otro estado de consciencia que nos permita detectar que estamos dormidos. El maestro Orgyenpa dijo:

> La experiencia de la vigilia ha estado aconteciendo desde un período de tiempo que nunca comenzó y que nunca se ve realmente interrumpido, excepto por la superposición adicional de la confusión propia del período onírico. Sabemos que los sueños no son reales porque nos despertamos de manera periódica, y por lo tanto contamos con un medio de contraste. Sin embargo, no contamos con un contraste así para reconocer la irrealidad de las apariencias convencionales.[2]

En las Cuatro Nobles Verdades del budismo, el cese de la ignorancia es el equivalente a la tercera verdad, «la cesación del sufrimiento» o *nirodha* (que significa «cese», «extinción»; el nirvana es una forma de *nirodha*). Con el yoga de los sueños desarrollamos la conciencia que nos permite «apagar» la ignorancia que no sabíamos que «estaba en marcha».

Acaso te preguntes: si estos niveles de la mente son tan sutiles, ¿por qué preocuparse? De hecho, la mayoría de las personas no se preocupan al respecto; prefieren dormir. La razón por la que vale la pena interesarse por el yoga de los sueños es que todo lo que hacemos en la superficie de nuestras vidas viene dictado por estos niveles más profundos, sutiles. Como hemos visto, estamos lidiando con las placas tectónicas de nuestras vidas en estos niveles, y el más mínimo movimiento que tenga lugar «ahí abajo» puede alcanzar enormes repercusiones «arriba». Cuando, en la Tierra, las placas tectónicas se desplazan solamente unos pocos metros, los terremotos que se producen en la superficie pueden ser monumentales. De la misma manera, pequeños cambios en los niveles inconscientes pueden tener efectos igualmente potentes en nuestras vidas conscientes.

Al llevar los procesos inconscientes que controlan nuestras vidas a la luz de la conciencia, podemos liberarnos de ellos. En gran medida, la psicología aborda esta liberación; el budismo, sencillamente, va más a lo profundo. Ambas tradiciones nos muestran cómo vamos sonámbulos por la vida, guiados en nuestro letargo por la fuerza de la mente inconsciente, y nos dan la opción de despertar.

En concreto, el camino del yoga de los sueños puede dar lugar a un destello de despertar espiritual (el equivalente al relámpago del que hablaba) que ilumine el hecho de que estamos profundamente dormidos.[3] Cuando estamos dormidos, no miramos (y por lo tanto no vemos) nuestra ignorancia; miramos *a través* de ella (y por lo tanto nos vemos confundidos por ella). Es como ver a través de unas gafas de sol oscuras que ni siquiera sabemos que llevamos puestas. Es decir, no vemos que no vemos. Por lo general, no vemos las cosas porque están demasiado lejos. Pero con nuestra ignorancia (o, en términos del yoga de los sueños, nuestra falta de lucidez) no las vemos porque están demasiado cerca. Es como tratar de ver el interior de nuestros párpados. Lo que hacemos con el yoga de los sueños es tirar de nuestros párpados para poder ver exactamente qué es lo que nos mantiene en la oscuridad.

En nuestro enfoque de la práctica del yoga de los sueños hemos pasado de las prácticas occidentales básicas para inducir la lucidez en los sueños a formas de meditación e inducción de los sueños lúcidos y, después, a conceptos más avanzados y sutiles del budismo tibetano, como las prácticas de las formas ilusorias. Una vez que se ha preparado el escenario, por fin estamos listos para explorar las prácticas nocturnas del yoga de los sueños.

FASES Y ETAPAS DEL YOGA DE LOS SUEÑOS

Tradicionalmente se considera que el yoga de los sueños abarca tres fases, y el practicante normalmente pasa a través de ellas por etapas. La primera fase es el *reconocimiento*. Se reconoce que el sueño es un sueño. La segunda fase es la *transformación*, la cual corresponde aproximadamente a las etapas 1 a 7 que se presentan aquí y en el capítulo siguiente. La tercera fase es la *liberación*, y corresponde a las etapas 8 y 9 del capítulo siguiente. Esta numeración da a entender un desarrollo progresivo, pero las prácticas no se suceden necesariamente en orden lineal. Se puede avanzar y retroceder entre las etapas. Las etapas 1 a 7 se pueden ver como dualistas; implican trabajar con los objetos de los sueños. Las etapas 8 y 9 son más no dualistas; trascienden totalmente cualquier sentido de sujeto y objeto. Así pues, se va de lo denso a lo sutil, de la dualidad a la no dualidad, como en el camino espiritual propiamente dicho.

Las etapas que se describen a continuación se corresponden, en general, con las etapas clásicas, pero la presentación es mía y las etapas son más progresivas y fáciles de practicar que las tradicionales. Explóralas y comprueba cuál o cuáles te van mejor. Es posible que tengas una fuerte conexión con una etapa (de forma que ahí se manifiesta tu capacidad) y no con otra. Asimismo puedes saltarte etapas enteras o descubrir otras propias. El tiempo de permanencia en una etapa también puede variar. Algunos pueden permanecer siempre en la primera etapa y realizar ahí toda su práctica del yoga de los sueños. Otros pueden avanzar de forma sistemática por las etapas y dedicar semanas, meses o años a cada una de ellas. Y otros pueden ir cambiando: una noche ven que son capaces de trabajar con algunas de las etapas más avanzadas y la noche siguiente volver a la etapa 1. Algunas personas pueden cambiar el orden de las etapas y comenzar con una más alta.

En mi caso, a veces practico en las etapas superiores, y otras veces relajo mis esfuerzos y regreso a las primeras etapas. En otras ocasiones doy rienda suelta a mis fantasías en el inicio del sueño lúcido y después paso a practicar. Algunas noches no quiero trabajar en absoluto y prefiero no hacer más que dormir. El yoga de los sueños no tiene reglas muy estrictas, excepto esta: ve despacio, tómatelo con calma. Tus sueños son tuyos; están influidos por tus antecedentes y expectativas personales. Confía en tu experiencia y diviértete. El camino de cada persona es único.

Desde una perspectiva psicológica, es decir, desde la perspectiva de la lucidez en los sueños, lo importante de las etapas que siguen es la reconciliación e integración con los elementos del sueño, y por lo tanto con los elementos de la mente inconsciente.[4] Desde una perspectiva espiritual, esto es, desde la perspectiva del yoga de los sueños, lo relevante de las prácticas es conseguir el dominio sobre los elementos del sueño: una vez que reconocemos que estamos teniendo un sueño lúcido, añadimos formas más avanzadas de trabajo con el sueño, cuyo máximo potencial es alcanzar la iluminación. Las etapas finales del yoga de los sueños tienen como objetivo pasar a través de la mente inconsciente y acceder a la mente de la luz clara que está por debajo de ella.

En los sueños lúcidos *reconciliamos*; en el yoga de los sueños *trascendemos*. Se podría argumentar que reconciliar es lo mismo que trascender y que la reconciliación constituye un enfoque más pacífico, mientras que la pura trascendencia es un enfoque más «airado» (más directo, basado en el «traspasar»). En un punto de vista integral, en el que podemos honrar e incorporar todos los aspectos de las prácticas nocturnas, hay lugar para ambos enfoques.[5]

Las etapas 1 a 5, que se analizan en este capítulo, constituyen los niveles básico e intermedio del yoga de los sueños. Estas prácticas pueden constituir fácilmente todo un plan de estudios del yoga de los sueños y conducir a cambios profundos, no solo en la experiencia nocturna sino también en la vida diaria. Si quieres ir aún más lejos, las etapas 6 a 9, que se exponen en el capítulo siguiente, te mostrarán hasta dónde puedes llegar con el yoga de los sueños.

Etapa 1

Vuela en sueños. Cuando alcances la lucidez, ponte a volar. Diviértete volando. En mi caso, a menudo activo la lucidez por medio de la comprobación del estado de consciencia consistente en saltar, de modo que solamente tengo que seguir adelante. Lo que tiene de bueno esta primera etapa es que es divertida. Constituye un puente entre los sueños lúcidos convencionales y el yoga de los sueños. Algunos textos tradicionales no recomiendan que volar sea la primera etapa, porque hay quienes pueden tener miedo de volar o de las alturas. Si este es tu caso, o bien no vueles o bien limítate a dar un salto y permanece cerca del suelo. Si tienes miedo, esta es una buena manera de trabajar con él, lo cual hermanaría esta etapa con la cuarta.[6]

Etapa 2

Haz pasar las manos a través de objetos, atraviesa las paredes o pasa a través del suelo, como un topo. Este es un ejercicio en el que, literalmente, *traspasamos* las apariencias o vemos a través de ellas. Llevo muchos años practicando el yoga de los sueños y estudiando las enseñanzas sobre la vacuidad; a pesar de ello, aún me aproximo a una pared onírica totalmente lúcido, intento que mi mano onírica traspase la pared y no lo consigo. Aunque sé que estoy soñando, sigo topando con la pared onírica; la percibo sólida. El patrón de mi hábito de creer que las cosas son reales sigue estando operativo en mí y dicho hábito se revela en esta etapa de la práctica.

Si subo la apuesta y trato de pasar caminando a través de una pared, a menudo me doy de narices contra ella. He aquí un truco: si quieres atravesar caminando una pared onírica, date la vuelta y atraviésala caminando hacia atrás. ¡Como no sabes cuándo te vas a dar contra la pared, es posible que te encuentres de pronto con que has pasado a través de ella! En mis sueños las paredes resultan estar hechas de una extraña gelatina, una sustancia pegajosa que hace que me cueste mucho traspasarla. Me río en el sueño cuando ocurre esto, tanto por el patético poder de mi hábito de solidificar las cosas como por lo divertido del truco.

Mi amiga Patricia Keelin, una onironauta avezada, me dio este consejo:

—Si quieres pasar a través de una pared o un techo, prueba antes a hacer pasar una mano. Hay algo en nuestra estructura evolutiva que nos advierte de que no nos golpeemos la cabeza con demasiada fuerza. Según mi experiencia, el hecho de hacer pasar primero una mano le da a mi mente el tiempo suficiente como para aceptar plenamente el impacto asociado con la comprensión de que esa pared o ese techo son ilusorios.

Esta etapa comienza a evidenciar la fuerza de los patrones de nuestros hábitos; es un test potente al respecto. Después de practicar con esta etapa durante años, puedo hacer pasar la mano a través de una pared onírica más rápidamente que antes. Mi hábito de cosificación se está ablandando, y por lo tanto las paredes también lo están haciendo. Esto tiene un doble sentido: ya no me dejo «encerrar» tanto por los acontecimientos de mi vida y puedo ver más fácilmente a través de los obstáculos. Me estoy suavizando y mi mundo también lo está haciendo. El test de la verdad no se refiere solamente a lo negativo; los sueños también revelan los buenos hábitos que estamos desarrollando, y esto puede inspirarnos a perseverar.

Esto apunta a cómo los fracasos en el yoga de los sueños pueden conducir al éxito de una mayor comprensión. Mi incapacidad de controlar determinados aspectos de mis sueños, en cualquier etapa de la práctica, me muestra dónde estoy atascado. Estos fracasos me ayudan a tomar conciencia de los patrones de hábitos profundos que aún dirigen mi vida consciente e inconsciente. Los fracasos también pueden señalar el desacuerdo entre los propósitos conscientes y los inconscientes: mi mente consciente puede proponerse algo, pero mi mente inconsciente puede no estar de acuerdo. La exploración de este conflicto de intereses interno es siempre fecunda: ¿se debe al miedo, a la pérdida de control o a la pereza? ¿Se debe a creencias o deseos que están en oposición o a la fuerza bruta del karma de los hábitos? Tal vez aún quiero sentirme «encerrado» (bloqueado)… Tal vez mi ego se siente seguro cuando está rodeado de cosas sólidas…

Esto nos lleva a una pregunta aún más profunda: si el soñador consciente no está controlando la totalidad del sueño, ¿quién lo está haciendo? Se puede aprender mucho acerca del yo más profundo mediante la observación del entorno del sueño y la incapacidad de controlarlo. Es el yo más profundo el que crea el escenario y el que dirige realmente el espectáculo. Mientras haya elementos inconscientes que no hayan sido llevados todavía a la luz de la consciencia, seguirá siendo la «noche» (el inconsciente) la que gobernará el día. Estos hábitos inconscientes son muy profundos. Si crees en la reencarnación, tienen su origen en otras vidas. Se necesita tiempo, y por lo tanto paciencia, para sacarlos a la luz y liberarse de ellos.

El éxito y el fracaso a la hora de tener el control consciente en los sueños lúcidos tiene implicaciones inmediatas en cuanto al control en la vida de la vigilia. ¿Qué éxito tienes en la vida diaria cuando tus objetivos conscientes reciben la oposición de fuerzas inconscientes que tienen otros objetivos? Por ejemplo, tu yo consciente puede querer alcanzar la iluminación, pero tu yo inconsciente puede no quererlo. En el fondo, ¿quieres realmente despertar? Puede ser que una parte de ti no lo quiera. Quizá esto es lo que hace que el camino espiritual esté lleno de obstáculos y que tantas personas se den por vencidas. Permite que tus fracasos te brinden lecciones.

Etapa 3

Cambia las formas. Convierte una mesa onírica en una flor onírica; convierte tu yate en un coche. Añade y quita cosas en tus sueños, o cambia su tamaño. Agranda tu casa hasta convertirla en una mansión y luego empequeñécela hasta que tenga el tamaño de una casa de muñecas. Toma un cactus y conviértelo en cinco. Yo acostumbro a levantar la mano derecha y decir para mis adentros: «¡Vamos a hacer que haya tres como esta!». Al igual que me ocurre en la etapa 2, por lo general no es algo que logre de inmediato. Tengo que mirar fijamente mi mano, concentrarme en el propósito de multiplicarla y, finalmente, aparecen varias manos más. ¿Por qué hacer esto? Tenzin Wangyal comenta al respecto:

> Así como las imágenes oníricas se pueden transformar en los sueños, los estados emocionales y las limitaciones conceptuales pueden transformarse en la vida de la vigilia. Si experimentamos la naturaleza onírica y maleable de la experiencia, podemos transformar la depresión en felicidad, el miedo en coraje, la ira en amor, la desesperanza en fe, la distracción en presencia. Lo que es malsano podemos convertirlo en algo sano. Lo que es oscuro podemos transformarlo en luminoso. Desafía los límites que te constriñen. El objetivo de estas prácticas es integrar la lucidez y la flexibilidad con cada momento de la vida y soltar la forma muy condicionada que tenemos de ordenar la realidad, de concebir significados, de estar atrapados en la ilusión.[7]

Si bien estas prácticas son divertidas, también abordan la raíz de la transformación: al transformar la mente en los sueños (¿de qué están hechos los objetos oníricos sino de mente?), aprendemos a transformarla por completo. Aprendemos, literalmente, a cambiar nuestra mente. Como sugiere Tenzin Wangyal, se trata de tomar entidades aparentemente sólidas (que en el sueño se manifiestan como objetos pero en la vida se manifiestan como emociones, prejuicios, actitudes, limitaciones autoimpuestas, polarizaciones...) y darnos cuenta de que no son tan sólidas como parecen.

> Cada vez que cambiamos nuestros sueños aumentamos nuestra capacidad de cambiar nuestra experiencia consciente cuando estamos despiertos.
>
> TRALEG RINPOCHE,
> *Dream Yoga* (curso en audio)

Como dijo el maestro tibetano Padma Karpo acerca de esta etapa del yoga de los sueños, hacemos pequeños los objetos grandes y viceversa con el fin de aprehender «la naturaleza de las dimensiones». Y convertimos un objeto en muchos para comprender «la naturaleza de la pluralidad y la unidad». En otras palabras, por medio de estas prácticas descubrimos la naturaleza *vacía* de las cosas (nos damos cuenta de que el fenómeno de los sueños no tiene existencia propia. Si fuesen reales, no podríamos cambiarlos. Así pues, esta es otra manera de trabajar con la vacuidad, el tema central que subyace en todas estas etapas).

Etapa 4

Crea situaciones aterradoras y trabaja con los propios miedos. El investigador pionero Paul Tholey sugiere que si queremos crecer deberíamos buscar situaciones amenazantes en nuestros sueños lúcidos y trabajar con ellas. Si te encuentras en medio de una pesadilla sin habértelo propuesto, trabaja también con el miedo en lugar de huir de él. Esta es una etapa importante y más avanzada, por dos razones. En primer lugar, porque al contener tanta carga emocional, las pesadillas lúcidas tienden, inicialmente, a resistirse a admitir modificaciones, y por lo tanto se resisten a que ejerzamos nuestro control sobre ellas. En segundo lugar, ¿quién querría generar voluntariamente una pesadilla o permanecer en una? Stephen LaBerge contrarresta la primera razón al afirmar que el miedo que experimentamos en un sueño lúcido constituye el reflejo de una lucidez marginal. Esto coincide con mi experiencia: si cuento con poca lucidez, el miedo toma el mando; si estoy muy lúcido (lo que implica un mayor control), soy yo quien domina el miedo.

> No es lo que ocurre en nuestras pesadillas lo que nos horroriza; es nuestra actitud de tomarnos estos acontecimientos literalmente lo que nos hace perder la agudeza. Una vez que uno se da cuenta de que está teniendo una pesadilla, ya no está teniendo una pesadilla. La lucidez calma la mente y el cuerpo y hace que los sueños sean seguros. Aprender que los sueños son seguros implica, en efecto, aprender a no temer la propia actividad mental. Esta ausencia de miedo debería conducir a relajar la actitud defensiva a la hora de ir al encuentro de uno mismo. Cuando los estudiantes aprenden que la mente es un «espacio» libre, seguro y privado que permite muchas opciones, pueden utilizar los sueños [...] para generar nuevas ideas y soluciones a los problemas.[8]
>
> JUDITH MALAMUD

Cuando uno se familiariza con su propia mente por medio de la meditación y descubre por lo tanto la bondad básica de su mente, da el paso crucial de aprender a no temer su propia actividad mental (como se revela en la meditación, los sueños o la vida). Uno aprende que sus sueños son seguros y básicamente buenos porque su mente es segura y básicamente buena. Uno entabla amistad con su mente. El maestro Tsongkhapa habla de la esencia de esta etapa:

> Siempre que en un sueño tenga lugar (o generes) algo de naturaleza amenazadora o traumática, como que te ahogas en el agua o te quemas en el fuego, reconoce el sueño como tal y pregúntate: «¿Cómo podría hacerme daño el agua de un sueño o el fuego de un sueño?». Salta o cae en el agua o en el fuego en el sueño. Examina el agua, las piedras o el fuego, y recuérdate que a pesar de que el fenómeno aparece en la mente no existe en realidad. Del mismo modo, todos los fenómenos oníricos aparecen en la mente, pero carecen de existencia inherente. Lleva esta reflexión a todos los objetos que aparecen en el sueño.[9]

En otras palabras, date cuenta de que, en un nivel absoluto, no tienes nada que temer. (Esta práctica está vinculada con el yoga del bardo, en relación con el cual una enseñanza central de *El libro tibetano de los muertos* es que «el vacío no puede dañar al vacío»). No tenemos nada que temer respecto a las «visiones aterradoras del estado intermedio» una vez que despertamos al hecho de que todas ellas son proyecciones de nuestra propia mente (al igual que ocurre con los sueños).

El miedo es la emoción primordial del *samsara*. Genera la contracción defensiva que es el origen del *samsara*, porque el miedo da lugar al ego defensivo (el falso sentido contraído del sí mismo). Cuando los Upanishads dicen: «Donde hay otro hay miedo», la implicación inmediata es que «donde hay *yo* hay miedo». No se puede tener un yo sin que exista lo «otro». El yo y lo otro (la dualidad) emergen conjuntamente. A pesar de que puede ser que no estemos trabajando directamente con este miedo primordial en esta etapa del yoga de los sueños, sí estamos implicándonos con una expresión de dicho miedo y empezando a recorrer el camino de la transformación. Nos estamos acercando.

El miedo es también la expresión emocional activa de la ignorancia, por lo que se puede utilizar para superarla. Como hemos visto antes, es muy difícil detectar la ignorancia directamente. Por definición, la ignorancia es un punto ciego. Pero mientras que la ignorancia puede ser difícil de detectar, el miedo no lo es, por lo que podemos utilizarlo para que nos conduzca a la ignorancia y nos ayude a transformarla. El miedo y la ignorancia son prácticamente sinónimos. Siempre tenemos miedo de lo que no conocemos. Por ejemplo, podemos temer ir a un país peligroso o someternos a una operación quirúrgica, porque no sabemos lo que podría suceder. El miedo también se manifiesta como ansiedad. Nos sentimos ansiosos ante una entrevista de trabajo, una cita a ciegas, un gran viaje o un desempeño en público porque no sabemos cómo va a ir. Con esta etapa de la práctica del yoga de los sueños no solo somos capaces de transformar nuestras pesadillas sino que estamos en condiciones de trabajar con la esencia de cualquier pesadilla, lo cual incluye la pesadilla del *samsara*.

Etapa 5

Al alcanzar la lucidez, concíbete como una deidad, o como cualquier imagen sagrada que tenga significado para ti. A diferencia de las cuatro etapas anteriores, que hacen hincapié en los objetos exteriores del sueño, en esta etapa se trabaja directamente con el cuerpo de sueño. Para los budistas que ya practican el yoga de la deidad o las meditaciones de la etapa de generación, esta es una gran manera de extender dicha práctica a la noche. Como segundo paso, si aparece alguien más en tu sueño, transfórmalos en una deidad o imagen sagrada.[10]

Guru Rinpoche dijo:

Al aprehender el estado de sueño, considera esto: «Dado que este es ahora un cuerpo onírico, puede transformarse en cualquier forma». Todo lo que surja en el sueño, ya se trate de apariciones demoníacas, monos, personas, perros, etcétera, transfórmalo meditativamente en la deidad de tu elección. Lleva a cabo la práctica de multiplicar esas apariciones y convertirlas en lo que quieras.[11]

¿Por qué hacer esto? Para cambiar la manera en que te ves a ti mismo y a quienes te rodean (para elevar tu sentido de la identidad y para hacer realidad la divinidad dentro de ti mismo y de los demás). Esto se conoce como la práctica del *orgullo de la deidad*, y es una manera más precisa de verse a uno mismo y de ver a los demás.[12] Siempre estamos rebajándonos a nosotros mismos y a los demás, ejerciendo así una mentalidad de escasez. Nos regañamos constantemente a nosotros mismos con «mantras» de autodesprecio como: «Soy un perdedor», «No puedo hacer nada», «Nunca nadie me amará», «No valgo nada»... Y a menudo sentimos lo mismo en relación con los demás. Demonizamos a las personas, contamos chismes y participamos en todo tipo de críticas. Utilizamos nuestro punto de vista profano para degradarnos a nosotros mismos y a quienes nos rodean.

El hecho de visualizarte a ti mismo y visualizar a los demás como deidades en tus sueños contrarresta este punto de vista destructivo. En lugar de arrastrar a todo el mundo hacia abajo, lo elevas. En el budismo *vajrayana* a esto también se lo denomina la práctica de la *percepción pura* o de la *perspectiva sagrada*, en que nuestra mentalidad habitual de escasez se transforma en mentalidad de riqueza. Practicamos ver a las personas y los objetos como perfectamente puros, como son en realidad, que es lo que representan las deidades.

La práctica de esta etapa del yoga de los sueños consiste en «fingir hasta conseguirlo». Es difícil vernos de inmediato a nosotros mismos y ver a los demás como deidades, como expresiones de la bondad perfecta (la mente de la luz clara), de modo que fingimos ver y vernos así. Pero el modelo imaginario que utilizamos coincide con la realidad; la apariencia onírica que estimulamos está en armonía con la realidad. Porque tú eres realmente una deidad, y yo también lo soy. El mundo es realmente sagrado. Si pudiésemos percibirlo todo a la luz de la mente de la luz clara, no solo nos veríamos a nosotros mismos y a los demás como ilusorios sino que también nos veríamos y los veríamos como perfectamente puros, como deidades. Esta práctica nos ayuda a recuperar nuestra verdadera identidad. Esto no significa que las personas aparezcan literalmente como imágenes sagradas estáticas, o como sea que cada uno imagine una deidad. Significa que miramos a través de sus formas materiales densas y vemos su divinidad innata. W. C. Fields dijo en una ocasión: «No es lo que te llaman. Es lo que respondes a ello». Esta etapa nos ayuda a responder de forma adecuada.

En esta etapa reemplazamos nuestro punto de vista habitual de la existencia inherente, que tiñe la realidad y la considera impura, con la perspectiva elevada de la vacuidad inherente, que limpia la realidad y revela su pureza intrínseca. Dicho de otra manera, la pureza espiritual (la ausencia de ego, o la vacuidad) significa que las cosas se ven depuradas de la existencia inherente (el ego, o la coseidad). Esto es lo que significa *despertar*. Los budas despiertan *de* la impureza de la existencia aparentemente inherente y *a* la pureza de la vacuidad inherente. El erudito budista Christopher Hatchell señala lo siguiente acerca de los yogas de la etapa de generación, o de lo que es esencialmente el *yoga de la transformación*, aquello con lo que trabajamos en este nivel del yoga de los sueños:

> Los yogas de la etapa de generación acostumbran a ser métodos a través de los cuales uno empieza a «generarse» o «darse a luz» a sí mismo [y a los demás] como buda [y como budas]. Una manera de llevar a cabo esto es por medio de transformar la imagen que uno tiene de sí mismo; consiste en erradicar la idea de que uno es un ser ordinario, engañado por las ilusiones y neurótico. Esta autopercepción ordinaria se sustituye deliberadamente por el «orgullo divino» de ser un buda capaz de realizar actos iluminados.[13]

Años atrás, en una firma de libros le hice la siguiente pregunta a Ken Wilber, el filósofo más traducido de Estados Unidos:

—Si de repente supiera que solo le quedaba un minuto de vida, ¿cuál sería la expresión más irreductible de su enseñanza?

Ken, que es famoso por su enorme intelecto y sus complejas elaboraciones teóricas, me sorprendió con su respuesta:

—Abraza a la persona que está a tu lado y date cuenta de que estás abrazando a una deidad.

El poder de esta etapa del yoga de los sueños se me hizo evidente hace unos veinte años, cuando estaba estudiando a Carlos Castaneda. Estaba leyendo acerca de los *seres inorgánicos*, esas criaturas de otro mundo presentes en el mundo de Don Juan (el maestro de Castaneda) que se alimentan del miedo. Una noche tuve un sueño en que yo estaba de pie en la orilla del lago Míchigan, en el lugar en el que crecí. Mientras miraba el lago, sopló de pronto una brisa escalofriante e inusual. El viento soplaba procedente de la tierra y en dirección al agua. Adquirí la lucidez porque esta era una señal onírica; el viento no sopla normalmente de esta manera. El viento encrespó las olas y una extraña sensación se apoderó de mí. Supe que estaba a punto de suceder algo malo. Mientras miraba el lago, pude distinguir la forma de algo que estaba a punto de emerger del agua. De repente apareció un monstruo horrible, como una criatura surgida de la negra laguna de mi mente, y vino directamente hacia mí. Retrocedí en la orilla aterrado, y mientras lo hacía la criatura avanzó más rápido. Fue entonces cuando me di cuenta de que era un ser inorgánico que se estaba alimentando de mi miedo.

Puesto que mi lucidez era bastante fuerte, tuve el aplomo de visualizarme como la deidad tibetana Vajrayogini, una deidad colérica, de modo que hice que mi cuerpo de sueño adoptara esa forma. Vajrayogini es una deidad importante en el budismo *kagyu*, y era una deidad yóguica que había estado practicando durante meses. Cuando aparecí como esa forma colérica, experimenté una sensación de fuerza inmutable y el ser inorgánico, que ahora estaba a escasos metros de distancia, se disolvió ante mis ojos oníricos. En ese momento me desperté. Mi corazón latía con fuerza, con una mezcla de miedo y de la emoción conectada con esa sensación de poder interna.[14] Me di cuenta de que hay un aspecto indestructible de mi ser, mi Vajrayogini interior, que no puede ser herido por nada.

No tengo ni idea de si eso era un ser inorgánico (lo dudo, porque no creo en ellos) o tan solo un aspecto de mi mente inconsciente que surgió con esa forma aterradora. No importa. Lo que importa es lo que pude hacer con mi miedo. A pesar de que me aparté de él al principio, me posicioné y lo confronté directamente con un aspecto más real de mi ser (la indomable Vajrayogini que hay dentro de mí).[15]

En un nivel más terrenal, otro aspecto de la etapa 5 es ejercer la flexibilidad en la identidad. Así pues, además de transformar tu cuerpo en una deidad, transfórmalo en *cualquier* otro cuerpo. Después toma ese cuerpo de sueño y haz que sea alto, bajo, gordo o flaco. La adquisición de mayor flexibilidad es el resultado de un buen yoga.

En la vida diaria puedes ser muchas cosas para muchas personas. Dependiendo de la situación, puedes «aparecer» como padre, cónyuge, hijo, hermano, tío, sobrino, jefe, empleado, amigo o enemigo. Esto ocurre instantáneamente. Puede ser que te estés manifestando como marido ante tu esposa cuando se acerca vuestro hijo. En un instante, te transformas en padre en un esfuerzo por relacionarte mejor con tu hijo.

Esta capacidad de manifestarse en cualquier forma que convenga es la esencia del concepto budista de *upaya*, o «medios hábiles». *Upaya* es la capacidad de mirar a los demás a los ojos, de encontrarse con ellos allí donde están, en lugar de donde queremos que estén. George Bernard Shaw dijo: «El mayor problema en la comunicación es la ilusión de que ha tenido lugar». Si queremos llegar a alguien, y no digamos ya enseñarle algo, tenemos que conectar con esa persona. Esto no sucederá si nos situamos por encima de ella y le predicamos nuestras ideologías, o si la rebajamos hablándole de una manera condescendiente o paternalista. Si tenemos la flexibilidad de manifestarnos de una manera que conecte con alguien, realmente podremos ayudarle. Esto significa, a menudo, ser más como esa persona. Por ejemplo, para comunicarnos con un niño, nos volvemos temporalmente como niños; para relacionarnos con un ejecutivo, nos convertimos en mayores profesionales; para conectar con un obrero, hablamos más como él.

El yoga de los sueños puede mostrarte que no eres solamente un ser fijo, sino un abanico de seres. Por medio de imaginarte a ti mismo como otro ser en tus sueños (no hace falta que sea una deidad; puede ser otra persona), estás ejercitando tu capacidad de presentarte de una manera diferente. Los sueños, por lo tanto, nos pueden abrir a ver las cosas, y a expresarnos, de formas que acaso no podríamos ni llegar a concebir en el rígido estado de vigilia.

En nuestro contexto, el concepto de *persona* (y el de *personalidad*) hace referencia a todas las máscaras, o formas, que ponemos en la conciencia sin forma de la mente de la luz clara. Nos colocamos estas distintas máscaras de todos modos a medida que transitamos por la vida, así que ¿por qué no decidir conscientemente las que nos ponemos?

La capacidad de cambiar nuestro cuerpo en un sueño tiene una utilidad más en el camino espiritual. Una forma de disolver el individualista sentido del yo (el ego) es adoptar múltiples yoes, y por lo tanto ser testigos de lo fluido, y así pues erróneo, que es en realidad nuestro sólido, duradero e independiente sentido del yo. Como buenos actores, adoptamos los papeles necesarios para vivir con éxito en el escenario de la vida. En un sueño lúcido, podemos cambiar todo nuestro cuerpo tan rápidamente como cambiamos nuestros pensamientos, y por lo tanto podemos ver lo maleable y expansivo que es nuestro sentido de la identidad.

Esta maleabilidad es una expresión de la vacuidad, o la ausencia de ego, que tiene el potencial de ser cualquier cosa. Cuando percibimos la nadeidad del propio yo, podemos expresar esa nadeidad *voluntariamente* como cualquier cosa (forma) que deseemos, que es lo que se ejercita en esta etapa del yoga de los sueños. El encantador lama Yeshe, al enterarse de que uno de sus estudiantes era director de cine, le dijo:

—Oh, ¿haces televisión, películas? Yo, buen actor. ¡Yo, el mejor actor! –se rio–. Puedo ser cualquier cosa, ¿sabes?, porque estoy vacío. ¡No soy nada![16]

Por eso, cuando la mentalidad de pobreza se abata sobre ti por un momento, recuerda que no eres un perdedor, un fracasado o cualquier otro epíteto despectivo con el que tengas una fijación (y que, por lo tanto, sigas consolidando) por medio de los patrones de negatividad habituales. Eres un buda, una deidad o como quieras llamarlo, mientras designe lo divino. Eres la divinidad, y punto. Lo único que sucede es que no lo sabes. Esta etapa te ayuda a saberlo por medio de eliminar las fijaciones que tienes sobre ti mismo.

Cambia la percepción que tienes de ti mismo. ¡Amplía tu sentido de la identidad![17]

El foco principal del yoga de los sueños es realizar la unión de la verdad relativa y la verdad absoluta, de las apariencias y la vacuidad.

DZIGAR KONGTRÜL RINPOCHE[1]

15

EL LOGRO MÁS ALTO:
más etapas del yoga de los sueños

Las etapas siguientes representan la escuela de posgrado del yoga de los sueños, por lo que no te preocupes si estas etapas avanzadas nunca llegan a formar parte de tu práctica. Pero si has tenido éxito con las anteriores, es posible que te sorprenda comprobar lo accesibles que pueden llegar a ser para ti estas etapas finales. Con práctica y perseverancia, puede ser que te encuentres en la escuela de posgrado.

Etapa 6

Entra en el cuerpo de un personaje del sueño. Mira con sus ojos, siente con su cuerpo. Esto lleva las expresiones «ponerse en los zapatos del otro» y «ponerse en la piel del otro» a un nuevo nivel, ya que nos estamos metiendo en todo el ser de otra persona. ¿Por qué hacer esto? Porque nos permite desarrollar la empatía y la compasión.

Una chica que estaba dándole vueltas a por qué un chico no estaba interesado en ella, explicó que había tenido un sueño que la ayudó a entenderlo. Antes de dormirse se estaba preguntando por qué el joven se mostraba tan reservado con ella. Lo supiese o no, estaba practicando una forma de incubación de los sueños. Cuando adquirió la lucidez, flotó fuera de su cuerpo de sueño y entró en el de él.

> Vi cómo me percibía, el efecto que tenía sobre él y los sentimientos que albergaba hacia mí. Vi el conflicto en el que se encontraba [...] Cuando vi sus pensamientos y me vi a mí misma con sus ojos, comprendí por qué se había mostrado tan reservado conmigo y me di cuenta de que mis sentimientos hacia él nunca se verían correspondidos.[2]

El sueño la ayudó a resolver sus sentimientos y a desarrollar empatía hacia el chico. También dio lugar a una relación más realista.

Encuentro que esta etapa es muy difícil. Me suscita preguntas para las que no tengo las respuestas. ¿Hay alguien más ahí, o son las personas del sueño exclusivamente proyecciones de mi mente? ¿Revela esta etapa verdades en cuanto a mí? ¿Revela mi incapacidad de sentir empatía y compasión? A pesar de que aún no he logrado meterme en el cuerpo de otra entidad onírica, sigo intentándolo. El solo hecho de tratar de ponerme en los zapatos de otra persona me saca de mí mismo y me conduce a sintonizar con los demás. No he superado esta etapa, pero sigo practicando la empatía. Permito que mi fracaso sea mi maestro y revele mis puntos ciegos.

Esto nos lleva de nuevo a un punto importante. Para muchas personas, la iluminación o la no dualidad es un concepto vago y un potencial aún más vago. No sabemos muy bien lo que es, o si se trata de algo muy realista. Pensamos que tal vez es solamente un mito que realizaron seres en un pasado glorioso o que está reservado a la élite espiritual. Si existe la iluminación, seguramente no existe aquí y ahora. Pensamos que tal vez podremos vislumbrarla hacia el final de nuestra vida, o en alguna vida futura. Así como no asumimos la responsabilidad por nuestra confusión y la perspectiva dualista resultante, tampoco nos hacemos responsables de alcanzar la sabiduría y el punto de vista no dualista asociado a ella.

Puesto que tenemos la visión nublada, aplazamos la iluminación sin darnos cuenta. Olvidamos que la no dualidad (al igual que la dualidad) es algo que *practicamos*. La iluminación es la estabilización de unas cualidades que se pueden cultivar ahora. Siempre que actuamos con bondad y compasión, siempre que desplegamos generosidad y paz, siempre que manifestamos virtud y bondad, nos vamos familiarizando con el estado de iluminación, y por lo tanto lo vamos estabilizando. Todas las nobles cualidades que forman parte de la iluminación están dentro de nosotros en este instante y se manifiestan de vez en cuando. Nuestra tarea consiste en hacer que se manifiesten con mayor frecuencia y que se mantengan.

Este punto de vista acerca de la inmediatez de la iluminación constituye a la vez algo positivo y algo negativo. Lo positivo es que la iluminación está disponible para nosotros; no es un mito. La realizamos temporalmente siempre que la expresamos, o siempre que practicamos las cualidades que la componen. Esto significa que cuanto antes hagamos de la iluminación una práctica consciente (cuanto antes cultivemos las cualidades propias de la iluminación que son el amor, la generosidad, la paciencia, la compasión y otras similares) antes la alcanzaremos. Así pues, lo positivo es que iluminarnos depende de nosotros. Es nuestra responsabilidad. Y podemos hacerlo.

El aspecto negativo es que depende de nosotros. Que es nuestra responsabilidad. Y la mayoría de nosotros solamente estamos medio motivados. Esto de la iluminación suena bien sobre el papel, pero no si tenemos que renunciar a muchos malos hábitos que nos resultan cómodos y trabajar para reemplazarlos por buenos hábitos. Nadie nos va a dar la iluminación. Nadie va a estabilizar nuestra mente, abrir nuestro corazón e infundirnos sabiduría. Tenemos que ganárnoslo.[3]

Muchas veces me doy cuenta de que tengo elección, pero debido a la fuerza de los hábitos, no realizo la práctica samsárica que me he propuesto. A menudo prefiero dormir y practicar la dualidad con mi estupidez y mi egoísmo. Pero a medida que avanzo por el camino y sustituyo los hábitos inconscientes de la confusión por los hábitos conscientes de la sabiduría, estas ocasiones son cada vez menos. Poco a poco mi hábito por defecto va siendo el altruismo, porque lo estoy practicando activamente.

Cuando veneramos a los budas, rendimos homenaje a la extraordinaria disciplina, perseverancia, tenacidad, coraje y esfuerzo que los llevó a estabilizar las cualidades propias de la iluminación (exactamente las mismas cualidades que están dentro de ti en este momento y que esperan que las desarrolles). Los budas son personas que despertaron al hecho de que con el fin de alcanzar la iluminación tenían que practicarla. Trabajaron duro para contrarrestar sus tendencias egoístas hasta que las tendencias altruistas tomaron el mando. Cuando sentían el impulso de aferrar, lo reemplazaban con la práctica del soltar. Cuando sentían la tendencia a caer en la inconsciencia, la reemplazaban con la práctica de la atención. Al igual que ocurre con la práctica del *mindfulness*, las de las formas ilusorias y cualquier otra práctica espiritual, se dieron cuenta de que la etapa del esfuerzo desemboca en la etapa del no esfuerzo y, finalmente, en la etapa espontánea, en que «de repente» se percataron de que se habían convertido en budas.

Por eso, aunque sigo fracasando miserablemente en esta etapa del yoga de los sueños, continuó trabajando en ello, porque soy consciente de que la iluminación tiene más que ver con la mecánica que con la magia. Tiene que ver con llevar a cabo elecciones de forma deliberada y con la decisión de actuar de maneras coherentes con la iluminación ahora mismo.

Etapa 7

Crea un cuerpo de sueño especial. Las tres últimas etapas del yoga de los sueños requieren estabilidad, concentración y una lucidez vívida. Son especialmente exigentes, como las prácticas avanzadas de yoga. Incluso si no somos capaces de realizar estas etapas finales, nos muestran a qué podemos aspirar.

En la etapa 7 el practicante crea un cuerpo de sueño especial, que está hecho de *prana* y de mente, y lo proyecta a distintos lugares.[4] Recuerda que esto es lo que hacía el Buda, según se dice, mientras dormía, de forma que viajaba a menudo al cielo Tushita para impartir enseñanzas a su madre. La idea es poder proyectar el cuerpo de sueño a lugares distantes del planeta o a otras dimensiones. El Dalái Lama dice:

Existe algo denominado *estado de sueño especial*. En este estado, el *cuerpo de sueño especial* se crea a partir de la mente y de las energías vitales (conocidas en sánscrito como *prana*) dentro del cuerpo. Este cuerpo de sueño especial es capaz de disociarse del cuerpo físico denso y viajar a otros lugares [...] Esto no es mera imaginación; el yo sutil sale realmente del cuerpo denso.[5]

¿Cómo se practica esto? Los detalles es mejor dejarlos para quienes practican las meditaciones *vajrayana* que los describen; por ejemplo, se encuentran en los manuales prácticos para realizar los seis yogas de Naropa. La idea básica es que durante el día uno se familiariza con el lugar al que desea ir; casi graba ese paisaje en su mente. A continuación, acudiendo a la fuerza de la intención o la aspiración, dice: «Voy a reconocer que mis sueños son sueños. Voy a llevar mi cuerpo de sueño a [rellena el espacio en blanco] y a recibir enseñanzas en beneficio de los demás». La intención de beneficiar a los demás es muy útil, ya que implica que no estás haciendo eso para tu propio entretenimiento. Kongtrul Rinpoche dice que la devoción, la fe y la intención son las claves que hacen posible esta forma celestial de viajar. Con estos ingredientes «se pagan los gastos de envío». Después, cuando uno se duerme y adquiere la lucidez, «envía» su consciencia (su cuerpo de sueño especial) a prácticamente cualquier lugar que pueda imaginar. Literalmente, «contrata el servicio de mensajería nocturno».[6]

Comprender la naturaleza vacía, y por lo tanto mágica, de la realidad es fundamental para el éxito en esta etapa. Los maestros enseñan a menudo que si se comprende la vacuidad casi todo es posible; sin esta comprensión, no se puede hacer mucho.

El cuerpo de sueño especial puede observar a los seres físicos, pero la mayor parte de los seres no pueden observar el cuerpo de sueño. Algunos maestros afirman, jocosamente, que esto haría del cuerpo de sueño especial el espía perfecto.[7]

Etapa 8

Medita en tu sueño lúcido y logra la autoliberación. Esta etapa avanzada es especialmente sutil. Revela lo estables que son en realidad nuestras mentes. Mientras estamos despiertos, podemos meditar usando el ancla del cuerpo o de un objeto externo. Hay algo estable a lo que regresar. Pero en los sueños tenemos un cuerpo mental veleidoso que fluctúa como una vela en el viento, y unos objetos oníricos «externos» que cambian con tanta rapidez como la mente que los observa (porque constituyen el despliegue de esa misma mente). No hay nada estable fuera a lo que regresar; ningún amarradero. La única estabilidad de la que gozamos en un sueño es la estabilidad de la propia mente. Pero con el aumento de la estabilidad y la lucidez, desarrolladas por medio de las meditaciones diarias y las etapas anteriores del yoga de los sueños, podemos empezar a meditar en nuestros sueños.

Una regla general en aras del sostenimiento de la lucidez en los sueños es mantenerse implicado con el sueño y no parar de moverse; una regla general para la meditación, por el contrario, es conservar la quietud. Reducir el contenido del sueño y la actividad, por lo tanto, tiende a disolver el sueño. Así pues, transitar por esta etapa es como caminar por una cuerda floja, que no debe estar demasiado tensa ni demasiado laxa.

Comienza tu meditación practicando la conciencia testigo. Observa lo que aparece en tu sueño, pero sin quedar atrapado en ello. Esto es similar a presenciar los contenidos de la mente de forma desapasionada en la práctica diaria. Deja que suceda lo que sea que esté sucediendo. Estás practicando un tipo de conciencia testigo del sueño que no busca ningún tipo de entretenimiento; la observación es más objetiva. Si te sientes atraído hacia el sueño, retírate suavemente y observa, de manera imparcial, cómo las imágenes oníricas surgen y se disuelven, sin aferrarte a nada de ello.

¿Por qué hacer esto? Porque presenciar los contenidos de la mente con ecuanimidad (con desinterés) es el secreto de la liberación. Desinterés no es apatía, sino desprendimiento. Por lo tanto, en esta etapa trabajamos con la base de nuestro sufrimiento, que es el aferramiento y la fijación.

He tratado de mantener mi mente enfocada en las imágenes de los sueños lúcidos durante todo el tiempo posible, como en una versión nocturna de la práctica de la meditación *mindfulness* con un objeto (el *samatha* referencial). Y si bien la imagen onírica se vuelve más viva e intensa durante unos segundos, el sueño tiende a deshacerse, y acabo o bien despertándome o bien cayendo en un sueño no lúcido. Puedes entender lo difícil que es esta práctica cuando sabes que una técnica para despertar de un sueño lúcido es mirar fijamente un objeto del sueño, lo cual pone fin al movimiento ocular que tiene lugar durante los sueños. Mantener fijos los ojos oníricos hace que los ojos físicos tampoco se muevan, lo cual detiene el movimiento ocular rápido propio de la mayor parte de los sueños y hace que nos despertemos.

Mantener los ojos oníricos sobre un objeto onírico es similar a lo que sucede si tratamos de mantener un pensamiento o una imagen durante el día: se desvanece. Practicar el yoga de la deidad en el contexto de un sueño es diferente, porque hacemos que la mente recorra la imagen que tenemos de nosotros mismos como deidad, y porque a menudo tenemos el sentimiento de ser la deidad (ejercemos el orgullo de la deidad) y no nos centramos demasiado intensamente en ningún aspecto de ella. Sin embargo, algunos textos sostienen que el soñador debería generar un objeto onírico y concentrarse en él. Si puedes hacer esto, intenta permanecer libre de cualquier contenido mental que no sea la imagen. Sería como si ahora mismo visualizases una manzana y sostuvieses esa visualización de la forma más clara y persistente que pudieras.

Otra práctica inicial es trabajar con la meditación caminando, o con algún otro movimiento consciente, en el sueño. El movimiento ayuda a mantener el sueño, mientras que la atención plena a ese movimiento lo convierte en una meditación. Trata de reducir el movimiento consciente y observa qué sucede. ¿Se acaba el sueño? ¿Puedes permanecer con la lucidez mientras el movimiento disminuye?

Recuerda, una vez más, que en el yoga de los sueños tú eres tu propio profesor de meditación.

¿Por qué meditar en los sueños? Namkhai Norbu Rinpoche da una razón:

> Muchos de los métodos de la práctica del *dharma* que se aprenden durante la vigilia pueden, si se desarrolla la conciencia en el sueño, aplicarse en el estado de sueño. De hecho, uno puede desarrollar estas prácticas más fácil y rápidamente dentro del sueño si tiene la capacidad de la lucidez. Incluso hay algunos libros que dicen que si una persona aplica una práctica dentro de un sueño esa práctica es nueve veces más eficaz que si se lleva a cabo durante las horas de vigilia.[8]

Esto nos lleva de nuevo a un importante tema central, que es otra razón por la cual el yoga de los sueños es tan valioso. La meditación, en general, consiste en trabajar *directamente* con la mente. La mayor parte de las veces la mente «trabaja con nosotros» o, más exactamente, nos da una paliza. Nos encontramos constantemente «apaleados» por los contenidos de nuestras mentes. Si es que llegamos a trabajar con la mente en el transcurso de la vida, es sobre todo de forma indirecta. Dicho de otra manera, por lo general nos relacionamos *desde* la mente en lugar de hacerlo *con* ella. Y relacionarse desde la mente no es ninguna relación en absoluto. Un pensamiento o emoción aparece y nos limitamos a irnos con ello. Esto es lo que define la no meditación, la no lucidez y la mayor parte de la vida. Este es el enfoque clásico de los «exteriorizados».

La meditación, que es el camino de los «interiorizados», nos muestra cómo relacionarnos directamente con la mente. Por medio de ella trabajamos con los planos internos de la experiencia en lugar de hacerlo con las construcciones externas. Cuando trabajamos con la mente en el contexto de la meditación durante el día, trabajamos sobre todo en el nivel de la psique, una forma poco directa de trabajar con la mente. Es un comienzo, pero la psique constituye una proyección tanto del sustrato como de la mente de la luz clara, que son el fundamento del *samsara* y del nirvana, respectivamente. Así pues, es un nivel de la mente al menos dos veces alejado de la mente original. Si podemos trabajar con el sustrato *directamente*, y no digamos ya con la mente de la luz clara (las oportunidades al respecto las proporcionan el yoga de los sueños y el yoga del sueño, respectivamente), abordamos el trabajo con la mente de la forma más directa posible, y obtenemos «información exclusiva» de nuestro interior.[9]

Estas prácticas del yoga de los sueños son excepcionalmente transformadoras, porque no estamos trabajando con las hojas y las ramas del árbol del *samsara* (este es el ámbito de la psicología y otros métodos de autoayuda). Ni siquiera estamos trabajando con el tronco (la meditación clásica). Estamos trabajando con las raíces de toda nuestra experiencia. Si transformamos las raíces, todo lo que hay sobre ellas se modifica. Patricia Garfield afirma: «Por medio de cambiar deliberadamente elementos en tu vida onírica, puedes aprender a confrontar muchos de tus problemas en su origen (en tu propia mente, en lugar de hacerlo años más tarde en la consulta del terapeuta)».[10] Y Evan Thompson escribe: «Desde un punto de vista científico, los sueños lúcidos ofrecen una especie de consciencia destilada, una forma de examinar la consciencia en un preparado en el que no se mezcla la información sensorial del momento».[11]

Pierre-Simon Laplace, matemático y astrónomo francés, pronunció la famosa frase de que «el peso de las pruebas debe ser proporcional a la extrañeza del hecho». Puesto que el hecho de proclamar que se puede evolucionar más rápido con prácticas como el yoga de los sueños es algo extraño y radical, vamos a añadirle un poco de peso. Traleg Rinpoche asegura que el yoga de los sueños puede desencadenar potenciales a los que no se ha accedido previamente, pues permite alcanzar depósitos de sabiduría inexplotados. Cuenta que hay muchas historias de practicantes del yoga de los sueños que obtienen logros de forma drástica, *en una sola noche*. Se van a dormir confusos y se despiertan transformados.[12] La literatura está repleta de historias de transformación rápida y duradera. En la antología de 2014 *Lucid Dreaming: New Perspectives on Consciousness in Sleep* («El sueño lúcido:

nuevas perspectivas sobre la consciencia en el sueño»), Mary Ziemer dice: «[La transformación] que puede requerir años en la realidad física de la vigilia se puede acelerar en gran medida si la psique entiende este proceso interiormente, dentro del sueño».[13] En el mismo volumen, Ryan Hurd escribe: «Potentes sueños lúcidos permanecen con nosotros durante nuestra vida, e incluso pueden transformar de forma permanente la estructura de nuestra personalidad».[14] Ted Esser añade:

> Esa noche, los resultados fueron inmediatos y me cambiaron la vida [...] ¿Cómo podía ser tan fácil tener una experiencia tan potente? [...] la mayoría de las personas que sueñan con lucidez tienen el potencial, a corto plazo, de tener experiencias de su yo más profundo que son consistentemente significativas, inspiradoras, pragmáticamente útiles y potencialmente alteradoras de la vida.[15]

Los yogas internos de los sueños y del sueño trabajan con aspectos de la mente que son la distancia más corta entre el individuo y el despertar; son tan directos, abordan tan de frente las raíces del *samsara* y el nirvana, que pueden ofrecer prácticamente un acceso directo a la iluminación. Como he subrayado antes, el solo hecho de comprender esta nueva perspectiva puede resultar transformador. Sin embargo, aunque la práctica de la meditación dentro de los sueños lúcidos es muy directa, también es muy difícil. *Rápido* no significa necesariamente *fácil*. Pero si has llegado hasta aquí en el camino del yoga de los sueños, la posibilidad de una transformación rápida y duradera puede inspirarte a emprender estas prácticas de meditación nocturnas y perseverar con ellas.

Es más fácil llevar a cabo las prácticas en un sueño que durante el día. Durante el día estamos limitados por nuestro cuerpo material, pero en un sueño nuestro funcionamiento mental y la conciencia de los sentidos no se ven

obstaculizados. Podemos tener más claridad. Por lo tanto,
contamos con más posibilidades.[16]

NAMKHAI NORBU RINPOCHE

Todas las etapas anteriores a la octava implican un cierto nivel
de transformación, lo cual es un tema central de la escuela *vajrayana*
del budismo. Las etapas 1 a 7 implican transformar el contenido de
los sueños, y por lo tanto los contenidos de la mente. Pero si bien la
transformación es algo muy profundo, no constituye el nivel más alto.
La transformación consiste en cambiar la manera de relacionarse con
la propia mente, pero los niveles más altos del yoga de los sueños (las
etapas 8 y 9) implican la autoliberación, que está asociada con el *dsogchen* o el *mahamudra*, y a veces se la denomina el «cuarto vehículo»
(*yana*), el *sahajayana* o el «vehículo de la autoliberación».[17]

Se puede practicar la autoliberación en un sueño lúcido de dos
maneras: por medio de mirar a través de cualesquiera imágenes oníricas que surjan (la culminación de la etapa 8), liberándolas en el acto,
o por medio de dejarse caer por debajo del sueño lúcido (etapa 9).
Aquí no estamos interesados en transformar nada. Nos interesa ver
la pureza perfecta (la vacuidad) de esos contenidos, lo cual libera al
instante cualquier cosa que surja. Con la autoliberación onírica pe-
netramos los contenidos con nuestra visión de rayos X y vemos como
eso se evapora delante del ojo de nuestra mente, como copos de nieve
que cayesen sobre una roca caliente. Pero evaporar no significa exter-
minar. No tratamos de deshacernos de nada. Los contenidos oníricos
siguen apareciendo, pero ahora los reconocemos como las formas vacías de la mente de la luz clara que son en realidad.

Khenpo Tsültrim Gyamtso Rinpoche comenta lo siguiente:

Cuando somos capaces de meditar en la inseparabilidad entre las apariencias y la vacuidad en un sueño exactamente como lo haríamos
en el estado de vigilia, hemos dominado la meditación. Si solamente
puedes meditar en la inseparabilidad entre las apariencias y la vacuidad

durante la vigilia, tu meditación no te proporciona una independencia [total]. No tienes poder sobre tu propia mente [...] La meditación se perfecciona solo cuando somos capaces de meditar durante los sueños igual que meditamos durante el día.[18]

Una variación de las meditaciones de autoliberación consiste en no evaporar el contenido, sino en seguirlo de regreso a su fuente. Esta es la aplicación nocturna de la meditación diurna que comentaba anteriormente, en que seguíamos los pensamientos de regreso a su fuente como podíamos seguir los rayos del sol de vuelta al sol. Aquí hacemos lo mismo, pero lo que seguimos ahora es una imagen onírica. Esta es otra manera de sumergirse en la mente de la luz clara (el sol que nunca se pone que mora en el centro de nuestro ser) y de transformar el yoga de los sueños en el yoga del sueño, que será la próxima parada de nuestro viaje. Las imágenes oníricas son los rayos de este sol interior, y pueden conducirte a él. No sigas estos rayos hacia fuera (esto, por lo general, desemboca en la pérdida de la lucidez); permite, en cambio, que te lleven de vuelta a lo profundo (lo cual desemboca en el despertar espiritual). El tema central del interiorizado frente al exteriorizado continúa siendo aplicable en este nivel más sutil: sigue la imagen onírica hacia el interior y observa cómo se disuelve en la conciencia sin imágenes (sin forma), lo cual te deja sin nada (la nadeidad es el contenido exacto de la mente de la luz clara).

«El sol y sus rayos» es una imagen clásica en el budismo. Sugiere que infinitos rayos irradian de una sola fuente pero se mantienen siempre en contacto con ella, incluso cuando están aparentemente separados de ella. Una vez más, las apariencias no se corresponden con la realidad. Los pensamientos e imágenes oníricos no están separados de la mente de la luz clara. Constituyen, para siempre, el brillo de esa mente, pero pierden su brillo y conexión cuando nos perdemos en ellos, lo cual hace que nos alejemos de esa fuente luminosa.

Uno de los beneficios de meditar durante los sueños es que, literalmente, podemos empezar a practicar durante las veinticuatro horas, los siete días de la semana. Desaparece la excusa de no tener tiempo para meditar, aunque esta práctica sutil bien puede revelar ¡que queremos una excusa!

Etapa 9

Descansa en la mente de la luz clara. La última etapa del yoga de los sueños consiste en descender por debajo de la psique, es decir, de cualquier nivel del sueño, y luego por debajo del sustrato (la fuente relativa del sueño), para finalmente descansar en la conciencia prístina de la mente de la luz clara. Soltamos todas las imágenes oníricas y descansamos en la conciencia de la conciencia. Dzigar Kongtrül Rinpoche dice que la culminación del yoga de los sueños es disolver todas las apariencias oníricas y descansar en la naturaleza de la mente. (Quienes hacen meditaciones sin forma, como la *mahamudra* o la *dsogchen*, aquí es donde pueden practicar estas meditaciones avanzadas, que constituyen «la culminación de las etapas», en sus sueños). Esta etapa final del yoga de los sueños constituye un puente hacia el yoga del sueño, del que hablaré en detalle en los capítulos 17 y 18. También llega hasta el yoga del bardo, en que esta disolución de toda forma en la ausencia de forma (la conciencia sin forma) tiene lugar espontáneamente cuando morimos, como veremos en el capítulo 20.

¿Qué puedes hacer una vez que llegas a la mente de la luz clara? Sencillamente relájate, o «muere», en la naturaleza absoluta de tu mente. Descansa en la paz absoluta, un estado de no meditación no distraída y desprovista de esfuerzo. A continuación, puedes reaparecer («renacer») en un sueño y hacer lo que quieras mientras configuras esa conciencia sin forma en innumerables formas oníricas. Cuando nos llevamos la mente de la luz clara con nosotros, los sueños son lúcidos al instante. A continuación, puedes volver a descender y descansar de nuevo en la cama suntuosa de la mente de la luz clara.[19]

Si estas últimas etapas esotéricas te parecen más de lo que esperabas cuando tomaste este libro sobre el yoga de los sueños, no te preocupes por ellas. No te preocupes por ninguna etapa que no resuene contigo. Si puedes implicarte con cualquiera de las etapas y convertirla en tu práctica, celébralo. En cuanto a las demás, por lo menos te proporcionan un atisbo de lo que es posible. Ahora puedes ver por qué Su Santidad el Primer Karmapa alcanzó la iluminación a través del yoga de los sueños. Es un camino completo.

No decimos que lo que experimentas en el estado de
vigilia tiene mayor realidad que lo que acontece en tus
sueños. Ambas experiencias son igualmente reales.

LAMA YESHE,
Life, Death, and After Death

16

LOS ENEMIGOS CERCANOS Y
OTROS OBSTÁCULOS

Todos los practicantes del yoga de los sueños se enfrentan a desafíos comunes. Una de las dificultades más generalizadas e insidiosas es que nuestra cultura no apoya la práctica con los sueños. «Es solo un sueño» es, generalmente, un comentario despectivo. Como dice el psicólogo Rubin Naiman, tenemos un «sesgo cultural "vigilia-céntrico"». ¿Qué sucedería si pasásemos a adoptar la actitud «sueño-céntrica» como igualmente válida e incorporásemos plenamente este gran aspecto de nuestras vidas en nuestro camino?

A muchos de los científicos del sueño que conozco les desaconsejaron totalmente, sus tutores y compañeros, que hiciesen de los sueños el foco de su trabajo, porque la comunidad académica tiende a rechazar también la importancia de los sueños. Puesto que estos son irreales, se considera que no son importantes. Nuestro recorrido ha consistido en invertir esta postura. En un esfuerzo por lograrlo, hemos desafiado el estatus de la realidad de la vigilia y relativizado su importancia, a la vez que hemos incrementado la importancia de los sueños. Casi podemos decir que estamos tratando de cosificar los sueños como una manera de descosificar la realidad de la vigilia.

En Occidente, los sueños se ven por lo general como entretenidos, perturbadores o ligeramente informativos, pero fundamentalmente intrascendentes. Nunca se nos enseña cómo soñar o cómo cultivar este rico mundo interior. Nunca se nos dice que los sueños pueden ser utilizados en aras de la realización personal, por no hablar de la autotrascendencia. La mayoría de los occidentales no tienen ni idea de que pueden utilizar la noche para transformar radicalmente el día.

Esta relación desafortunada con los sueños está cambiando lentamente a medida que la ciencia va justificando el poder de los sueños lúcidos. Y va a seguir mejorando a medida que el yoga de los sueños cuente con un mayor arraigo y a medida que los terapeutas sigan ayudando a las personas a interpretar sus sueños. Pero, como cultura, Occidente ha estado dormido durante mucho tiempo y su despertar al poder transformador de los sueños es lento.

En la cultura indígena senoi, de Malasia, los sueños juegan un papel central. A los niños se les enseña a respetar sus sueños, y todas las mañanas en el desayuno la pregunta es: «¿Qué soñaste anoche?». No se considera que un niño senoi se ha hecho un hombre hasta que sus personajes del sueño cooperan con él, y finalmente le sirven. Puesto que el diálogo respecto al mundo de los sueños es tan abierto, este aspecto más profundo de la mente contribuye fuertemente a conformar la vida de la vigilia. Al mismo tiempo, el pueblo senoi prácticamente desconoce la violencia. Son inusualmente pacíficos, cooperativos y altamente creativos. Es difícil determinar cuánto de esto se puede atribuir a la sofisticada interrelación que establecen entre la consciencia del sueño y la de la vigilia, pero la correlación es sorprendente. En la mayor parte de las culturas, la vida onírica no es vida; pero a medida que los niños senoi maduran, esta vida se vuelve más positiva e influyente cada año que pasa.[1]

LOS ENEMIGOS CERCANOS

El camino del yoga de los sueños, y de la espiritualidad en general, está lleno de «bombas trampa» conocidas como «enemigos cercanos». Son trampas insidiosas, porque están muy cerca de las cualidades virtuosas de las que son la sombra. Cada una de las cualidades nobles tiene un lado innoble. Dondequiera que encontremos luz encontraremos también sombras. Por ejemplo, el enemigo cercano de la compasión es la lástima, el de la confianza es la soberbia, el de la inteligencia es la supercrítica, el de la ecuanimidad puede ser la apatía y al lado de la amplitud solemos encontrar la desubicación. Una vez que estamos sensibilizados al respecto, empezamos a encontrar enemigos cercanos por todas partes.

El nihilismo

Uno de los principales enemigos cercanos del yoga de los sueños y de las prácticas de las formas ilusorias es el nihilismo.[2] Cuando decimos: «Todo es un sueño» o «Todo es una ilusión», podemos añadir fácilmente, a continuación: «Entonces, ¿qué importancia tiene?» o «No importa lo que haga». Esto se conoce como *perder la conducta en la visión*. Necesitamos integrar la visión y la conducta. Guru Rinpoche dijo: «Tu visión debería ser tan vasta como el cielo y tu conducta tan fina como la cebada en polvo».

El nihilismo es un obstáculo para la práctica espiritual porque no reconoce las leyes inmutables del karma o la verdad relativa. Las cosas se manifiestan, y esas manifestaciones del ámbito de lo relativo siguen unas leyes físicas y kármicas estrictas. A pesar de que todo es ilusorio desde una perspectiva absoluta, este punto de vista tiene que verse equilibrado con la verdad relativa y con la vida que se vive dentro del reino de las apariencias. Si el onironauta ingenuo confunde la comprensión de que todo es ilusorio con el nihilismo, puede acabar por eludir sus responsabilidades mundanas y hacer lo que le venga en gana. Puede acumular, así, mucho karma negativo mientras se deja llevar alegremente por la corriente, hasta acabar por verse tragado por el inodoro kármico.

El yoga de los sueños puede despertarnos a un mundo en el que nada es real, pero la no coseidad no es lo mismo que la nada. La naturaleza onírica de la realidad es fluida, pero no está carente de rigor. Cuando por fin despertamos espiritualmente, la mente afilada que atraviesa las apariencias y nos conduce al despertar se conoce como la *sabiduría de la conciencia perspicaz*. Es una cualidad de la mente extremadamente precisa y aguda.

En el nivel práctico, una persona que carece de la sabiduría de la conciencia perspicaz y tiene un sesgo espiritual nihilista puede decirle a alguien que está sufriendo que su dolor es una ilusión. Esto es una expresión de la ignorancia, no de la compasión. Utiliza la visión ilusoria del mundo adquirida a través del yoga de los sueños para tomar conciencia de la naturaleza absoluta de las cosas, pero luego combina esa visión con las especificidades de la esfera de lo relativo. La verdadera sabiduría (lo absoluto) está siempre unida con la compasión y los medios hábiles (lo relativo). Se trata de trascender e incluir lo relativo, no de trascenderlo y excluirlo.

La evasión espiritual

La *evasión espiritual*, denominación acuñada por el psicólogo John Welwood, es otro enemigo cercano, ya que constituye un obstáculo en las prácticas del yoga de los sueños y las de las formas ilusorias. La evasión espiritual tiene lugar cuando se utilizan ideas o prácticas espirituales para evitar, o trascender de forma prematura, necesidades, sentimientos, problemas personales o tareas de desarrollo pertenecientes al ámbito humano, a la esfera de lo relativo. La no dualidad tiene que honrar la dualidad; de otro modo, se vuelve algo estéril y desconectado. Pasa a ser, como expone Welwood: «Un trascendentalismo unilateral que utiliza términos e ideas no duales para eludir el difícil trabajo de la transformación personal». Este trascendentalismo, según él: «Utiliza la verdad absoluta para denigrar la verdad relativa, el vacío para desvalorizar la forma y la unidad para menospreciar la individualidad».[3] También abusa de la naturaleza onírica de la realidad para desechar las preocupaciones difíciles del ámbito de lo relativo. Lo espiritual se utiliza para degradar lo material. La evasión espiritual engendra el elitismo espiritual y un escapismo aún más peligroso.

El psicólogo espiritual A. H. Almaas afirma: «Cuando nos embarcamos en un camino espiritual, inconscientemente creemos que nos estamos encaminando al cielo».[4] Es decir, la mayoría de nosotros queremos salir de las amargas experiencias de la vida, y la perspectiva de que la realidad es como un sueño nos parece maravillosa. Entramos en el camino espiritual para salir de nuestro sufrimiento, pero en nuestro deseo de salir de él, a menudo escurrimos el bulto. Perdemos el contacto con el mundo relativo a medida que ascendemos hacia nuestra versión del cielo. Puesto que los practicantes espirituales suelen asociar el sufrimiento con el materialismo, cualquier cosa que se oponga a la materia suena bien. El yoga de los sueños y las prácticas de las formas ilusorias trascienden la materia, y por lo tanto el sufrimiento, por lo que son presa fácil para este trastorno.

Diferenciación versus disociación

Hay una diferencia entre la diferenciación y la disociación; la segunda es otro enemigo cercano en el camino espiritual. Las prácticas espirituales reales, como las del yoga de los sueños y las de las formas ilusorias, nos permiten diferenciarnos (no disociarnos) del mundo de las formas y del sufrimiento asociado con este. También nos diferenciamos de la psique superficial, y después del sustrato, a medida que descendemos hasta nuestra identidad absoluta, la mente de la luz clara. Este es el significado interno de *retiro*, que quiere decir «volver atrás». Estamos retrocediendo, o diferenciándonos, de estos falsos niveles de identificación. Pero no se trata de caer en la disociación ni en el rechazo que es prácticamente sinónimo de esta. No se trata de que nos disociemos de la psique ni del sustrato ni de que, por lo tanto, los rechacemos, proyectemos o reprimamos. *Atravesar* la psique y el sustrato no significa «cortar y tirar».

CONVERTIR LOS ENEMIGOS CERCANOS EN AMIGOS CERCANOS

En los niveles más altos de la realización espiritual, cuando realizamos nuestra identidad absoluta como mente de la luz clara y nos convertimos en budas, pasamos a utilizar esa luz (y su visión penetrante) para iluminar la psique. Transformamos los obstáculos que se interponen en el camino hacia la mente de la luz clara en oportunidades que pueden llevar a otra gente hasta ella. Es decir, seguimos acudiendo a la psique como una forma de comunicarnos con personas que siguen totalmente identificadas con ella. Si tratamos de comunicarnos con individuos que aún están dormidos (unidos al nivel de la psique) desde la perspectiva despierta de la mente de la luz clara, puede ser que no nos oigan.[5] Así que nos relacionamos con la psique de los demás, encontrándonos con ellos allí donde están, con nuestra propia psique despierta. El solo hecho de haber podido ver a través de la psique no significa que debamos rechazarla o que no podamos utilizarla. De hecho, ahora podemos usar la psique a su máxima capacidad como vehículo para llegar a los demás. La utilizamos, pero ya no dejamos que nos utilice (esto constituye una expresión de nuestras nuevas destrezas).[6]

La idea es que cada enemigo cercano tiene un amigo cercano. Esta es otra hermosa calle de doble sentido (bidireccional). Una vez que estamos sensibilizados con la idea de los enemigos cercanos, empezamos a descubrir los amigos cercanos. Junto a cada elemento sombrío hay siempre luz, y si gozamos de la visión de la mente de la luz clara podemos encontrarla. Busca la luz dentro de la oscuridad. Está ahí.[7]

Por ejemplo, cuando alguien está enojado, busca la mente aguda que hay detrás de sus declaraciones críticas. Esa cualidad aguda e incisiva es saludable. Cuando alguien se muestra arrogante, busca ahí la confianza. Dentro de la apatía se esconde el potencial de la ecuanimidad; detrás de la lástima está la promesa de la compasión. Esto no quiere decir que no veas la confusión en que está sumida la otra persona, pero sí sugiere que no te la creas.

¿Cómo gestionar el nihilismo y la evasión espiritual? En primer lugar, sé consciente de ambos. Cuando los identifiques en tu vida, estréchales la mano. Esto, por sí solo, puede convertir los enemigos en amigos. Por ejemplo, cuando percibas que estás empezando a rechazar el mundo a raíz de tus prácticas de las formas ilusorias, sonríele a esa tendencia y date cuenta de que es una trampa habitual. A continuación, trabaja para desestimar la *solidez* del mundo, no el mundo en sí.

En segundo lugar, date cuenta de que la etapa final del camino no es algún cielo lejano, sino que se trata de encontrar el cielo en la Tierra. Es decir, regresa a esta tierra material (a tus pensamientos, tus relaciones, tu trabajo y tu vida diaria) imbuido de tu realización espiritual. Sé consciente de que, con el fin de completar el viaje, tienes que realizar un «cambio de sentido» y encaminarte de nuevo hacia aquello de lo que huiste inicialmente. Es posible que emprendieras el camino, sin saberlo, pensando en acceder a un cielo lejano, pero con el despertar verdadero te das perfecta cuenta de que el cielo está dentro de ti, y aquí en la Tierra. Esta es la forma de unir el cielo y la Tierra, lo absoluto con lo relativo. Trae tu nirvana de nuevo al *samsara* y date cuenta de que en última instancia son inseparables.

LA REALIDAD NO ES UN SUEÑO

Incluso la más perfecta de las analogías no se corresponde con la realidad. Proclamar que «la realidad es un sueño» conlleva un peligro sutil: es casi inevitable que tomemos nuestras tendencias solidificadoras, exactamente las mismas que estamos tratando de trascender por medio de las prácticas expuestas, y las usemos para solidificar la idea de que la realidad es un sueño. La realidad no es un sueño. Es completamente inefable. Todo lo que podamos decir respecto a ella no es lo acertado.

La vacuidad es el antídoto a ver las cosas como verdaderamente existentes, pero la vacuidad en sí también está vacía. Por eso se habla del *vacío de la vacuidad*. No podemos aferrarnos a ningún concepto, ni siquiera al de *vacuidad*. Así pues, no reduzcas la realidad a ningún concepto, analogía, metáfora, doctrina o filosofía. Khenpo Rinpoche escribe:

Desconocer la paridad entre las apariencias y la vacuidad y apegarse solamente a las apariencias es ser víctima de la ilusión. Pero apegarse únicamente a la vacuidad es sucumbir también a la ilusión. Si se conoce la paridad entre las apariencias y la vacuidad, no hay ninguna necesidad de quedar atrapado en esas apariencias o en esa vacuidad, o de renunciar a una de las dos. Lo que hay que hacer es descansar en la amplitud de la paridad que hay entre las apariencias y la vacuidad.[8]

La experiencia, sobre todo la de la realidad absoluta, es inexpresable. Incluso en el nivel de lo relativo, la experiencia es fundamentalmente indescriptible. Puedes tratar de describir el sabor de una barra de Snickers, por ejemplo, hasta la saciedad, pero hasta que la persona con la que estás hablando no le dé un mordisco, no sabrá de qué le estás hablando. Los escritores hacen todo lo posible para describir la experiencia, al igual que lo hacen los poetas, los músicos, los bailarines o los pintores; pero la realidad nunca puede ser capturada en algo tan pequeño como la palabra escrita, o como un poema, una sinfonía, una danza o una pintura. Intenta describir un orgasmo o la nieve a alguien que nunca ha experimentado esa dicha o que no ha sentido nunca el frío. Pues bien, es aún mucho más difícil describir la naturaleza de la mente y de la realidad a alguien que nunca la ha experimentado.

La realidad es *como* un sueño. No es un sueño. La realidad no es una ilusión; es *ilusoria*. Los maestros nos advierten de que «nos liberemos incluso del antídoto». Decir que la realidad es como un sueño es el antídoto a decir que es sólida, duradera e independiente. Ahora, prescinde de este antídoto. El maestro de *dsogchen* Khenpo Tenpa Yungdrung dice: «Recuerda siempre que la ilusión es una ilusión».

Estamos tratando de disolver nuestra visión sólida de la realidad, una visión que causa mucho sufrimiento innecesario. Sustituir este punto de vista por el de que la realidad es como un sueño no significa que hemos llegado al punto de vista definitivo. De hecho, el punto de vista definitivo no existe, ya que cualquier punto de vista es conceptual y, por lo tanto, provisional.[9] Ver la realidad como si fuese onírica es un gran paso en las etapas progresivas de la meditación sobre la realidad, pero si estamos solidificando algo, aún estamos errando el blanco. Solamente podemos dar en el blanco con la experiencia directa; es imposible hacerlo con ninguna doctrina. Una doctrina puede indicarnos la dirección correcta, como cuando un dedo señala a la luna. ¡Pero no hay que confundir el dedo con la luna!

Lo mejor que puede hacer cualquier enseñanza es inspirarnos a meditar. Es solo cuando trascendemos totalmente los conceptos cuando se despliega la experiencia de la realidad. He aquí otra definición de la vacuidad: las cosas están vacías de nuestras ideas acerca de ellas; la realidad está vacía o libre de lo que le atribuimos conceptualmente. Si la miramos así es cuando la vemos realmente. Y a la hora de intentar transmitir lo que vemos, podemos decirles a los demás: «Bueno...; es como un sueño».

CÓMO SUPERAR ALGUNOS OBSTÁCULOS PRÁCTICOS

Ahora que hemos visto unos obstáculos generales, pasemos a ver algunos más concretos. En el yoga de los sueños trabajamos con estados sutiles de la mente y tratamos de sortear la gran inercia que nos hace ver el mundo como sólido, duradero e independiente. Es difícil despertar de la fuerza de estos malos hábitos. No se puede detener un tren de mercancías con una moneda de diez centavos. El yoga de los sueños requiere paciencia, perseverancia y la voluntad de exponerse.

Visión, meditaciones, actitud y motivación

Si sientes impaciencia y desaliento en relación con tu práctica, un remedio inmediato es que refuerces tu visión (tu punto de vista). Si dicha visión es, al principio, únicamente conceptual, ya constituye un primer paso en la dirección correcta. El mapa no es el territorio, pero puede conducir al territorio. Lee libros sobre los sueños lúcidos y el yoga de los sueños. Examina de cerca cómo tu viejo punto de vista no te ha conducido a nada. Cultiva la renuncia. Participa en seminarios y encuéntrate con amigos de ideas afines. Si bien el yoga de los sueños es una práctica solitaria, no eres el único que la lleva a cabo. Hay personas que pueden orientarte, y también puedes participar en foros de Internet y «clubs nocturnos» centrados en los sueños lúcidos. Si tu visión se vuelve lo suficientemente fuerte, podrá traspasar cualquier obstáculo.

Para seguir inspirado, deléitate con los pequeños logros. Si ahora recuerdas más sueños que antes, celébralo. Si tus sueños son más claros y más duraderos, esto es fantástico. Si has tenido tu primer sueño lúcido, alégrate por ello. Reflexiona sobre el consejo del Dalái Lama relativo a todo aquello que vale la pena: «¡Nunca te rindas!». El mero hecho de intentar llevar a cabo estas prácticas reporta beneficios. Las meditaciones nocturnas tienen por objeto incrementar la conciencia, la cual mejorará gracias a ellas, incluso si nunca se tiene un sueño lúcido.

Guru Rinpoche afirma que la solución a muchos obstáculos es ejercitarse más en las prácticas de las formas ilusorias:

Los sueños son inducidos por nuestras predisposiciones latentes; así pues, considera que todas las apariencias diurnas son como los elementos de un sueño y como una ilusión [...] En particular, es fundamental practicar las instrucciones sobre las apariencias diurnas y el cuerpo ilusorio. Durante la vigilia, imagina fuertemente que tu entorno, ciudad, casa, compañeros, conversaciones y todas las actividades son un sueño [...] lleva a cabo las prácticas de las formas ilusorias durante el día y acostúmbrate a imaginar el estado onírico. Cuando estés a punto de dormirte, hazlo con este anhelo: «Que reconozca el estado de sueño como el estado de sueño y no me vea confundido». Cultiva también la atención plena; piensa: «Cuando esté entrando en el estado de sueño, que no pueda confundirme».[10]

El maestro *nyingma* Namkhai Norbu está de acuerdo. Señala:

Si no has dominado la lucidez (la conciencia de estar soñando cuando lo estás haciendo), deberías, durante el día, recordarte continuamente a ti mismo que todo lo que ves y todas las acciones que presencias no son más que un sueño. Al verlo todo, a lo largo del día, como si se tratara de un sueño, el sueño y la conciencia se mezclan completamente.[11]

La práctica de la lucidez es acumulativa, lo que significa que todas las noches de práctica, tanto si activan un sueño lúcido como si no lo hacen, alimentan el impulso. La sola intención de despertar en los sueños lo alimenta. Estás usando las leyes inmutables del karma a tu favor. Dale a tu mente un empujón hacia la lucidez todas las noches y esto acabará por «empujar» la puerta que te dará acceso al mundo de los sueños lúcidos. Pero al igual que ocurre con cualquier emprendimiento, si dejas de nutrir el impulso se desdibujará, y tal vez la puerta acabará cerrándose.

En mi caso, si no practico las técnicas formales de inducción, mis sueños lúcidos disminuyen. Sea como sea, llevo mucho tiempo meditando, y he constatado un aumento progresivo de mi lucidez en el transcurso de los años como resultado de la meditación y las prácticas de las formas ilusorias. Puede ser que no practique el yoga de los sueños todas las noches pero sí medito todos los días, y veo las cosas como ilusorias tan a menudo como puedo. Estas prácticas también fructifican por la noche, de modo que la «acumulación de impulso» no deja de tener lugar.

Así pues, otra solución es practicar más la meditación *mindful-ness*, pues, como ya sabemos, si adquirimos lucidez en relación con los contenidos de nuestras mentes durante el día, gozaremos de mayor lucidez por las noches. Junto con esto, puedes estimular tu motivación. Persevera con el yoga de los sueños con la idea de que no lo haces solamente para ti; fundamentalmente, realizas esta práctica por el bien de los demás. Esta visión más amplia te ayudará a ubicar cualquier problema que tengas con el yoga de los sueños, que de pronto se volverá más pequeño y abordable.

Otros trucos y consejos

Un problema habitual con las prácticas de los sueños, especialmente al principio, es emocionarse tanto al encontrarse lúcido que uno mismo se despierta. Para evitar esto, modera tus emociones. Mira hacia abajo, hacia el suelo del sueño, la primera vez que alcances la lucidez, y después implícate con el sueño. El compromiso sensorial con el sueño despoja al cerebro del estímulo de cambiar de estado de consciencia y despertarse. Mira, escucha y siente el sueño. Un consejo clásico es frotarse las manos en el sueño. Del mismo modo que implicarte con el mundo de la vigilia por la mañana te aleja del sueño y te ubica en el presente, implicarte con tu mundo onírico te sumerge más en el sueño y te aleja de la realidad de la vigilia. El comienzo de la lucidez es también un buen momento para recordar los objetivos que tienes en relación con el sueño (por ejemplo, qué etapa del yoga de los sueños quieres practicar).

Otra habilidad es la de aprender a prolongar el sueño cuando comienza a desvanecerse. Con un poco de práctica podrás saber cuándo el sueño está empezando a diluirse. A menudo, los aspectos visuales cambian (se desdibujan, pierden color o adquieren un carácter como de dibujos animados). La clave para mantener la lucidez, según Scott Sparrow, es la siguiente:

La duración de un sueño lúcido [...] depende de la capacidad del soñador de conservar un equilibrio entre la consciencia de vigilia y la onírica. Para lograr este equilibrio con cierta regularidad, el soñador debe aprender a reconocer y dejar en suspenso las fuerzas que inciden sobre él procedentes tanto de la vigilia como del estado de sueño que tienden a alterar el delicado equilibrio de la lucidez.[12]

De nuevo nos hallamos frente al tema del *camino del medio*, que es como caminar por una cuerda floja. Si te caes de la cuerda floja de una manera, regresas al sueño no lúcido; si te caes de la otra manera, te despiertas. Al igual que ocurre cuando una fantasía te absorbe durante el día, si el sueño te arrastra hacia su contenido, pierdes la lucidez. Te has implicado demasiado con los contenidos de tu mente, que ahora surgen en forma de imágenes oníricas. Y, al igual que ocurre en la vida, por lo general es el *movimiento* lo que te absorbe.[13] Para prolongar un sueño lúcido que te esté arrastrando hacia la no lucidez, lo primero que puedes hacer es dirigir la atención hacia aspectos invariables del sueño, como el suelo, como se sugirió anteriormente. Arráigate en el sueño; después mira hacia arriba e implícate con dicho sueño.

Esta unidireccionalidad es al mismo tiempo el fruto, y la práctica, de la atención plena. Después de haberte conectado a tierra y de haber «unificado» tu conciencia, puedes levantar la mirada y observar el entorno del sueño sin perderte en él. Tu unificación (atención plena) debilitará la influencia de la distracción del movimiento. Con esta estabilidad, estarás mejor preparado para implicarte con el sueño y empezar a trabajar con él. Si empieza a diluirse, concentra tu visión en un punto, o arraiga tu conciencia de alguna otra manera, y vuelve a empezar.[14]

Esta es la instrucción típica que se da en la meditación: cuando, sentado en el cojín, te distraigas, *baja la mirada*. En lugar de mirar *hacia fuera* y distraerte, vuelve la atención hacia dentro y recógete. En general, una atención equilibrada cultivada por medio de la meditación *mindfulness* y la meditación del conocimiento (o meditación del *insight*) contribuirá a tu éxito con el yoga de los sueños. Los investigadores del sueño Harry Hunt y Robert Ogilvie explican:

En los sueños lúcidos prototípicos nos encontramos con el desarrollo de una capacidad simultánea para la observación desapegada o la autorreflexión junto con la implicación continuada con lo soñado. Este desarrollo de una capacidad de autorreflexión sostenida por sí misma y la dificultad a la hora de integrarla con complejas implicaciones en curso también describe el objetivo y las dificultades de la tradición meditativa del *mindfulness* o la del *insight*.[15]

Como alternativa al enraizamiento de la conciencia y a la práctica de la mirada en un solo punto, LaBerge ofrece otro truco para conservar la lucidez cuando los sueños comienzan a desvanecerse: girar el cuerpo de sueño al estilo de un derviche danzante o mover los brazos como molinetes. Así se carga el sistema perceptivo, de modo que no pasará del estado de sueño al de vigilia. Añadir el recordatorio de que la siguiente escena será la escena de un sueño lúcido también es útil para mantener la lucidez.

Estas técnicas ponen el énfasis en distintos enfoques para mantener la lucidez. La primera de ellas hace hincapié en enraizar la conciencia por medio de fijarse en un punto; la segunda, en el movimiento corporal. Experimenta. Comprueba lo que te resulta útil en tu caso.

Si el sueño se disuelve y te despiertas, no des vueltas en la cama ni muevas el cuerpo de ninguna otra manera. El movimiento sintonizará con el estado de vigilia y te conducirá a él. En lugar de ello, imagina vívidamente que giras, o que frotas las manos del cuerpo de sueño que acabas de abandonar. También es importante que añadas el firme recordatorio de que pronto estarás soñando y de que el sueño será lúcido. De lo contrario puede ser que regreses al sueño pero que no lo reconozcas como tal. Con estos consejos es posible reanudar el sueño lúcido (como un sueño lúcido inducido desde la vigilia).

En el sueño, el recurso de girar también se puede utilizar para cambiar de escena. Mientras la escena onírica se difumina a partir del giro, puedes visualizar otra en la que te gustaría estar cuando dejes de girar. Por ejemplo, si pretendes tener un sueño de curación pero te encuentras en medio de una escena que es demasiado caótica, puedes evocar un entorno que te parezca más apropiado.

El hecho de implicarse con el sueño en un esfuerzo por mantener la lucidez tiene que verse equilibrado con un sentido de la perspectiva, o de la objetividad, si no se quiere volver a caer en un sueño no lúcido. Implícate, pero no demasiado. Cuanta más intensidad emocional tiene el sueño, más cuesta mantener la lucidez, porque uno tiende a verse absorbido por el sueño. Así pues, recuérdate a ti mismo: «Esto es un sueño. Estoy lúcido en este sueño. Sé que estoy soñando». En el mundo de los sueños lúcidos, la racionalidad y la objetividad triunfan sobre la emocionalidad.

Sigue convenciéndote de que estás soñando por medio de hacer cosas que no podrías hacer en la vida de la vigilia. Ahora es el momento de realizar las prácticas del yoga de los sueños. Estas prácticas no solo transforman los sueños lúcidos en el yoga de los sueños sino que también nos ayudan a conservar la lucidez en el sueño, ya que estamos trabajando activamente con él y haciendo cosas que es imposible hacer en la realidad de la vigilia, cosas que nos recuerdan que eso es solo un sueño.

El Dalái Lama ofrece este consejo general:

Si tu sueño es demasiado profundo, tus sueños no serán muy claros. Con el fin de tener sueños más claros y un sueño más ligero, deberías comer un poco menos. Por otro lado, si tu sueño es demasiado ligero [...] deberías tomar una comida más pesada, con más aceite.

En mi caso he comprobado que para conservar mis sueños más claros y mi sueño más ligero no hay nada que me vaya mejor que dormir sentado. Namkhai Norbu comparte estos consejos sobre cómo evitar el sueño que parece carecer de sueños por ser demasiado profundo:

En este caso, coloca las almohadas más arriba usando menos fundas o más ligeras, y permite que entre más aire y más luz en el lugar donde vas a dormir o trasládate a un espacio más abierto. Si no tienes sueños con regularidad, puedes experimentar dormir de cualquier forma que te resulte cómoda, tumbado sobre el lado derecho o sobre el izquierdo. Si los sueños siguen sin acudir, concéntrate en el chakra de la garganta y visualiza una A roja; si esto te resulta difícil, basta con que visualices una bola roja. Si sigues sin recordar los sueños, visualiza la letra o perla roja más luminosa cada noche. Si la dificultad persiste, visualiza una perla blanca en tu frente, en el lugar del tercer ojo. Si siguen sin aparecer los sueños, visualiza esa perla más luminosa cada noche.[16]

Cuando empieces a creer en tus sueños y a iniciar el diálogo, puedes esperar encontrar un conversador dispuesto en tu yo más profundo. Experimenta con los consejos y técnicas que se han presentado en este capítulo para ver qué te funciona a ti. Respeta tus sueños y los traerás a la vida. Si refuerzas tu punto de vista, practicas meditaciones como la *mindfulness* y las de las formas ilusorias y fortaleces tu motivación, tendrás éxito. No hay ningún obstáculo que pueda resistirse a estos antídotos.

> He aquí que la mayor parte del conocimiento divino de Dios
> que se adquiere a través de la ignorancia, en la unión que está
> por encima de la inteligencia, cuando el intelecto se retira de
> todas las cosas que hay y se retira después de sí mismo, está
> unido a los rayos superluminosos, y es iluminado desde allí y en
> sí mismo por la profundidad insondable de la sabiduría.
>
> DIONISIO DE AREOPAGITA,
> citado en *The Principal Upanishads*

17

UNA INTRODUCCIÓN AL YOGA DEL SUEÑO

Así como el yoga de los sueños está un paso más allá de los sueños lúcidos, el yoga del sueño está un paso más allá del yoga de los sueños. Se denomina *yoga del sueño* porque lleva la lucidez o la conciencia al sueño profundo, sin sueños. Y mientras que los sueños lúcidos constituyen la lucidez parcial, el sueño lúcido constituye la lucidez completa. Hay quienes aseguran que los sueños son la «puerta de entrada» al infinito. Pues bien, la sutil práctica del yoga del sueño nos deposita plenamente en el infinito. En el plan de estudios de la noche, tener éxito con el yoga del sueño es como obtener el doctorado. El Dalái Lama ha señalado: «Realizar esta transición sin perder la conciencia es uno de los logros más altos de un yogui».[1]

LA MENTE NO DISTRAÍDA

Los practicantes que no se distraen (que no se pierden en el «sueño») durante el día tampoco se distraen (se pierden en el sueño inconsciente) por la noche. Contamos con este testimonio del maestro Samten Gyatso, del siglo XVII:

Realmente no tengo grandes cualidades, nada maravilloso de lo que presumir, excepto que mi distracción se ha desvanecido [...] Aún tengo un problema, sin embargo: el mantenimiento de la conciencia en el breve período que transcurre entre conciliar el sueño y estar durmiendo. Hay unos pocos momentos en los que aún pierdo la presencia mental y, por poco tiempo, el estado despierto. Pero una vez que comienza el sueño, el estado despierto acude y se mantiene estable durante toda la noche. El único desafío que me queda ahora es esa pequeña brecha de justo cuando me quedo dormido.[2]

Y tenemos también este otro testimonio, del maestro Karsey Kontrul, unos cuatro siglos más tarde:

He llegado a un nivel en que todo el valle de Tsurphu aparece como el mandala de Chakrasamvara, y cada día que pasa los pensamientos conceptuales son menos y más espaciados. Ahora solo tengo un problema: aún pierdo la presencia mental en el momento de quedarme dormido. Esta situación no dura más de un par de segundos, pero lamento tener que admitir que pierdo la conciencia. Aparte de eso, esta mente ya no se distrae en ningún momento del día o de la noche.[3]

LA MENTE DE LA LUZ CLARA, LA MENTE DE LA CONCIENCIA

Las enseñanzas *dsogchen* indican que el yoga de los sueños es una práctica secundaria en relación con el yoga del sueño. La práctica principal es la *práctica de la luz natural* (otra forma de decir la *práctica de la mente de la luz clara*). El yoga de los sueños se considera secundario porque si se tiene éxito con el yoga del sueño, el éxito con el yoga los sueños tiene lugar de forma natural; adquirimos la lucidez de automáticamente en los sueños. Puede llegar un punto en que el yoga del sueño se desarrolle de manera espontánea en ti, pero no te preocupes si nunca entra en tu «plan de estudios meditativo». No es para todo el mundo.

Mientras que los sueños lúcidos y el yoga de los sueños trabajan sobre todo con los niveles del inconsciente que hay justo por debajo de la psique, el yoga del sueño trabaja sobre todo con los niveles más profundos del sustrato y la mente de la luz clara.[4] Es por esto por lo que en la tradición tibetana el yoga del sueño se conoce como el *yoga de la luminosidad* (porque ahí nos relacionamos con la naturaleza luminosa de la mente despierta). En casi todas partes donde mires en el budismo, encontrarás términos y denominaciones (tales como *mente de la luz clara*, *luminosidad* e *iluminación*) que sugieren la relación íntima que existe entre el despertar, la luz y la mente.[5] En el budismo, *luz* es prácticamente sinónimo de *conciencia*.[6]

Vale la pena insistir en que cuando hablamos de la mente de la luz clara *no* nos estamos refiriendo a ninguna luz física. Y aquello a lo que nos estamos refiriendo, la luz de la mente, es difícil de describir. No es una luz que se ve en el sentido habitual (lo cual sería dualista), sino una luz que se ve a sí misma, una iluminación que se ilumina a sí misma, una conciencia que es consciente de sí misma (lo cual es no dualista). En este caso la luz es conciencia no dual, o sabiduría que refleja la conciencia, tal como se describe en el Kena Upanishad:

> Lo que ningún discurso puede expresar, pero que permite expresar el habla [...] Lo que nadie puede comprender con la mente pero por medio de lo cual, dicen los sabios, la mente es comprendida [...] lo que nadie puede ver con los ojos, pero por medio de lo cual vemos [...] lo que nadie puede oír con los oídos, pero por medio de lo cual podemos oír [...].[7]

Durante el día vemos las cosas del mundo iluminadas por el sol. En la oscuridad del sueño, ¿qué es lo que ilumina los objetos de nuestros sueños? Y ¿qué es lo que nos permite «ver» nuestros pensamientos y emociones? Los objetos de la mente son iluminados por la luminosidad de la mente misma. A diferencia del sol exterior, que brilla dualísticamente sobre los objetos, el sol interior no brilla desde algún lugar interno y proyecta su luz sobre los objetos mentales. El sol interior (la mente de la luz clara) adopta, de manera no dualística, la forma de los objetos mentales, lo que significa que los contenidos de la mente se iluminan a sí mismos.

Si bien el ego (la psique) puede experimentar estados de consciencia asociados con el yoga de los sueños, el ego no puede experimentar la mente de la luz clara. El engaño no puede experimentar la verdad; la ilusión no puede ver la realidad. Para el ego, la «experiencia» de la mente de la luz clara no es una experiencia. Es la oscuridad completa, la inconsciencia total. Es, básicamente, la experiencia de la muerte del ego y, como dijo Trungpa Rinpoche: «Uno no puede asistir a su propio funeral».

La mente de la luz clara, y por lo tanto el yoga del sueño, tiene que ver con la realización de la no dualidad o sabiduría. El ego, o la psique, es prácticamente sinónimo de la dualidad o la consciencia. La dualidad no puede experimentar la no dualidad; la consciencia no puede experimentar la sabiduría. No podemos ver la mente de la luz clara como un objeto. Tengamos en cuenta que *consciencia* es un término peyorativo en el budismo, porque es siempre dual. Siempre somos conscientes de algo, lo que significa que la consciencia se basa en todo momento en un sujeto y un objeto. Cuando la consciencia se disuelve en la sabiduría a medida que descendemos en el sueño sin sueños, nosotros (el ego) nos deslizamos a la oscuridad y perdemos el conocimiento. Dzogchen Ponlop Rinpoche dice:

La esencia del sueño profundo es, de hecho, la gran luminosidad, la verdadera naturaleza de la mente. Es absolutamente brillante y completamente viva. Es una claridad densa y, puesto que su claridad es tan densa, tiene un efecto cegador sobre la mente confusa.[8]

Nosotros (el ego) siempre nos identificamos con las formas que surgen en la conciencia, con los pensamientos y los elementos de este mundo. Esto es lo que *es* el ego: la exclusiva identificación con las formas. No nos identificamos con la conciencia sin forma, que es otra manera de designar la mente de la luz clara. La conciencia sin forma es *no coseidad*, que desde la perspectiva del ego se experimenta como nadeidad. ¿Cómo puede *algo* (el ego), que es de hecho la madre de todas las cosas, relacionarse con *nada*? No puede. Por eso, cuando surge la no coseidad (la conciencia sin forma, la ausencia de ego), perdemos el conocimiento y no reconocemos el sueño sin sueños.

Esta es una amarga ironía, porque la conciencia sin forma es lo que realmente somos. Solo porque el robo de identidad por parte de la psique ha estado ocurriendo durante tanto tiempo, y debido a que el delito es tan perfecto, cuando nos señalan nuestra verdadera identidad, no nos reconocemos a nosotros mismos. «¡Esto no soy yo!», es lo que gritamos inconscientemente cuando caemos en el sueño sin sueños. «¿Cómo que no soy nadie? ¡Soy alguien!», reivindicamos. Así como los pensamientos y las emociones (formas mentales) nos roban la conciencia durante el día, y por lo tanto nos identificamos falsamente con ellos, ocurre lo mismo con las imágenes que se presentan en nuestros sueños por la noche. Lo que nos encontramos entonces es lo que nos encontramos ahora. O, más exactamente, lo que *no* nos encontramos entonces no nos lo encontramos ahora. El robo continúa.

Puesto que no hay pensamientos (formas) en el sueño sin sueños, no hay ningún sentido del *yo*.[9] Cuando la conciencia se desubica y se va con las formas y estas se pierden a medida que entramos en el sueño, la conciencia se abandona. Desde una perspectiva materialista, cuando nos dormimos perdemos la consciencia, nuestra falsa identidad. Pero desde una perspectiva espiritual, el sueño nos ofrece una oportunidad de encontrar la sabiduría, nuestra verdadera identidad. El camino espiritual, y las prácticas nocturnas, nos ayudan a reubicarnos. Perdemos la consciencia pero tenemos la oportunidad de adquirir la sabiduría. Es un gran juego de *lost and found* (encontrar los objetos ocultos) que se juega en la oscuridad de la noche.

También reubicamos nuestra identidad en el sentido de que desplazamos (reubicamos) nuestro centro de gravedad, o el foco de la identidad, de la psique a la mente de la luz clara. Con este cambio sísmico pasamos a vivir la vida desde esta última.

Las personas a menudo sienten la necesidad de descubrir quiénes son, o de «encontrarse a sí mismas». Innumerables libros y películas tratan el tema de la búsqueda del verdadero yo, la cual es un auténtico «picor» que anhela ser «rascado». Toda reubicación temporal de la identidad que tiene lugar en el mundo convencional no es más que un sustituto de este movimiento fundamental de regreso al Ser irreductible. Nunca encontrarás tu verdadero ser en ningún nivel de la forma, por más sutil que sea, porque tu verdadero ser carece de yo y no tiene forma.

Si volvemos a nuestra analogía del astronauta-onironauta, podemos aprender algo acerca del espacio interior profundo por medio de mirar al espacio exterior profundo. Imagina que estás flotando en el espacio exterior, donde la luz del sol está constantemente proyectándose. Si no se coloca ningún objeto en el espacio en la trayectoria de la luz, no se ve nada. Lo único que se distingue es la negrura del espacio exterior. La luz no se ve. Pero en el instante en que ponemos un objeto en medio del fluir de la luz, la luz y el objeto aparecen de repente.

Enfoca una linterna al cielo nocturno. A menos que haya partículas de polvo, humo o bruma que reflejen la luz, esta no se ve. El físico Arthur Zajonc sostiene:

> ¿Cómo se ve la luz cuando se la deja *enteramente* a sí misma? [...] ¡Como oscuridad absoluta! [...] sin la presencia de un objeto en el que la luz pueda depositarse, no vemos más que oscuridad. La luz, en sí misma, es siempre invisible. Solo vemos cosas, objetos; no la luz.[10]

Ocurre exactamente lo mismo con la oscuridad del espacio interior profundo de nuestras mentes. La luz de la conciencia sin forma (la mente de la luz clara) está constantemente proyectándose. Pero a menos que surja un objeto (en este caso una forma-pensamiento, una imagen onírica o una emoción) en esa luz y ese espacio de la mente, no se ve nada. Se percibe una pérdida de conocimiento total, la inconsciencia completa, y esto es exactamente lo que percibimos en el sueño sin sueños. Modificaré algunas palabras de la declaración de Zajonc para ilustrar esta afirmación: ¿cómo se ve la conciencia cuando se la deja enteramente a sí misma? ¡Como oscuridad absoluta! Sin un objeto mental en el que la conciencia pueda depositarse, no vemos más que oscuridad. La conciencia, en sí misma, es siempre invisible. Solo vemos formas-pensamiento; no la conciencia.

LA SEDUCCIÓN DEL PENSAMIENTO

Nos aferramos con desesperación a las formas de la mente porque, para el ego, no hay nada más. Se aferra al pensamiento para salvar su vida. La mirada del ego está tan sólidamente fija en lo exterior (lo cual, en el nivel interno, significa que está fija en los contenidos de la mente) que nunca se molesta en mirar más profundamente en el interior. Persigue siempre los rayos de luz que lanza la mente de la luz clara y que el sustrato solidifica como formas. Si mirásemos dentro y a una gran profundidad, encontraríamos lo que realmente estamos buscando, lo que realmente queremos: nada.

El yoga del sueño, como parte de la familia de las meditaciones sin forma (como la *mahamudra* y la *dsogchen*), puede ayudarnos a entender la mecánica irreductible de la felicidad y, por lo tanto, qué es aquello que queremos irreductiblemente, un tema al que se ha ido dando rodeos a lo largo de este libro. Y es que estas meditaciones nocturnas poco prácticas conducen a descubrimientos muy prácticos. Lo esotérico informa lo exotérico. Podemos llegar a la conclusión de la felicidad irreductible por medio de ver qué es lo que quieren los budas. Quienes están espiritualmente despiertos no quieren nada. Están completamente contentos descansando en la conciencia pura.[11] Como he dicho, los seres iluminados ven lo externo como lo que realmente es: meras sombras de la mente de la luz clara. Y ¿quién quiere sombras cuando puede disfrutar del sol?

El descubrimiento de la no coseidad es el hallazgo definitivo. Constituye la mayor satisfacción, de la cual todas las actividades externas son meros sustitutos. Es muy irónico: pensamos que queremos algo, lo cual siempre significa algo externo (en el nivel del yoga del sueño, incluso el pensamiento y la emoción son externos). Pero si lo miramos de cerca, lo que realmente queremos es la ausencia de cosas. Lo que realmente buscamos es disolvernos en la mente de la luz clara, que no tiene forma (no contiene formas y está vacía). Por lo tanto, nuestro verdadero anhelo es una especie de «deseo de muerte» espiritual, ya que es el anhelo de trascender el ego completamente formado y morir a él. Como hemos visto, mientras no encontramos esta mente original, prosigue sin cesar el juego doloroso del escondite que es el *samsara*, el deporte de lanzarse fuera, a las formas, y luego esconderse de sí mismo. En este juego, hemos perdido nuestra esencia en la manifestación.

LA MENTE SIN FORMA NO MUERE

Puesto que no tiene forma, la mente de la luz clara también es inmortal.[12] Esta es la parte más profunda de ti que no envejece ni muere. No entra en el mundo del espacio y el tiempo y nunca contrae cáncer, sida, la enfermedad de Alzheimer o la de Parkinson. No nació, y por lo tanto no puede morir. Es el verdadero Tú inmortal.

Todo lo que hay «por encima» de esta conciencia sin forma que ha nacido en el mundo de la forma (el sustrato y la psique) y que, por lo tanto, vive en el mundo del espacio y el tiempo, va a morir. Si nos identificamos con estos aspectos de nuestro ser *relativo* que han tomado forma, vamos a sufrir en proporción directa a nuestro nivel de identificación cuando esos aspectos, inevitablemente, decaigan y desaparezcan. Pero si realizamos la naturaleza sin forma de nuestro ser, trascenderemos la muerte. El Kena Upanishad dice:

Es el oído del oído, la mente de la mente, el habla del habla [...] el ojo del ojo. Sabiendo esto, los sabios han renunciado a toda falsa identificación [con la psique y el sustrato] [...] [y] se vuelven inmortales cuando parten de este mundo.[13]

Esta es la oportunidad que el yoga del sueño nos brinda cada noche. Este es también el lugar en que el yoga del sueño conecta con el yoga del bardo, el yoga final de la noche. Al trabajar con el yoga del sueño, nos estamos preparando directamente para la muerte.

El yoga del sueño (la práctica de la mente de la luz clara) trabaja con la ausencia de forma, y no hay nada más sutil que eso. La ausencia de forma es prácticamente sinónimo de muerte, y para el ego completamente formado no hay nada más aterrador que eso. El yoga del sueño (y el yoga del bardo) es la práctica en que la ausencia de miedo en la oscuridad alcanza su punto culminante. Aquí es donde podemos descubrir que no hay absolutamente nada que temer y sí mucho que esperar con gran interés. «Morimos» en la ausencia de forma cada noche y «renacemos» en una forma consciente al día siguiente. Ya estamos experimentando una minimuerte todas las noches, aunque no lo sepamos. Al llegar a conocer nuestra naturaleza sin forma y familiarizarnos cada vez más con ella (esta es la definición de la meditación), podemos empezar a transformar la oscuridad del sueño profundo en la luminosidad inmortal que realmente es. El maestro taoísta Lao Tse escribió:

> Ver en la oscuridad es claridad.
> Saber ceder es fortaleza.
> Usa tu propia luz y regresa a la fuente de la luz.
> A esto se le llama practicar la eternidad.[14]

Es por eso por lo que incluso la perspectiva del yoga del sueño es tan profunda: porque arroja luz sobre nuestra naturaleza inmortal y nuestra verdadera identidad. La luz de esta visión puede iluminar todos los demás aspectos de las prácticas nocturnas y brillar sobre cada paso que damos durante el día.

LA EXPERIENCIA DEL SUEÑO LÚCIDO

¿Cómo es la experiencia del sueño (sin sueños) lúcido? Al ser no dual, y así pues no poder representarse, es difícil de describir. Voy a reproducir algunas citas que hacen alusión a la experiencia. Según Tenzin Wangyal Rinpoche:

Cuando nos referimos a la *experiencia de la luz clara*, ¿qué queremos decir? En realidad, no es una experiencia en absoluto, sino más bien [un reconocimiento de] el espacio en el que tienen lugar la subjetividad, el sueño, los sueños y la experiencia de la vigilia.[15]

En un ensayo titulado «Hyperspace Lucidity and Creative Consciousness» («Lucidez del hiperespacio y consciencia creativa»), Fariba Bogzaran dice lo siguiente de los sueños transpersonales y otras experiencias nocturnas inefables:

El soñador no tiene referencias visuales, cenestésicas o auditivas de la vida de la vigilia [sino que estos sueños] derivan de experiencias desconocidas y nunca antes expuestas [...] de los fenómenos de la luz, la vacuidad y el vacío, la consciencia de la unidad y otras experiencias transpersonales que no se pueden representar.[16]

¿Cuánto más inefables son, pues, las experiencias sin sueños en las que no hay ningún contenido?

En *Lucid Dreaming: Gateway to the Inner Self* («Los sueños lúcidos: una puerta de entrada al ser interior»), Robert Waggoner describe su propia experiencia:

La conciencia sin yo existe como un punto de luz flotante en una extensión de luz consciente y viva. Aquí, toda la conciencia se conecta. Toda la conciencia se cruza. Todo el conocimiento está contenido dentro de la luz brillante, clara y cremosa de la conciencia. La conciencia es todo; un punto contiene la conciencia de todos los puntos; nada existe separado. Es la conciencia pura, el saber, la luz.[17]

Puede resultar sorprendente saber que Waggoner no es budista. Sigue escribiendo, sin hacer ninguna referencia al yoga del sueño:

Dentro de la luz consciente, no existía la idea del *yo*, o del *mí*, o de *lo mío*. No había pensamientos, recuerdos ni análisis; tampoco estaba Robert.

Solamente había conocimiento lleno de luz. Aunque no tenía ningún contexto más amplio desde el que contemplar la situación, parecía que mi conciencia por fin había llegado a su fuente: la conciencia pura, la realidad que está detrás de las apariencias y los símbolos manifiestos. El regreso a casa definitivo. En esa luz consciente, Todo Es (la esencia de todo parecía contenida en un Ahora siempre presente). Toda la conciencia estaba conectada en esa conciencia pura. En la gran nada, Todo Es.[18]

Y en su ensayo «Lucid Surrender and Jung's Alchemical Coniunctio» («La rendición lúcida y la conjunción alquímica de Jung»), Mary Ziemer comparte esta experiencia:

Cuando el cuerpo de sueño aparentemente se disuelve en el enfriamiento, la luz negra y los vientos, se experimenta algo semejante a lo que describen los alquimistas: el alma se libera del cuerpo (la espiritualización de la materia). En función de mi estado de ánimo, he encontrado que este proceso de disolución puede sentirse o bien como una muerte extática dominada por el eros o como una sensación de aniquilamiento dominada por un sentimiento de mortificación.[19]

Es difícil expresar exactamente lo que está experimentando Ziemer, pero la sensación de aniquilación solo puede surgir si la psique sigue estando implicada, y por lo tanto tiene miedo de su propia trascendencia (la muerte). Cuando el descenso a la mente de la luz clara tiene lugar sin ninguna referencia, es una disolución gozosa. Pero si la psique intenta aferrarse, puede tener lugar la sensación de caer en un abismo oscuro y el correspondiente miedo a la aniquilación.

Recuerda que la psique interpone sus defensas, pertenecientes al ámbito de lo relativo, mientras nos encaminamos hacia la verdad. Como las criaturas viscosas que viven y prosperan en la oscuridad, el ego responde aterrado frente a la luz y sus revelaciones (la revelación de que el ego no existe realmente). Con la visión correcta de adónde vamos, sin embargo, la ansiedad se convierte en anticipación, la oscuridad en luz y el miedo en ausencia de miedo.

El alma, habiendo entrado en la inmensa soledad de la Divinidad, se pierde felizmente a sí misma; e iluminada por el brillo de la oscuridad más lúcida, por medio del conocimiento es como si accediese a un estado de no conocimiento, y habita en una especie de sabia ignorancia.

LOUIS DE BLOIS,
citado en *The Principal Upanishads*

Noche silenciosa, noche dichosa. Todo está en calma, todo es brillante.

JOSEPH MOHR

18

LA PRÁCTICA DEL YOGA DEL SUEÑO

El yoga del sueño, en pocas palabras, es la práctica de mantener la conciencia mientras vamos de la consciencia de vigilia al sueño profundo, sin sueños. Recomiendo llegar a la práctica del yoga del sueño de forma progresiva, transitando antes por tres etapas de meditación *mindfulness* durante el día. Estas etapas te ayudarán a desarrollar la estabilidad y a mantener la conciencia mientras te duermes.

MEDITACIONES DIURNAS PARA ALCANZAR LA LUCIDEZ EN EL SUEÑO PROFUNDO

La primera etapa es el *mindfulness* de las formas, que consiste en centrar la mente en cualquier forma externa, como un objeto, el propio cuerpo o la respiración. La segunda etapa es el *mindfulness* de la mente, en que empezamos a pasar de lo exterior denso a los pensamientos, más sutiles. En este caso la práctica consiste en ser testigo de todos los acontecimientos mentales (pensamientos, emociones, imágenes) sin implicarse con ellos. Como hemos visto, los contenidos de la mente tienden a absorbernos, al igual que los contenidos del mundo, de manera que no gozamos de lucidez en cuanto a lo que está sucediendo en nuestra mente. El *mindfulness* de las formas y el de la mente nos ayudan a despertar a (y, por lo tanto, a despertar *de*) las formas externas e internas. A medida que avanzamos desde la primera modalidad de *mindfulness* a la segunda nos deslizamos de lo denso a lo sutil, de la forma a la ausencia de forma.

La tercera etapa es el *mindfulness* sin forma. Esta es la principal práctica diurna previa al yoga del sueño; también se la conoce como *samatha* no referencial, *samatha* sin objeto, *samatha* sin señales o conciencia de la conciencia. Con esta práctica, en lugar de poner la atención en alguna forma, interior o exterior, la ponemos en la conciencia misma. Sencillamente, la conciencia descansa en sí misma. Chökyi Nyima Rinpoche dice que en el *samatha* sin objeto la atención debe descansar «sin enfocarse en nada, en una apertura total libre de cualquier punto de referencia», y que las emociones, pensamientos y conceptos no deberían «perturbarla en absoluto».[1]

Una forma de hacer esto es encontrar la brecha entre los pensamientos y descansar en ella. Si encuentras esa brecha ahora, en la meditación *mindfulness* diurna, serás más capaz de encontrarla en tu sueño sin sueños, desprovisto de formas. Otra forma es «deslizarse hacia abajo desde la parte superior», es decir, descender a través de las tres etapas. Para empezar, presta atención a veintiuna respiraciones, o pon la atención en la respiración durante el tiempo que necesites para aquietar la mente. A continuación, desplaza la atención a los contenidos de tu mente, sin implicarte con ellos. Observa cómo los pensamientos y las imágenes flotan en tu mente como las nubes en el cielo. Después de unos minutos, asienta la conciencia en el estado de estar consciente. Olvídate de las nubes y disuélvete en el cielo (la naturaleza de la mente es similar a la del cielo). En este punto, tu conciencia no se dirige a ninguna parte, sino que descansa en sí misma.

Si surge un pensamiento, o si algo externo te distrae, suéltalo y regresa a la conciencia. Suelta cualquier cosa que interrumpa la claridad de tu conciencia abierta. A esto se le llama *samatha* no referencial porque no nos apoyamos en ningún referente, en ningún objeto, en nada. Regresamos a la conciencia misma, sin forma (y sin cosas).

En este punto, en cierto sentido, la distracción no existe, porque la distracción *se convierte* en nuestra meditación. Es decir, cuando algo nos llama la atención, descansamos brevemente en ello. Solo pasamos a estar distraídos cuando no soltamos eso para atender la siguiente «distracción» (cualquier cosa que nos llame la atención) sino que nos quedamos dándole vueltas a eso. Por ejemplo, estás sentado realizando la práctica del *samatha* no referencial cuando oyes un avión. Reconoce el sonido sin hacer ningún comentario. Percibe tu tendencia a hacer comentarios sobre el avión (lo fuerte que se oye, adónde podría estar yendo, qué tipo de avión podría ser, etcétera) y después suéltalo. Capta y suelta. A continuación, un perro ladra, de modo que permites que tu mente descanse en eso. En el siguiente momento te llega el olor del desayuno que alguien está cocinando en el piso de abajo («están haciendo el desayuno en el piso de abajo» ya es un comentario; la instrucción es limitarse a percibir el olor). Así que descansas en eso.

Con este enfoque abierto a todo lo que surge, no hay nada que pueda interrumpir la práctica. Esto da cumplimiento a una de mis definiciones favoritas de *meditación*, «habituación a la apertura». La clave es permitir que la mente reconozca, de forma natural, cualquier sensación que surja, pero sin dejarse llevar por ninguna historia mental acerca de esa sensación. Permite que venga y que se vaya. Con este refugio sin forma, ahora eres indestructible; tu mente se vuelve imperturbable. Nada puede distraerte, porque no hay nada de lo que puedas distraerte. Ahora aceptas cualquier cosa que surja, sin engancharte a ello, y te refugias fugazmente en eso.

Este enfoque abierto a la experiencia tiene aplicaciones prácticas en cuanto a factores como la felicidad incondicional. Al final de su larga vida, le preguntaron al sabio Jiddu Krishnamurti sobre su serenidad inmutable. Su respuesta es realmente el secreto de la felicidad: «No me importa lo que ocurra».

Con la práctica, acabarás por descansar en la consciencia sustrato, lo cual suele ir asociado con la experiencia de la felicidad, la claridad o la ausencia de pensamientos. Si bien no estás todavía en la mente de la luz clara, te estás acercando a ella. Estás empezando a olerla. Esta es una experiencia fundamental. Descansar en este estado fundamental de la consciencia es tan agradable, pleno y satisfactorio que cualquier grado de distracción o entretenimiento palidece en comparación. *La conciencia se prefiere a sí misma antes que a cualquier forma externa.* Este es el punto pivotante que hace que uno pase de ser un «exteriorizado» a ser un «interiorizado». Todo lo exterior se ve como la mera sombra que realmente es y solo se trata de descansar en la luz de la mente, la conciencia en sí.

Puesto que la práctica del *samatha* no referencial es tan sutil, ¿cómo podemos saber que en realidad la estamos llevando a cabo? Alan Wallace nos ofrece estos consejos:

Es útil saber, en cualquier tipo de práctica, cuáles son los extremos, para poder labrar un camino intermedio entre ellos. En el caso de esta práctica, si te esfuerzas demasiado, te producirá agitación, y si no te esfuerzas lo suficiente, experimentarás embotamiento. Una vez que has reconocido los dos extremos, se trata de hacer algo intermedio, es decir, huir de esos extremos cada vez con mayor ligereza. Si te estás centrando en algún objeto, pensamiento o imagen, esto es un extremo, el de la agitación. El otro extremo, que es más difícil de alcanzar, consiste en permanecer sentado con la mente en blanco, sin enterarte de nada. En este caso no estás prestando atención a ningún objeto; solamente estás vegetando. Lo que hay entre ambos extremos es una cualidad de frescura, pues te encuentras en el momento presente y claramente consciente. No te estás centrando en ningún objeto, pero eres consciente de ser consciente. Es maravillosamente simple, pero sutil. Es como ponerse unos zapatos viejos; cuando te los pones, sabes que los llevas puestos. Tienes que desarrollar la confianza de que sabes cuándo lo estás haciendo correctamente. Así es como se hace.[2]

Descansar en la conciencia de la conciencia es algo natural, relajante y que nos asienta. Es como volver a casa.

Para los estudiantes más avanzados, el punto culminante de las meditaciones diurnas en relación con el yoga del sueño son las meditaciones sin forma *mahamudra* y *dsogchen*. Estas son las prácticas que nos introducen en la mente de la luz clara para, a continuación, mostrarnos cómo asentar dicho reconocimiento. La práctica principal del *dsogchen* es *trekchö*, o «traspasar», que se refiere a traspasar tanto la psique como el sustrato para llegar al lecho de la mente de la luz clara. Estas meditaciones tienen que aprenderse y practicarse bajo la guía de un verdadero maestro. Son extremadamente sutiles y están dentro de las prácticas que son susurradas directamente al oído del discípulo por parte del maestro, en el contexto de la transmisión que se lleva a cabo dentro de ese linaje espiritual. Voy a respetar la integridad de ese linaje, de modo que te invito a explorar esos niveles más puros de la conciencia sin forma con un maestro de meditación.[3]

Namkhai Norbu destaca la importancia y el reto de trabajar para alcanzar la estabilidad, durante el día, en cuanto a los niveles de *samatha* presentados anteriormente:

Ser conscientes de dar continuidad a nuestra conciencia durante los sueños significa mantener la misma conciencia que tenemos durante el día. Si no tenemos la capacidad de permanecer en el estado de *rigpa* [la mente de la luz clara], que es el estado del verdadero conocimiento, durante el día [...] tampoco podemos tenerla por la noche.[4]

Es posible que no podamos reconocer la mente de la luz clara al principio, pero el acceso a la consciencia sustrato, a través del *samatha* no referencial, nos señala con fuerza la dirección correcta.

MEDITACIONES NOCTURNAS PARA LOGRAR EL SUEÑO LÚCIDO

Tal vez la forma más fácil de entrar en el sueño sin sueños conscientemente es cerrar los ojos del cuerpo de sueño cuando se está teniendo un sueño lúcido.[5] De esta manera, la mente deja de soñar imágenes. En mi caso, cuando cierro los ojos en un sueño, a veces lo veo todo negro, igual que cuando cierro los ojos durante el día. Otras veces (como describo más adelante) cerrar los ojos en un sueño me lleva al sueño sin sueños. Las imágenes oníricas son imágenes de la mente y, por lo tanto, forman parte del *mindfulness* de la mente, o del *mindfulness* de los objetos mentales. Al cerrar los ojos en un sueño, la mente (la conciencia) se vuelve sobre sí misma, lo cual es similar al *samatha* no referencial. Pruébalo y comprueba qué ves.

Un método recomendado por el Dalái Lama para entrar en el sueño profundo es este:

> [Cuando te encuentres en un sueño lúcido] enfoca la atención en el centro del corazón de tu cuerpo de sueño y trata de reunir la energía vital en ese centro. Esto lleva a la experiencia de la luz clara del sueño, que se presenta cuando se deja de soñar.[6]

Utilizando el enfoque de los yogas internos (consulta «Visualización en la garganta», en el capítulo 5) podemos practicar una técnica similar a dicha visualización en la garganta en el contexto del yoga de los sueños; una técnica que es una extensión del método del Dalái Lama. Recuerda que, cuando nos dormimos, los *bindus* (la conciencia) descienden de la cabeza al corazón, que es también el lugar adonde van en la meditación profunda sin forma y en el momento de la muerte. La práctica de la visualización del corazón se integra en este proceso y nos ayuda a mantener la conciencia mientras nos dormimos. Esto también nos conecta con nuestro cuerpo muy sutil (el cuerpo asociado con el yoga del sueño, que reside en el nivel del corazón).

He hablado del cuerpo sutil (el puente entre la mente –lo que no tiene forma– y el cuerpo –la forma totalmente manifiesta–) en el capítulo 5. El cuerpo muy sutil, al no tener forma, es más difícil de describir. Reside en el centro del corazón y se compone de un viento muy sutil que es inseparable de la mente muy sutil a la que «apoya». Descrito como el «*bindu* indestructible», se visualiza a veces como una gota de luz del tamaño de una semilla de sésamo. El cuerpo muy sutil es eterno e inmutable; sigue existiendo de vida en vida y no tiene principio ni fin. Es la luz de la mente que nunca se apaga.

El chakra del corazón es azul y su frecuencia, o «sonido», es HUM, que a menudo es denominado el sonido de la mente despierta. Cierra los ojos, recita HUM lentamente durante unos minutos y siente qué efecto tiene en tu corazón. Para mí, los HUM son como cargas de profundidad sutiles que estallan en el nivel del corazón.[7] El chakra azul del corazón está unos doce dedos por debajo del chakra de la garganta, de color rojo (esta misma distancia también separa todos los otros chakras que hay a lo largo del canal central de sus chakras vecinos), o debajo del esternón, en la línea imaginaria que conecta los pezones. (No te preocupes demasiado por la ubicación; es más importante que *sientas* el centro del corazón).

Yo localicé espontáneamente mi chakra del corazón hace muchos años, cuando estaba atravesando por una separación desgarradora. Una noche, mientras permanecía acostado esperando a dormirme, sentí una picazón en el centro del pecho. Al ir a rascarme, me sorprendió la sensación que experimenté al tocar ese punto. Era exquisitamente sensible, casi dolorosa al tacto. Esa fue mi primera experiencia de «abrir un chakra», que es como se expresa habitualmente en los círculos espirituales. En mi caso, se había abierto a causa del dolor.

El chakra del corazón puede visualizarse de varias maneras. Mi visualización favorita es imaginar una flor de loto azul de cuatro pétalos en el corazón. En el pétalo superior hay un *bindu* amarillo, o perla mental, que representa la tierra; en el pétalo derecho, un *bindu* azul, que representa el agua; en el pétalo inferior, un *bindu* rojo, que representa el fuego, y en el pétalo izquierdo, un *bindu* verde, que representa el viento. En el centro hay un *bindu* de color blanco azulado, que representa el espacio. Visualiza estos *bindus* como brillantes perlas de luz. Al igual que en el caso de la visualización de la garganta, el yoga del sueño utiliza los *bindus* para mantener la consciencia a medida que perdemos el contacto con el mundo de las formas. La mente necesita tener algo a lo que aferrarse mientras se duerme. Si no tiene las perlas de luz, se va a aferrar a otra cosa (por ejemplo, a un pensamiento cualquiera).

Mientras te duermes, conduce tu mente alrededor de la flor de loto, exactamente de la misma manera que hiciste en el caso de la

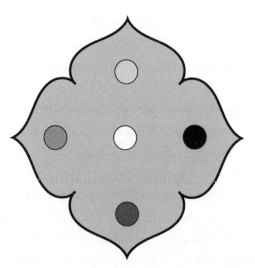

Figura 7. Flor de loto azul con los *bindus*. Visualiza esta flor de loto con pétalos de color azul oscuro, cada uno de los cuales sostiene un *bindu* o perla. Imagina que el *bindu* del pétalo superior es de color amarillo (tierra), el *bindu* derecho es azul (agua), el *bindu* inferior es rojo (fuego) y el *bindu* izquierdo es verde (viento). En el centro hay un *bindu* de color blanco azulado (espacio).

visualización del descenso a la garganta en el capítulo 7. Sin embargo, en la visualización del corazón, tendrás la sensación añadida de la disolución de los elementos desde la tierra completamente formada hasta el espacio sin forma. Si circunvalas el pétalo con éxito, en el momento de llegar al centro ya no estarás visualizando los *bindus*, sino que te habrás *convertido* en el *bindu* de color blanco azulado, en la luz clara.[8] Desciendes por estas etapas del sueño seas consciente de ello o no. Con esta visualización puedes llevar este proceso inconsciente a la conciencia; entonces, a medida que el cuerpo se desliza en el sueño, tú te deslizas en la luz clara.[9]

CLARIDAD Y VACÍO

Dice Guru Rinpoche:

Al principio, cuando te quedas dormido [...] la tierra se disuelve en el agua. En ese momento, practica la sensación vívida de la claridad y la vacuidad, y centra tu interés en el corazón. Luego, cuando la consciencia se hunde, el agua se disuelve en el fuego. En ese momento, no pierdas la vívida sensación de la claridad y la vacuidad. Cuando la mente se agita, el fuego se disuelve en el aire, y en ese momento, también, practica la sensación vívida de la claridad y la vacuidad. Dormirse profundamente corresponde a la disolución del aire en la consciencia; en ese momento, también, céntrate de forma clara y vívida en el corazón, sin perder la anterior percepción de la claridad y la vacuidad. Entonces, el estado de lucidez en el sueño sin sueños corresponde a la disolución de la consciencia en la luz clara; en ese momento, tu sueño permanecerá lúcidamente en la claridad y la vacuidad que nunca nacieron y que carecen de recuerdos. Si reconoces la claridad y la vacuidad en esta ocasión, en que el intelecto no está en absoluto presente, estás reconociendo la luz clara. Esto es similar a la disolución de la consciencia en la luz clara en el momento de la muerte, por lo que la práctica propuesta constituye un entrenamiento para el estado intermedio que hay entre la muerte y el nacimiento. Este reconocimiento del estado de sueño constituye el verdadero entrenamiento para el estado intermedio [el bardo].[10]

Aquí, «la claridad y la vacuidad» indican los dos aspectos de la mente de la luz clara (*claridad* = *luz*; *vacuidad* = *clara*). No están separadas, sino que son dos aspectos de la misma cosa. La claridad es el vacuidad, y la vacuidad es la claridad. La experiencia de la vacuidad es como la experiencia del espacio. En el reconocimiento de ese espacio, el reconocimiento en sí es la claridad o luminosidad.

Otra técnica que he encontrado valiosa es dejarse caer a través del suelo del sueño lúcido con la intención explícita de llegar al chakra del corazón y entrar en el sueño sin sueños, o en la conciencia sin forma. Es como si los *bindus* (la consciencia) que se juntan en la garganta cayesen literalmente en el corazón. Me resulta difícil descender conscientemente desde la circunvalación del loto directamente al sueño sin sueños. Por lo general pierdo la conciencia (soy incapaz de asistir a mi propio funeral). Pero descender desde un sueño lúcido, que está «a medio camino», me funciona. Para mí, los sueños lúcidos son una especie de «hogar de transición» en el camino hacia mi verdadero hogar, que reside en el corazón. Los sueños lúcidos también están «a medio camino» en el sentido de que la lucidez que tenemos en ellos es parcial, mientras que en el sueño lúcido la lucidez es completa.

Cuando cierro los ojos en un sueño lúcido, lo veo todo negro. Pero puedo saber que no estoy en el sueño profundo lúcido (en el estado sin forma) si conservo un vago punto de referencia. Aún me parece tener un punto de vista, a pesar de que no hay nada que ver. *Yo* estoy viendo la negrura. No hay nada fuera, pero sigue existiendo la vaga sensación de que hay algo *dentro*. Es similar a lo que ocurre cuando cerramos los ojos en un tanque de privación sensorial (o en un retiro de oscuridad): aún podemos localizarnos a nosotros mismos;

contamos con una especie de vaga «propiocepción espiritual».[11] A pesar de que no puedo ver mi cuerpo de sueño cuando cierro los ojos en un sueño lúcido, aún siento que lo tengo; sigo experimentando una sutil sensación de dualidad.

Cuando cierro los ojos del cuerpo de sueño y caigo a través del suelo onírico (para lograrlo, a veces me tapo la nariz o aguanto la respiración en el sueño, lo cual, a menudo, produce la misma sensación que sumergirse en aguas profundas con los pies por delante), me encuentro con que me pierdo a mí mismo. Todo sigue estando oscuro, pero tiene un luminoso matiz energético. Sigue habiendo conciencia, pero no hay ningún punto de vista. Se trata de una conciencia no referencial. Se «ve», pero no hay nada que ver y ningún cuerpo que pueda verlo. La luz negra se conoce y se ve a sí misma.

«Yo» no puedo ver, sentir o localizar ninguna sensación corporal. Sin embargo, «soy» consciente. No puedo decir que es como flotar en el espacio exterior (lo cual no he hecho nunca), porque no hay nada que pueda flotar. *Sí* puedo decir que no es como caer por el espacio (lo cual sí he experimentado, porque me he tirado en paracaídas), porque no hay nada que caiga. La consciencia dualista ha cesado y solamente queda el espacio sin forma, una conciencia amorfa. No hay ningún centro, ningún borde, ninguna cosa. Esta nada, por supuesto, es la no coseidad del vacío.

A veces, cuando paso de un sueño lúcido al sueño sin sueños, del cuerpo mental a la ausencia de cuerpo, siento que mi cuerpo de sueño se desintegra mientras desciendo. Puedo ver cómo las manos de mi cuerpo de sueño se separan y alejan de mí, o encontrar un miembro del cuerpo aquí y otro allá. Por lo general, mi conciencia entra y sale simultáneamente de la ausencia de forma. Me «pierdo a mí mismo» (pierdo cualquier sentido de la ubicación, la propiocepción o el cuerpo) para regresar a una vaga sensación del cuerpo de sueño lúcido, que es cuando puede ser que vea una parte del cuerpo aquí y otra allá. Según cómo me tome esta desintegración, o bien soy testigo de esta «carnicería» de forma desapasionada y me río de esta extraña experiencia, o bien me sobreviene brevemente el pánico y me despierto.

Así pues, en mi caso, la técnica que me funciona mejor es la de cerrar los ojos de mi cuerpo de sueño, en el contexto de un sueño lúcido, y contener la respiración mientras traspaso el suelo del sueño con la clara intención de querer sumergirme en el centro del corazón con plena conciencia.[12]

Por último, recuerda la técnica de ver a través de (de «traspasar») el estado de sueño cuando estás teniendo un sueño lúcido. Después de adquirir la lucidez en el sueño, intenta ver a través del sueño por medio de disolverlo. Puedes practicar esto por medio de soltar las imágenes oníricas y descansar después en la conciencia pura (sin forma), que consiste sencillamente en estar consciente sin tener ningún objeto en el que depositar la atención.

ALGUNOS CONSEJOS PRÁCTICOS

Mantener una pequeña luz encendida mientras duermes puede ayudarte a tener activo un sentido de alerta durante tu práctica del yoga del sueño. En este caso, estás usando una luz externa para conectarte con la luz interna. En el yoga del sueño, la conciencia debe mantenerse estable sin depender de ninguna forma, pero hasta que eso ocurra, la luz constituirá un apoyo útil. Esa pequeña luz hace las funciones de un objeto de transición entre la forma y lo que no tiene forma. La luz casi carece de forma pero aún la tiene, muy sutil. Tenzin Wangyal señala que la luz externa proporciona a la mente convencional «una dirección, un apoyo, a medida que avanza hacia la disolución en la conciencia pura». En este caso: «La luz externa puede ser un puente entre el mundo conceptual de la forma y la experiencia directa, no conceptual, de lo que no tiene forma».[13]

La postura del león dormido (ver el capítulo 5) también es útil con el yoga del sueño, pero he encontrado que dormir sentado (lo cual se parece a dormir en un avión) es aún mejor. Dormir sentado ayuda a alinear los vientos y los canales de una manera que favorece un sueño más ligero, y también infunde un sentido de conciencia más elevado. Comer ligero, abstenerse de tomar alcohol y mantener la habitación fresca también ayuda a tener un sueño más ligero (y más luminoso).

De la misma manera, alcanzar un estado de agotamiento literal (por ejemplo, por medio de permanecer despierto durante una o dos noches) ayuda a agotar la mente convencional (la psique) y es otra estrategia que se utiliza habitualmente para favorecer el acceso a la naturaleza claramente luminosa de la mente (es muy recomendable practicar el yoga del sueño después de haber efectuado un vuelo internacional, cuando uno cae finalmente muerto en la cama). La mente agotada tiende a caer como una piedra en el sueño, lo que significa que es menos probable que se distraiga a medida que desciende.

Si puedes organizarlo, un maestro o un buen amigo del *dharma* puede estar a tu lado mientras te duermes, y o bien susurrarte al oído: «Estás durmiendo; reconoce la luz clara», o bien despertarte periódicamente y preguntarte: «¿Estabas consciente? ¿Reconociste la luz clara? ¿Estabas lúcido?». Tú puedes hacer lo mismo por esa persona. Si has visto dormirse a alguien, sabrás que es fácil discernir, a partir de sus movimientos respiratorios y oculares, cuándo se duerme y se empieza a soñar. Para tener una mejor idea de dónde puede hallarse tu compañero del yoga del sueño, ten presentes las fases del sueño y los cambios corporales que tienen lugar al pasar de una fase a la otra (consulta el capítulo 3).

¿Empiezas a ver por qué el yoga del sueño es una práctica más avanzada? La mayoría de la gente probablemente no irá más allá del yoga de los sueños, que presenta unos inconvenientes relativamente menores. El yoga del sueño puede ser más difícil de practicar, pero, a su vez, conduce a un logro importante.

Igual que en el caso del yoga de los sueños, uno de los factores más importantes que desencadenan el sueño profundo lúcido es una fuerte motivación. Tienes que querer realmente despertar en el sueño sin sueños. Si tienes una conexión con deidades o poderes superiores, puedes hacerles la sentida petición de que te ayuden a mantener la conciencia mientras duermes. El yoga del sueño es una práctica *vajrayana*, que hace hincapié en la devoción como una de las claves para el éxito. Incluso si no eres un practicante *vajrayana* puedes utilizar el poder de la devoción para ayudarte a despertar en el sueño sin sueños.

Puedes pedir ayuda, a partir de un deseo sincero, para despertar a la mente de la luz clara. Une esa devoción con la aspiración de tener éxito en el yoga del sueño por el bien de los demás. Reza para poder familiarizarte con la mente de la luz clara como una forma de ayudar a los demás a despertar a su propia naturaleza iluminada. Un poco de magia puede hacer mucho en el yoga del sueño.

LO QUE HAY QUE HACER EN EL SUEÑO LÚCIDO

Si bien puede ser más difícil inducir el sueño profundo lúcido, lo bueno es que una vez que se ha adquirido la lucidez en el sueño sin sueños, la práctica del yoga del sueño es extremadamente simple. A diferencia de las etapas progresivas del yoga de los sueños, lo único que hay que hacer en el yoga del sueño es relajarse. Has «muerto» conscientemente; ahora, descansa en paz. Descansa en la naturaleza de la mente de la luz clara. Esta práctica admite progresos, que son la mayor facilidad y frecuencia con que se puede descender con lucidez en el sueño sin sueños y la cantidad de tiempo que se puede permanecer allí. Pero la práctica en sí no podría ser más sencilla. Paradójicamente, esto es lo que la hace tan difícil.

La esencia del viaje del yoga del sueño es el yoga postsueño, o lo que hacemos después de descansar conscientemente en la conciencia sin forma del sueño profundo. No se puede descansar en paz para siempre. Tarde o temprano hay que salir del sueño profundo y volver a «reencarnarse» en la forma. Con el yoga del sueño damos forma *conscientemente* a la conciencia sin forma a medida que emergemos del sueño sin sueños

La práctica del yoga postsueño tiene dos partes. La primera consiste en mantener la mente de la luz clara a medida que emergemos al estado del soñar, lo que se traduce en sueños lúcidos instantáneos y mantenidos. (Como he mencionado antes, el yoga del sueño se considera la práctica nocturna principal en el *dsogchen*, porque si se tiene éxito con el yoga del sueño se tiene éxito automáticamente con el yoga de los sueños).

Lo que ocurre generalmente a medida que salimos del sueño profundo para pasar a soñar es que traemos nuestra ignorancia (nuestro no reconocimiento de la mente de la luz clara) con nosotros, lo que naturalmente se traduce en sueños no lúcidos, que son los sueños de la ignorancia. La «luz» se apaga (o, más exactamente, nunca se encendió), lo que se traduce en sueños «oscuros» (no lúcidos). Es decir, seguimos durmiendo (profesando el no reconocimiento) mientras soñamos. La oscuridad se extiende «hacia arriba».

Así pues, la primera parte de la práctica postsueño es salir del sueño profundo y pasar a soñar conservando encendida la luz de la mente de la luz clara. Esta luz, entonces, penetra, infunde e ilumina todo lo que surge y da lugar a sueños imbuidos por la luz clara, como se ha descrito anteriormente. Como dice el Brahadaranyaka Upanishad: «Cuando uno se duerme, sueña a partir de su propio brillo, su propia luz». Se siguen teniendo sueños, pero se autoliberan al instante en el brillo de la mente de la luz clara. Estiramos, o extendemos, la mente de la luz clara dentro de los sueños. El buen yoga está concebido para lograr esto.

La segunda parte de la práctica postsueño (y el objetivo final del yoga del sueño) es que esta extensión siga teniendo lugar cuando entramos en el siguiente estado de consciencia, que es el despertar por la mañana. Lo que suele ocurrir cuando salimos del soñar para entrar en la consciencia diaria es que traemos nuestra ignorancia (nuestra falta de reconocimiento) de la mente de la luz clara con nosotros una vez más, lo que da como resultado, de forma natural, que vivamos la realidad de la vigilia carentes de lucidez. Somos presas del sueño de la ignorancia, del que el Buda despertó. La luz clara se apaga una vez más (o, más exactamente, nunca se encendió), lo que conlleva que vivamos una experiencia diaria «oscura» (no lúcida). De modo que extendemos esta oscuridad a través de nuestro mundo y creemos, de forma equivocada, que las cosas son sólidas, duraderas e independientes (nuestras señales oníricas clásicas) y sucumbimos a aquello que en el *Manjushri Sadhana* se denomina «la oscuridad de la espantosa existencia».[14] Seguimos durmiendo (profesando el no reconocimiento) en el estado de vigilia y vivimos nuestras vidas en la oscuridad, yendo sonámbulos por la vida. El opuesto de la luz clara es la *oscuridad oscura*, denominación que define acertadamente la mente samsárica diurna. Y, por supuesto, también traemos con nosotros, procedente del sueño, nuestra distracción respecto de la mente de la luz clara, lo que da como resultado que estamos distraídos, momento a momento, durante todo el día. Lo que encontramos en el contexto del sueño es lo mismo que encontramos en el contexto de la vigilia.

MAGIA Y ALEGRÍA EN LA MEDITACIÓN

La investigadora de los sueños Clare Johnson comparte su experiencia de lo que parece ser la experiencia de la luz clara y habla de la alegría de conservar dicha experiencia en la vigilia. Su relato también sugiere el incremento de la meditación que puede tener lugar en el sueño y los sueños:

Cierro los ojos [de mi cuerpo de sueño]. Todas las imágenes se desvanecen; solo hay negrura. Me siento profundamente relajada al instante, de forma mucho más rápida que cuando medito en el estado de vigilia, y me maravillo de lo profundo que llego en cuestión de segundos [...] No puedo sentir mi cuerpo de sueño en absoluto; me parece estar flotando [...] Ahora estoy en un estado profundo, semejante al del trance. Mis pensamientos se vuelven más lentos [...] La oscuridad se convierte en luz y, mientras observo, paso a verme rodeada por una luz dorada y me siento suspendida en ella. Me siento maravillosamente bien, como si me transformase en la luminosidad [...] Ya no me parece que la luz esté separada de mí; yo soy la luz y ella soy yo [...] Finalmente, me despierto con la sensación de que la luz sigue imbuyéndome; me siento renovada, tranquila y en paz.[15]

Así pues, la segunda parte del yoga postsueño es hacer todo el camino de vuelta a la vigilia conservando la luz encendida. En la vigilia, esta luz penetra, infunde e ilumina todo lo que surge, y acabamos percibiendo las formas como ilusorias, como describí anteriormente.[16] Los pensamientos y los objetos siguen apareciendo, pero se autoliberan al instante en el brillo de la mente de la luz clara. Más exactamente, cuando surgen los reconocemos instantáneamente *como* el resplandor de la mente de la luz clara. No hay ninguna oscuridad, ninguna sombra, nada que pueda encontrarse en ninguna parte; nada excepto la luz. La «oscuridad de la espantosa existencia» ha sido iluminada y, por lo tanto, eliminada. A través del yoga del sueño, hemos extendido la mente de la luz clara a la vida diaria. El resultado lo describen estas palabras del maestro sufí Najm Razi, que vivió en el siglo XIII:

> Si la luz se eleva en el Cielo del corazón [...] y, en el hombre interior completamente puro, alcanza el brillo del sol o de muchos soles [...] el corazón de ese hombre no es más que luz, su cuerpo sutil es luz, su envoltura material es luz; su oído, su vista, sus manos, su exterior, su interior, no son más que luz.[17]

La práctica central del yoga del sueño, como decía anteriormente acerca de la práctica espiritual, consiste en sanar nuestro desmembramiento primordial (la fractura de nuestra psique respecto de la mente de la luz clara) por medio del recuerdo, mezclando la meditación y la posmeditación en la no dualidad. Únicamente los practicantes más avanzados pueden, en realidad, pasar de un estado de consciencia a otro sin «perder» la mente de la luz clara, así que no te desesperes. La mayoría de nosotros perdemos el contacto con ella y la dejamos atrás. Pero si utilizas el lenguaje secreto de los yogas internos, vas a ir encontrando, poco a poco, tu corazón en la garganta (tendrás sueños lúcidos) y, finalmente, en la cabeza (vivirás de forma lúcida). Como dijo Dudjom Rinpoche: «Aunque el meditador pueda salir de la meditación, la meditación no saldrá del meditador». Esta es otra manera de hablar de la progresión de la meditación con esfuerzo a la meditación espontánea que se describe en el capítulo 6. En este punto no tienes que regresar al cojín de meditación, porque nunca lo dejas; va siempre contigo.

El yoga del sueño —un viaje de ida y vuelta a la mente de la luz clara— es un yoga para mantener la conciencia mientras entramos y salimos del sueño sin forma. Esta es la práctica. Vamos con nuestra consciencia dualista tan lejos como puede llevarnos, justo hasta el borde del sueño sin formas (sin sueños). Pero la consciencia dual no puede percibir el sueño sin sueños no dualista, por lo que tenemos que dejarla en la puerta y «morir» en la no dualidad del sueño profundo lúcido.

Si tenemos éxito y podemos mantener la conciencia durante el sueño sin sueños, la práctica pasa a consistir en traer esta conciencia no dual con nosotros a medida que recorremos el camino de vuelta a la vigilia. Es decir, se trata de «renacer» en un estado no dual mientras regresamos a la vida (a las formas) con la conciencia (no dual) en lugar de hacerlo con la consciencia (dualista). Así pues, practicamos llevar la consciencia (impura) con nosotros a medida que descendemos, porque eso es todo lo que tenemos en ese momento (es lo único con lo que estamos familiarizados). A continuación la sustituimos (la transformamos) con la conciencia (pura) cuando estamos abajo, lo cual logramos por medio de familiarizarnos cada vez más con esa conciencia mientras descansamos plenamente conscientes dentro de ella. Por último, trabajamos para mantener esta conciencia (no dual, pura) mientras volvemos a subir. Baja la consciencia, y lo que sube es la sabiduría. La dualidad desciende, y lo que asciende es la no dualidad. Esta es la razón por la cual, si tenemos éxito, podemos experimentar una transformación muy rápida con el yoga del sueño. Podemos acostarnos como seres vivos confundidos y despertar como budas

El mayor obstáculo en el yoga del sueño es, por supuesto, el desánimo. Tenzin Wangyal nos anima con estas palabras: «Los grandes maestros han escrito que les ha llevado muchos años de práctica constante tener éxito con el yoga del sueño, así que no te desanimes si no tienes ninguna experiencia la primera o la enésima vez que lo intentes. El solo hecho de intentar efectuar la práctica es beneficioso. Cualquier cosa que aporte una mayor conciencia a tu vida es beneficiosa. Se requiere una intención y una práctica sostenidas durante mucho tiempo para alcanzar el objetivo. No te permitas desanimarte. Si practicas poniendo todo tu ser en ello, con una fuerte intención y un esfuerzo alegre, seguramente encontrarás que tu vida cambia en positivo, y sin duda llegarás a poder realizar la práctica.[18]

Dejarnos caer en la mente de la luz clara y reconocerla es como recargar nuestra visión de rayos X. En el yoga postsueño, vemos inmediatamente a través de cualquier cosa que surge y, por lo tanto, dicha cosa se autolibera al instante. Pero esta visión de rayos X no proyecta rayos mortales. No tenemos que evaporar cada pensamiento y cada objeto para vernos libres de ello. Basta con que veamos a través de ello.

Para la mayoría de nosotros, el aspecto más importante del yoga del sueño será la visión, la comprensión de la potencialidad de la iluminación. Podemos mantener la aspiración de alcanzar este nivel de despertar; podemos alcanzar la conciencia por medio de buscar continuamente la luminosidad de la mente de la luz clara y podemos tratar de permanecer conectados a esta fuente por medio de las prácticas de las formas ilusorias. De esta manera, los destellos de iluminación se pueden transformar en la luz permanente.

La conciencia nutre la mente de una manera que nutre todo el organismo. La conciencia ilumina aspectos de la mente que antes no se han visto e ilumina el camino para que exploremos cada vez nuevas dimensiones de la realidad.

TARTHANG TULKU,
Openness Mind

19

LOS BENEFICIOS DEL YOGA DE LOS SUEÑOS Y DEL YOGA DEL SUEÑO

Las prácticas del yoga de los sueños y el yoga del sueño no atañen solamente al dormir. Nos preparan para la vida y sobre todo para la muerte, como veremos en el capítulo final. El camino budista consiste en tomar estas comprensiones y aplicarlas. En otras palabras, la práctica y el fin del yoga del sueño y el yoga de los sueños es verlo todo desde la perspectiva de la mente de la luz clara. Una vez que reconocemos dicha mente, la meditación consiste en integrar la luz con todo. Cuando eso se consigue, obtenemos la denominada iluminación.

LOS BENEFICIOS PRÁCTICOS

A lo largo del camino hacia esta aspiración superior, sin embargo, los sueños lúcidos y el yoga de los sueños producen muchos otros frutos que valen la pena. Seguramente, tú descubrirás los tuyos. Paul Tholey ofrece esta lista pragmática de los beneficios cosechados por los soñadores lúcidos:

Experimentaban los sueños «normales» como más agradables y significativos. Por otra parte, el 66% de los clientes eran capaces de resolver problemas y conflictos de diversa índole por medio de sus sueños lúcidos. En la vida de la vigilia, experimentaban menos ansiedad (62%), estaban emocionalmente más equilibrados (45%), gozaban de una mayor apertura mental (42%) y eran más creativos (30%) [...] quienes tenían sueños lúcidos con frecuencia estaban menos tensos y eran menos ansiosos y neuróticos, y presentaban más probabilidades de tener un yo más fuerte, un mayor equilibrio emocional y físico, más creatividad y una mayor capacidad de asumir riesgos.[1]

Patricia Garfield, pionera en el tema de los sueños, ha documentado más beneficios (la mayoría de los cuales he experimentado en mi propio camino y de los cuales se han hecho eco mis colegas investigadores de los sueños lúcidos). Sugiere que los sueños lúcidos ayudan a:

- Desarrollar una mayor conciencia de sí mismo.
- Acabar con las pesadillas.
- Ensayar comportamientos alternativos en un ambiente seguro y practicar acciones deliberadas después de reflexionar, como la autoafirmación.
- Acelerar la actividad del sistema inmunitario en aras de la curación física.
- Mejorar la capacidad de cambiar la vida de la vigilia.
- Desarrollar nuevos aspectos de la personalidad y facilitar una comprensión más profunda de uno mismo.
- Integrar aspectos conflictivos del yo y agrupar la personalidad.
- Explorar el potencial creativo de la mente.[2]

Yo añadiría que la lucidez en los sueños aumenta el poder de elección, que es la base de la libertad. Los presos no tienen elección, ya se trate de internos en el sentido literal o de personas que están aprisionadas por los contenidos de sus propias mentes. Cuando estamos atrapados en un sueño no lúcido, somos rehenes de la mente inconsciente tal como se manifiesta en el medio onírico. Pero una vez que despertamos en el sueño, tenemos varias opciones: disfrutar del sueño, «dar marcha atrás» (y perder la lucidez), permanecer al margen del sueño y ser testigos de él o hacer algo para controlarlo.

Este mismo poder de elección se aplica a la vida y puede hacer que permanezcamos libres de problemas cuando los pensamientos y las energías emocionales empiezan a encarcelarnos. Por ejemplo, esta mañana estuve a punto de verme arrastrado a una discusión con mi esposa. La energía iba en aumento y casi pierdo los estribos en un arranque de ira. Pero tomé distancia de la situación, adquirí lucidez en relación con lo que estaba sucediendo y tomé la decisión de no dejarme llevar por el enojo. Pude haber regresado a la identificación y haber echado más leña al fuego, pero mi lucidez (mi nueva perspectiva) me permitió llevar a cabo la mejor elección.[3]

LOS BENEFICIOS ESPIRITUALES

Las prácticas del yoga de los sueños y el yoga del sueño también arrojan grandes beneficios en los ámbitos de la trascendencia. He insinuado muchos de ellos a lo largo de nuestro viaje.

Los yogas nocturnos incorporan totalmente el sueño y los sueños en el camino espiritual. Incluso si practicamos la atención plena solo cuando permanecemos acostados en la cama, estamos cultivando esta práctica. Una tercera parte de nuestras vidas la pasamos casi en el olvido. Podemos cambiar esto y hacer un mejor uso de nuestras valiosas vidas.

En los veinticinco años que llevo como instructor de meditación he observado que muchas personas limitan su meditación, y por lo tanto su mente meditativa, a las sesiones formales de meditación en posición sentada. Pero si solo practicamos cuando estamos ahí sentados, es fácil que dejemos atrás la meditación cuando nos levantamos del cojín. Al extender la meditación formal a la postura acostada, estamos rompiendo el molde y llevando la mente meditativa a la vida. Este es el sentido que tiene la práctica, y es también el sentido que tiene el buen yoga. En cierto modo, la meditación que practicamos sentados es un trabajo terapéutico. No te limites al cojín; lleva tu meditación a la cama, y después a tu vida diaria.

El yoga de los sueños forma parte del budismo *vajrayana*, denominado «el camino rápido»; otro nombre que recibe es «el camino de los medios hábiles». Lo que define a este camino es el enorme repertorio de meditaciones con que cuenta. Las enseñanzas *vajrayana* tienen una meditación para cada posible estado de consciencia: la vigilia, el soñar, el sueño profundo, el sexo o la muerte; incluso tiene meditaciones para después de la muerte. Estas meditaciones son medios hábiles que nos permiten llevarlo todo al camino. Así pues, una de las razones por las cuales el *vajrayana* es «el camino rápido» es que todo se convierte en el camino. Cuando podemos practicar, o «viajar», todo el tiempo, llegamos antes a nuestro destino.

Las comprensiones adquiridas por la noche pueden incorporarse al día. Tomamos lo que hemos aprendido y lo llevamos a la vida diaria. Y si alguien no realiza el yoga de los sueños propiamente dicho pero lleva a cabo las prácticas de las formas ilusorias, dichas prácticas pueden tener una aplicación inmediata en su vida. Las siguientes palabras son de Tarthang Tulku Rinpoche:

Podemos aprender a transformar las imágenes aterradoras que vemos en nuestros sueños en formas apacibles. Utilizando el mismo proceso, podemos transmutar las emociones negativas que sentimos durante el día en una mayor conciencia. Así, podemos utilizar nuestras experiencias oníricas para desarrollar una vida más flexible. Con la práctica continua, vemos cada vez menos diferencias entre la vigilia y los sueños. Nuestras experiencias de la vigilia se vuelven más vivas y variadas; son el resultado de una luz y una conciencia más refinadas [...] Este tipo de conciencia, basada en las prácticas con los sueños, puede contribuir a nuestro equilibrio interior.[4]

Hay una mina de oro ahí abajo, en la profunda mente inconsciente. Podemos acceder a esa riqueza y traerla a la superficie de nuestras vidas.

Al adquirir un mayor dominio sobre los sueños y el sueño, adquirimos un mayor dominio sobre la propia mente. Lo importante en el yoga de los sueños no es, en realidad, controlar los propios sueños. Es controlar la propia mente. Mientras no transformemos los elementos inconscientes de la mente, estos van a seguir controlando nuestra vida consciente. Al adquirir dominio sobre la propia mente, no tenemos miedo en la oscuridad, y finalmente acabamos con dicho miedo. Siempre tenemos miedo de lo que desconocemos. Al llevar la luz de la conciencia a esta oscuridad, podemos vencer el miedo, que es la emoción primordial del *samsara*. Si vencemos el miedo, vencemos el *samsara*.[5]

Al conquistar el miedo, podemos conquistar la esperanza tóxica del ego. La esperanza y el miedo son los padres de las ocho preocupaciones mundanas, así que podemos trascenderlas. Si ya no tenemos la esperanza de obtener placeres, ganancias, fama y alabanzas, ya no tenemos miedo del dolor, la pérdida, la vergüenza y la culpa. A medida que esta ecuanimidad madura, acabamos por no tener ninguna preferencia por el *samsara* o el nirvana, porque vemos que ambos son ilusorios.

En este caso, las apariencias ya no tienen poder sobre nosotros, así como tampoco lo tienen los sueños no lúcidos. Seguimos viendo la misma diversidad de apariencias, pero como ahora vemos su naturaleza ilusoria, nos relacionamos con ello de manera muy diferente. Los pensamientos y las apariencias externas siguen manifestándose, pero ya no tienen el poder de alterarnos. Vemos a través de ello.

Al adquirir dominio sobre la propia mente acabamos por tener dominio sobre el mundo. El yoga de los sueños constituye una forma clásica de desarrollar los poderes psíquicos que en el budismo se conocen como *siddhis*. Los maestros que han completado su trabajo con el yoga de los sueños y que ven realmente el mundo como un sueño pueden manipular el mundo físico como si ya no fuese físico.[6] Este poder sobre el mundo exterior se denomina «*siddhi* relativo».

Tienen lugar milagros cuando uno sintoniza con la naturaleza milagrosa e ilusoria de la realidad. Cristo lo hizo, el Buda lo hizo, y un sinnúmero de otros maestros de todas las tradiciones pueden hacerlo. Khenpo Tsültrim Gyamtso Rinpoche dice: «Es posible creer esas historias si se entiende que la naturaleza del samsara es la inseparabilidad de las apariencias y la vacuidad, como ocurre con los sueños o las ilusiones mágicas. Sin esta comprensión, es difícil creerlas».[7]

El *siddhi* relativo puede utilizarse para ayudar a los demás, pero en el esquema de las cosas no es tan importante. Si no tenemos cuidado, el dominio psíquico sobre el mundo físico puede convertirse en una trampa. Muchas personas se quedan atascadas en el nivel del *siddhi* relativo, pensando que eso es lo importante. Lo realmente importante, sin embargo, es el *siddhi* absoluto, cuando el mundo ya no tiene poder sobre uno.

Cuando pensamos que una experiencia «no es más que un sueño», es menos real para nosotros y pierde poder. El mundo solo tiene el poder que le damos. Y le otorgamos poder, sin saberlo, cuando proyectamos que es real. Si solidificamos un mundo de hormigón y acero, esta cosificación nos puede hacer daño. Si fundimos el mundo como una ilusión, no puede hacernos daño. El vacío no puede dañar al vacío. Ciertamente, podemos encontrarnos física y egoicamente magullados, pero si no nos identificamos exclusivamente con estos aspectos exteriores de nuestro ser, no resultamos fundamentalmente heridos. Nuestra naturaleza más profunda permanece indemne. Aún sentimos las cosas; de hecho, las sentimos más, porque estamos muy despiertos. Pero nos duelen menos.

Los seres despiertos que entran en contacto con la realidad tienen el poder real, porque es el poder de la verdad. En el nivel convencional, esta es la razón por la cual respetamos a los científicos. Los científicos trabajan con los fundamentos de la realidad relativa, la cual, literalmente, puede tener un poder termonuclear. En la modernidad, a menudo desplazan a las autoridades religiosas como los altos sacerdotes de nuestra época, debido al poder que les confiere la verdad de la realidad relativa. De la misma manera, pero aún más profunda, los maestros que establecen contacto con la realidad absoluta tienen aún más autoridad. Los poderes de la mente despierta, de un buda, son inconcebibles.

Al convertirnos en hijos de la ilusión, pasamos a ser más como niños (lo cual no es lo mismo que ser pueriles). Las cosas ya no constituyen una carga para nosotros una vez que hemos visto a través de ellas. Pasamos a tener un carácter más ligero y divertido. Khenpo Tsültrim Gyamtso Rinpoche dice: «Aunque las apariencias cambiantes surjan sin cesar, permanece desapegado como un niño cuando juega».

Cuando la mente se vuelve más maleable y onírica, ocurre lo mismo con la experiencia. Podemos encontrarnos con que somos capaces de abarcar con la mente cosas que antes estaban fuera de su alcance. En el nivel emocional, lo material aún nos toca, pero no llega hasta nosotros. La mente se vuelve elástica, adaptable y resistente. Como afirma un dicho popular: «Bienaventurados los flexibles, porque nunca pierden la forma al doblarse».

De esta manera, el yoga de los sueños nos trae a la vida. Las personas sin vida, los sonámbulos espirituales, son «fiambres». Como sabemos, los cadáveres están rígidos. Y es rígida la mente que no puede adaptarse a la experiencia o contenerla. Es rígida la mente que se resiste a la experiencia. Y el sufrimiento es la consecuencia de esta rigidez mental, porque el sufrimiento proviene de la incapacidad de la mente de adaptarse a la experiencia. Con el yoga de los sueños, «estiramos» la mente convencional y contraída hasta que sale fuera de sí misma. La pequeña mente, entonces, se expande dentro de la Gran Mente. Esta mente abierta, al igual que el espacio, puede contener cualquier cosa sin verse afectada por ello.

¿Qué es lo más suave, abierto y flexible del universo? El espacio. Nada es más suave que el espacio. A la vez, nada es más indestructible. No podemos golpearlo, quemarlo o cortarlo. Pues bien, así es la mente que se ha estirado y se ha abierto. Así es la mente de un practicante del yoga de los sueños.

Desarrollamos la cualidad del humor espontáneo. Junto con la flexibilidad y la adaptabilidad a que nos lleva el yoga de los sueños está el descubrimiento de que todo es una gran broma. El materialismo es una farsa. Los chistes empiezan explicando una historia, lo cual nos ubica en una determinada dirección, hasta que tiene lugar un giro oportuno. La puesta en escena permite que las palabras finales tengan su efecto humorístico.

La historia del chiste cósmico que el ego ha construido es que las cosas son sólidas, duraderas e independientes. Nuestros padres, nuestra sociedad y prácticamente todo el mundo nos han condicionado a creernos esta historia. El giro que brindan las prácticas nocturnas es la comprensión repentina, o el accionamiento del interruptor, que nos pone en una dirección totalmente diferente: las apariencias que nos hemos creído no son fundamentalmente reales.

La palabra *humor* viene de una raíz que significa «líquido», como cuando hablamos de los humores (los líquidos) del cuerpo. Una mente líquida es fluida, flexible y altamente adaptable. Los fluidos nunca se deforman. Como el agua, una mente «fundida» puede adaptarse a cualquier contenedor o entorno. Es acomodadiza porque va con el flujo de la realidad, y no a remolque de los dictados de las meras apariencias. Esta liquidez es el resultado de fundir la trinidad profana que es la solidez, la durabilidad y la independencia.

Cuando nos «partimos de risa» o somos «un mar de lágrimas» después de un buen chiste, esa sensación de ligereza es el resultado de que hemos roto o fundido nuestro enfoque sólido y serio de las cosas. Cuanto más sólida era la escena que nos creímos, mayor es la rotura. Es por eso por lo que la risa de los budas sacude el universo. El gran maestro Longchenpa dijo:

> Ya que todo no es más que una aparición, perfecto al ser lo que es, tú, no teniendo nada que ver con lo bueno o lo malo, con la aceptación o con el rechazo, ¡puedes muy bien echarte a reír![8]

Durante los últimos veinte años, he pasado incontables horas junto a algunas de las personas más despiertas que hay en este planeta. Una característica que tienen en común es su humor y su espíritu lúdico constantes. Son rápidas a la hora de jugar con las palabras, hacer bromas o inventar historias, con lo que están todo el rato tomando el pelo a sus estudiantes. Son capaces de burlarse de todo porque han visto a través de todo y se deleitan en la ligereza de ver las cosas como realmente son.

Alcanzamos la compasión y el deseo de despertar a otros. Imagina que estás en una habitación en la que hay centenares de personas durmiendo. Eres el único despierto en el lugar y recorres la habitación. Algunos están durmiendo a pierna suelta, mientras que otros se retuercen y gimen víctimas de lo que, sin duda, es una pesadilla. Tu respuesta natural, sobre todo si esa habitación está llena de personas a las que quieres, sería despertarlas y decirles:

—¡Despierta!; no es más que una pesadilla. No tienes por qué sufrir.

Los budas se pasan la vida haciendo esto.

Los seres despiertos están llenos de empatía y bondad. Han accedido a su riqueza interior y quieren que los demás se beneficien también de esos inmensos recursos naturales. Es como si hubiesen viajado a un lugar que tiene paisajes impresionantes y anhelasen compartir esa experiencia con su familia y amigos. El escritor Tiziano Terzani dijo: «[Lo importante] no es lo lejos que hayas viajado; es lo que has traído de vuelta». Los viajeros del yoga de los sueños pueden viajar lejos, a territorios internos exóticos, pero siempre regresan con comprensiones maravillosas para compartir.

El yoga de los sueños y las prácticas de las formas ilusorias van a simplificar tu vida y te van a permitir ahorrar mucho dinero. ¿Qué sentido tiene pasarse la vida persiguiendo ilusiones? ¿Por qué apegarnos a la búsqueda de la casa de nuestros sueños, la compra del coche de nuestros sueños o conseguir la pareja de nuestros sueños?

Perseguir el arcoíris es algo inútil y frustrante. Esto no quiere decir que no debamos perseguir nuestros sueños y aspiraciones, en el noble sentido, pero deberíamos comprender la naturaleza efímera de ir tras *las cosas*. No deberíamos tener demasiadas expectativas en relación con esa búsqueda.

Cuando dejamos de estar atrapados por las apariencias, dejamos de aferrarnos a ellas. Cuando cesa el aferramiento, también lo hace el *samsara*. El fin del materialismo significa el fin del consumismo. Lo material no importa tanto. Esto ha tenido un gran impacto práctico en mi caso. Ya no estoy tan interesado en el dinero ni en los objetos ilusorios que me permite comprar. Gracias a la visión de rayos X que me ha permitido desarrollar el yoga de los sueños y la contemplación de las formas ilusorias puedo ver a través de todo eso. Nacemos sin ser dueños de nada y no podemos llevarnos nada con nosotros al morir. Como cantaba George Strait: «No he visto nunca un coche fúnebre con portaequipajes».[9] El descubrimiento de que las apariencias externas son un cúmulo de nada es una magnífica consecuencia de los yogas nocturnos. En mi caso, soy más libre en mi vida, y sin duda voy «más ligero de equipaje».

El dormir y el soñar son experiencias análogas a la de la muerte, por lo que el yoga de los sueños y el yoga del sueño nos preparan para la muerte. Los budas no solo no duermen; tampoco mueren, en el sentido convencional del término. Su forma externa se disuelve, como lo hace cualquier cosa que tenga forma, pero como ya no están identificados con la forma, la muerte ya no tiene ningún sentido para ellos. Hace varios años, justo antes de empezar a impartir un programa de fin de semana sobre la muerte y el morir, me encontré con Khenpo Rinpoche. Le hablé de mi programa y le pregunté si tenía alguna sugerencia acerca de lo que debería transmitir a los participantes. Me dijo:

—Diles que la muerte es una ilusión.

Sin forma significa «sin muerte». Es decir, si traspasamos los falsos niveles de la identidad (la psique y después el sustrato) y nos identificamos plenamente con la mente de la luz clara, nos damos cuenta de que la muerte no existe. Recuerda que la mente de la luz clara no entra en el mundo del espacio y el tiempo; no nació, y por lo tanto no va a morir. Esto quiere decir que *tú* no naciste ni vas a morir.

DE LO INTERIOR A LO EXTERIOR

Uno de los aspectos más bellos de la práctica del yoga de los sueños es que conduce al descubrimiento de un mundo sagrado. He aquí cómo tiene lugar este descubrimiento mágico. Cuando estás en un sueño, te parece que hay un sujeto (tú) que percibe un objeto (el sueño). Tienes la sensación incuestionable de que el sueño aparece de alguna manera en la pantalla de tu mente y de que tú estás viéndolo sentado en algún lugar del cine de tu mente. La pantalla y las imágenes del sueño parecen estar «ahí fuera» y tú te encuentras en algún lugar más profundo «aquí dentro». Pero míralo más de cerca. Examina tu experiencia onírica desde la perspectiva de la consciencia de vigilia. Mira la ilusión secundaria que es el sueño desde la perspectiva de la ilusión primaria que es la vigilia y descubrirás que esa sensación de dualidad es ilusoria.

Esta indagación no requiere practicar el yoga de los sueños. Cualquier persona puede llevarla a cabo. Mira de cerca el sueño que has tenido la última noche y te darás cuenta de que ahí no había ningún sujeto, ningún objeto ni ningún acto de percepción. Esto se conoce como la *pureza triple*, otra forma de referirse a la no dualidad. En otras palabras, la no dualidad tiene lugar cuando purificamos la ilusión de sujeto, objeto y la percepción impura que parece separar a ambos.

¿Qué está sucediendo aquí? ¿Cómo tiene lugar tu percepción nocturna del sueño? ¿Cómo eres consciente de tu sueño? La respuesta es sutil, y las implicaciones, profundas. *Los objetos presentes en el sueño se conocen a sí mismos.* Son conscientes por reflejo. Se iluminan a sí mismos. Todo lo que aparece en los sueños es la radiante expresión no dual de la mente de la luz clara, que es no dual. El sueño no tiene soñador.

Nos acercamos a esta conclusión endiablada cuando hablé antes, brevemente, de la *percepción pura* y de la sabiduría consciente por reflejo de la mente de la luz clara. Ahora toma esta comprensión y extiéndela a tu experiencia de la vigilia. Empieza por observar tu mente. Por ejemplo, cuando te sientas a meditar, ¿quién ve tus pensamientos? Al igual que ocurre en un sueño, parece como que ahí hay alguien (tu verdadero yo) observando los contenidos de tu mente. Parece que los pensamientos aparecen en la pantalla de tu mente y que tú, sencillamente, eres testigo de ellos. Pero esto también es una ilusión. Los pensamientos no tienen ningún pensador. El maestro zen Thich Nhat Hanh nos ayuda a comprender esta idea:

> Cuando miramos una acción, creemos que es necesario que haya un agente independiente detrás de ella. Sin embargo, el viento sopla sin que haya ningún ventilador. Ahí solo está el viento, y si no sopla, no hay viento. Cuando tenemos un pensamiento, podemos creer que hay un pensador que existe separado del pensamiento. Pero así como no podemos encontrar un ventilador fuera del viento, ni algún objeto que haga llover fuera de la lluvia, tampoco hay ningún pensador fuera de los pensamientos. Cuando pensamos en algo, somos esos pensamientos. Nosotros y nuestros pensamientos no estamos separados. Cuando decimos algo, esas palabras son nosotros; no hay ningún altavoz exterior a las palabras. Cuando hacemos algo, nuestra acción somos nosotros. No hay ningún actor externo a la acción.[10]

Esta es la razón por la cual Suzuki Roshi dijo: «En sentido estricto, no hay personas iluminadas. Solo hay actividad iluminada».[11]

Ahora toma esta idea una vez más y aplícala a lo más externo, al mundo que aparentemente está ahí fuera. ¿Es tu percepción del mundo fundamentalmente diferente? Cuando ves el mundo de forma pura, desde la perspectiva de la mente de la luz clara, ves directamente a través de la dualidad, y las apariencias se conocen a sí mismas. Al igual que ocurre en un sueño, no hay sujeto, no hay objeto y no hay ningún acto de percepción dualista (o impura). Todo es consciente por reflejo, y por lo tanto perfectamente puro.[12]

El yoga de los sueños siembra esta visión y nos permite penetrar en la naturaleza no dual, absoluta, de la mente y la realidad. Siembra esta percepción pura en tus sueños y observa cómo florece en tu experiencia diaria. Ahora es cuando arrancas, por fin, el miedo de raíz, porque donde no hay *lo otro* no hay miedo. Al ver a través de la dualidad, ves directamente a través del miedo.

Esto conduce al descubrimiento de un mundo sagrado, porque cuando se ven las cosas desde esta perspectiva, ya no se consideran independientes. No ves esa montaña; esa montaña se ve a sí misma. Se ilumina a sí misma. Cuando despiertas a las cosas como son, no ves cosas; ellas se ven o conocen a sí mismas. Se iluminan a sí mismas. Así es como iluminas irreductiblemente tu vida a través de los sueños lúcidos y los yogas tibetanos del sueño. Iluminas tu vida por medio de transformar fundamentalmente la forma en que la ves y la forma que tienes de conocerla. Estos yogas nocturnos te permiten verlo todo bajo una nueva luz; *como* la luz: la luz de tu propia mente.

¿Dónde estás tú en todo esto? En ninguna parte y en todas partes. Cuando por fin despiertas, te conviertes en nada. La psique y el sustrato (lo que conoces como *tú*) se han ido. Pero al convertirte en nada te conviertes en todo. Te disuelves en la mente de la luz clara que ilumina todo este universo. Te *conviertes* en la montaña, el río y todo lo demás. Te transformas en el universo entero, que ahora es acogido en un abrazo no dual.

Cuando se descubre que las cosas están vacías de yo, se ven a la vez llenas de lo otro. Este es el secreto de la vacuidad y la base de la compasión. Este es el motivo por el cual no es necesario temer la vacuidad, ya que en realidad es la plenitud. A medida que el sentido personal del sí mismo se encoge y finalmente se evapora, el sentido cósmico de la identidad se expande proporcionalmente. Kalu Rinpoche dijo: «Vives en la confusión y la ilusión de las cosas. Hay una realidad. Tú eres esa realidad. Cuando sepas esto, sabrás que eres nada y que, al ser nada, lo eres todo. Y fin de la historia».[13]

El yoga de los sueños acaba por sustituir la visión degradada e impura del materialismo por esta visión elevada y pura. Es una perspectiva sagrada que te permite ver un mundo sagrado. Así que la próxima vez que te despiertes por la mañana, evoca el sueño (la ilusión secundaria) del que acabas de despertar. A continuación, mira el mundo y pregúntate si es diferente del sueño.

Algún día, cuando despiertes espiritualmente, evocarás el sueño de la vigilia (la ilusión primaria) y tendrás exactamente la misma comprensión. Y acaso te digas a mismo: «¿Cómo pude haber permanecido tan engañado, tan dormido, durante tanto tiempo?».

La muerte no es extinguir la luz; es solamente apagar la lámpara porque el amanecer ha llegado.

RABINDRANATH TAGORE,
citado en *The Ultimate Journey: Consciousness and the Mystery of Death*

20

EL YOGA DEL BARDO

Hemos llegado al destino final de las prácticas nocturnas y al final de nuestra evolución a través de las meditaciones nocturnas. El yoga del bardo es una práctica contemplativa que trasciende y a la vez incluye a sus predecesoras, y nos muestra que las prácticas nocturnas pueden llevarnos hasta la oscuridad de la muerte y más allá. Este yoga final es más que el yoga de los sueños y el yoga del sueño, pero estas meditaciones nocturnas forman parte de él. Las enseñanzas del bardo son extensas y se tratan a fondo en otras obras.[1] Nosotros vamos a examinarlas brevemente a la luz de nuestras prácticas nocturnas.

Con estos contenidos nos sumergimos profundamente en el núcleo del budismo *vajrayana* y en los aspectos difíciles de estos yogas mentales. El yoga del bardo extiende la conciencia desde la vigilia hasta los sueños, hasta el sueño profundo y, finalmente, hasta la muerte. La palabra tibetana *bardo* (que significa «brecha», «intervalo», «estado transitorio intermedio») también se refiere a la brecha entre vidas. Estos contenidos son difíciles incluso como doctrina. Pero los seres más realizados de este planeta han estado enseñando el yoga del bardo durante siglos, exclusivamente por nuestro bien. Al principio puede parecer que está más allá de nuestro alcance, pero vale la pena que intentemos realizarlo.

Los sueños lúcidos ya son una especie de conciencia del bardo, es decir, relativa a un estado intermedio, en que el soñador se implica en aspectos tanto del estado de sueño como del estado de vigilia. Conserva la conciencia del estado de vigilia a la vez que mantiene el entorno del estado de sueño. No está del todo aquí (despierto) ni allá (dormido), sino que tiene un pie en ambos mundos. El aspecto del «bardo» forma parte de las tres prácticas nocturnas (el yoga de los sueños, el yoga del sueño y el yoga del bardo), las cuales tienen por objeto salvar el vacío entre la mente consciente y todos los niveles del inconsciente. Así pues, aunque *bardo* signifique «brecha» e implique algo que separa, el yoga del bardo es en realidad algo que une.

El yoga del bardo tiende un puente entre la vida y la muerte; une a ambas en un todo continuo. Para el ser despierto que ha cruzado este puente, ya no tiene sentido hablar de vida y de muerte. Un lado es el mismo que el otro.[2] Como ocurre con todo lo demás, estos dos fenómenos dispares se unen en la no dualidad. Y así como los seres despiertos no duermen ni sueñan, tampoco mueren (en el sentido convencional del término).[3] Es por eso por lo que no tienen absolutamente ningún miedo a la muerte; porque, como dijo Su Santidad el decimosexto Karmapa justo antes de que su cuerpo físico muriera, «no pasa nada». Él ya había cruzado ese puente, y «murió antes de morir».

Mientras que las apariencias (las mentiras) mueren, la realidad (la verdad) no lo hace. Si te puedes identificar con la verdad de la mente de la luz clara antes de morir, «no pasa nada» cuando mueres. Sogyal Rinpoche, el maestro tibetano que ha hecho más que nadie para llevar la sabiduría de las enseñanzas del bardo a Occidente, dice:

El temor de que la impermanencia [la muerte] despierte en nosotros, de que nada es real y nada dura, es [...] nuestro mayor amigo, porque nos lleva a preguntarnos: si todo muere y cambia, entonces ¿qué es lo realmente cierto? ¿Hay algo *detrás* de las apariencias? ¿Hay algo de lo que podamos depender, que sobreviva a lo que llamamos muerte? Cuando permitimos que estas preguntas nos imbuyan con urgencia [...] nos encontramos, poco a poco, haciendo un cambio profundo en la manera en que lo vemos todo. Acabamos por destapar en nosotros mismos «algo» que, por lo que empezamos a comprender, se halla por detrás de todos los cambios y las muertes del mundo [...] «algo» que nada puede destruir, que nada puede alterar y que no puede morir.[4]

Cuando se trata de la oscuridad, no hay nada más oscuro que la muerte. Pero al igual que ocurre con las otras prácticas que se llevan a cabo en la oscuridad, podemos transformar esa oscuridad en luz e iluminar nuestro camino a través de un pasaje que, de otra manera, sería angustioso. Con esta luz, el mayor obstáculo se transforma en la mayor oportunidad. Muchos maestros afirman que hay *más* oportunidades de despertar después de la muerte que en la vida (si uno puede arrojar algo de luz y ver adónde va).

En un nivel general, el Buda dio esta enseñanza: «De todas las huellas, la huella del elefante es la más profunda y suprema. De todas las contemplaciones, la contemplación de la muerte y la impermanencia es la más profunda y suprema». Los sueños lúcidos tienen la capacidad de llevarnos a esta contemplación suprema y ubicar nuestras vidas en un contexto más amplio. «Estamos normalmente atrapados en los acontecimientos de nuestras vidas de una manera tal que nos perdemos en ellos y, literalmente, olvidamos o nunca advertimos que *estamos* vivos y que algún día vamos a morir», sugieren los investigadores del sueño Harry Hunt y Robert Ogilvie. Y continúan:

Este es el contexto humano total al que, en raras ocasiones, «despertamos» de forma espontánea [...] En términos de los procesos subyacentes comunes indicados por la fenomenología compartida de la lucidez en los sueños y esta comprensión meditativa, el equivalente formal de la sensación directa de que «esto es un sueño» que tenemos dentro del sueño REM es, en la vida diaria, la plena conciencia de que «esto es una vida y algún día se va a acabar» [...] La cualidad tenue e inestable de esta toma de conciencia dentro de la vida diaria es formalmente idéntica a la inestabilidad de la lucidez que tenemos en los sueños la mayor parte de las veces que adquirimos dicha lucidez.[5]

En este capítulo se asume, como lo hace el budismo, que algo continúa existiendo después de la muerte, al igual que algo continúa existiendo durante la noche. Está más allá del ámbito de este libro explorar temas como la reencarnación. Me limitaré a comentar brevemente qué tienen que ver el sueño y los sueños con la muerte y cómo pueden prepararnos para ella.

EL PROCESO UNIVERSAL

Los eufemismos y modismos que se utilizan para designar la muerte apuntan a la íntima conexión que existe entre el proceso de dormirse, soñar y despertar y el proceso de morir, el estado posterior a la muerte y el renacimiento. Cuando practicamos la eutanasia a una mascota, decimos cosas como: «Tuve que ponerla a dormir». «Descanse en paz» es un deseo que se expresa a menudo en relación con alguien que ha muerto. Si se trata de una muerte natural, la gente por lo general muere acostada (la misma postura que adoptamos cuando dormimos). Según Cervantes: «Hay muy poca diferencia entre un hombre en su primer sueño y un hombre en su último sueño». El Talmud dice que el sueño es una dieciseisava parte de la muerte. Las conexiones son ilimitadas.[6]

En la mitología griega, el sueño y la muerte son gemelos. Nyx, la diosa de la noche, y Erebus, el dios de la oscuridad, dieron a luz a dos niños gemelos: Hypnos (el dios del sueño) y Tánatos (el dios de la muerte). Hypnos fue después el padre de Morfeo, el dios de los sueños.

El proceso de la muerte y el renacimiento se refleja también en el surgimiento, la permanencia y el cese de cada pensamiento. De acuerdo con algunos puntos de vista místicos, el proceso se repite una vez más en el surgimiento, la permanencia y el cese del cosmos. Sogyal Rinpoche se refiere a la naturaleza recurrente de este fenómeno como el «Proceso Universal».[7] Esto tiene elegancia intuitiva y enormes implicaciones prácticas. Puesto que estos variados procesos comparten unas características similares, se puede utilizar uno para que nos ayude a comprender otro. Por ejemplo, podemos utilizar la comprensión del surgimiento, la permanencia y el cese de un día para que ello nos ayude a entender el surgimiento, la permanencia y el cese de una vida, un pensamiento o un sueño. Toma tu comprensión en relación con un nivel del Proceso Universal y empléala para que te ayude a entender los otros. De esta manera puedes «ir y venir» entre estos distintos niveles y reforzar tu comprensión de todos ellos.

De acuerdo con Khenpo Karthar Rinpoche y otros maestros, el yoga de los sueños surgió principalmente como una manera de prepararse para la muerte. El Proceso Universal ilustra la conexión entre ambas cosas. Según el Dalái Lama: «Una persona bien entrenada puede reconocer un orden estricto en las cuatro fases que nos llevan a conciliar el sueño y está preparada para comprobar que existe un orden análogo en el proceso de la muerte».[8] Bokar Rinpoche se extiende sobre este concepto:

> La energía que gobierna cada elemento deja de ser funcional y es absorbida como la energía del elemento siguiente. Este proceso de absorción de los cuatro elementos entre sí no tiene lugar solamente en la muerte, sino que también tiene lugar, de una manera extremadamente sutil, cuando nos quedamos dormidos o cuando un pensamiento abandona nuestra mente.[9]

LOS TRES BARDOS

La concepción tibetana de la muerte implica pasar a través de tres estados del bardo. El primero es el «bardo doloroso del morir», que comienza con una enfermedad que acabará en la muerte.[10] Se llama *doloroso* porque el proceso de soltar implica dolor. Este proceso es análogo al de conciliar el sueño, que por lo general no es doloroso porque es fácil «dejarse ir» al final del día. Para alguien versado en el yoga del bardo, es igual de sencillo hacer el tránsito al final de la vida. Entra fácilmente en esa buena noche, porque su visión le permite ver que va a despertar en el siguiente buen «día».[11]

Al final del proceso de la muerte, la mente de la luz clara queda al descubierto. Esto es análogo al momento de caer en el sueño profundo, sin sueños, e indica el final del bardo del morir y el comienzo de un estado llamado el bardo luminoso del *dharmata*. *Dharmata* significa «talidad», «condición de ser», y es prácticamente sinónimo de la mente de la luz clara (como lo sugiere el hecho de que este bardo es «luminoso»).[12] La mayoría de la gente se sumerge en la negrura en el momento de la muerte y no reconoce su mente de la luz clara (al igual que ocurre con el sueño sin sueños). Por lo tanto, este bardo dura «el tiempo que se tarda en chasquear los dedos».

A continuación, la conciencia de la persona muerta se agita, adquiere un cuerpo mental y se desplaza desde la mente de la luz clara (el *dharmata*) hasta el bardo kármico del devenir, que es análogo a los sueños que surgen del sueño sin sueños. Este tercer bardo tiene una duración de unos cuarenta y nueve días, en que el cuerpo mental (como el cuerpo en un sueño) se ve expuesto a los embates de los vientos del karma (el patrón de los hábitos), igual que cuando nos vemos sacudidos por los sueños no lúcidos.[13] Al final de este bardo, la consciencia de la persona muerta se aferra a una forma y nace como esa forma. Esto constituye el final del bardo del devenir (finalmente nos hemos convertido en *alguien*) y el comienzo del bardo de esta vida. Esto es análogo a despertarse por la mañana y comenzar el día. El estudio y las prácticas de estos tres bardos constituyen la esencia del yoga del bardo. Las prácticas del bardo son las que nos ayudan a reconocer estos estados mentales «bárdicos» ahora (esto es lo mismo que hacen nuestros yogas nocturnos).

LA MEDIDA DEL CAMINO

El yoga de los sueños nos prepara para el bardo del morir y el bardo del devenir. El yoga del sueño nos prepara para el bardo del *dharmata*. En las enseñanzas del bardo se dice que cada noche es una prueba sorpresa que evalúa nuestra preparación y que también nos ayuda a prepararnos para el examen final. Así como la mayoría de nosotros no reconocemos el sueño profundo o los sueños, es decir, no gozamos de lucidez en ninguno de ambos casos, la mayoría no vamos a reconocer ninguno de los bardos de la muerte. Vamos a despertar, después de la muerte, en nuestra próxima vida (igual que ahora nos estamos despertando el día siguiente) sin percibir lúcidamente lo que ocurrió la «noche» antes. Este es otro ejemplo del yoga de los sueños como la medida del camino.

Cuando lleguemos a reconocer los sueños como sueños, vamos a reconocer el bardo del devenir como el bardo del devenir. Cuando eso suceda, en lugar de ser llevados de aquí para allá después de la muerte sin la participación de nuestra voluntad, adquiriremos lucidez y tomaremos el control de la experiencia posterior a la muerte. Al igual que ocurre en los sueños lúcidos, podemos tener un control limitado sobre los contenidos del bardo, pero un sinfín de opciones en cuanto al control que podemos ejercer sobre la forma en que nos relacionamos con esos contenidos. En otras palabras, podemos tener el poder de la elección, el cual, en última instancia, puede conducirnos a elegir nuestra próxima forma, la siguiente «escena» que deseamos habitar.

A un nivel aún más avanzado, alguien que reconoce el sueño profundo también reconocerá el bardo del *dharmata*. Para esa persona, no hay bardo del devenir (ya no le esperan «sueños» de ningún tipo). En realidad, digo «persona» por decir algo. En este nivel, el tema de la identidad es complejo, y cuando digo «persona» debe entenderse la mente de la luz clara o la conciencia sin forma. Si esa «persona», pues, sueña, o toma una forma, lo hace con lucidez, y por lo tanto de manera voluntaria. Puede «regresar» dentro de cualquier forma, con total libertad de elección, para ayudar a los demás a despertar a la libertad que, literalmente, ese ser encarna.[14] Si no gozamos de esta lucidez y control, el resto de nosotros reencarnamos (volvemos a tomar una forma) involuntariamente, empujados por la fuerza del hábito, y seguiremos haciéndolo así *ad infinítum*, hasta que adquiramos lucidez dentro del proceso y tomemos el control. Este control, por supuesto, no es más que el control sobre nuestras propias mentes, al igual que el viaje a través de los bardos no es más que un viaje dentro de nuestras propias mentes, pues, insisto, el yoga de los sueños no consiste fundamentalmente en controlar los sueños, sino en controlar la propia mente.

En el Tíbet hay este dicho popular: «A juzgar por mi experiencia de anoche, puedo deducir que voy a pasarlo mal en los bardos mañana». Esto puede decirlo alguien que no se ha preparado para la prueba. Pero alguien que sí se ha preparado puede deducir que va a irle bien con los bardos mañana. En lugar de temer el examen final, aguarda con ilusión aprobarlo con muy buena nota. En lugar de estresarse en relación con la muerte, puede relajarse. La relajación constituye la instrucción central para la vida y la muerte.[15]

¿Cómo de competente debe ser uno con los sueños lúcidos para experimentar una muerte lúcida? Guru Rinpoche, el autor de *El libro tibetano de los muertos*, y por lo tanto un referente de primera categoría en cuanto a las enseñanzas del bardo, dice: «Si el estado del soñar es aprehendido siete veces, el proceso de transición (posterior a la muerte) será reconocido». A lo cual añade Gyatrul Rinpoche: «La referencia a reconocer el estado del soñar siete veces implica que uno puede reconocer el estado del soñar de forma regular. Si conservas esta capacidad a lo largo del resto de tu vida, tienes muchas posibilidades de poder reconocer el proceso de transición [el proceso de los bardos] después de la muerte».[16]

El patrón de las tres etapas que vemos en las enseñanzas del bardo, indica Sogyal Rinpoche, «no solo tiene lugar en el proceso del morir y de la muerte: tiene lugar ahora, *en este momento, a cada momento*, dentro de nuestras mentes». Esta, asegura, «es una perspectiva auténticamente revolucionaria; una perspectiva que, cuando se comprende, cambia la visión que tenemos de todo».[17]

Por supuesto, este patrón también se despliega todas y cada una de las noches. Como hemos visto a lo largo de nuestro viaje, todo se despliega dentro de nuestras mentes. La vigilia, los sueños, el sueño y el morir son, todo ello, viajes de la mente.

Coincido con el mundo.

El filósofo francés JEAN-LUC NANCY,
describiendo lo que ocurre cuando
nos quedamos dormidos

EPÍLOGO

Comencé este libro hablando sobre el carácter común del sueño, sobre cómo el sueño es un factor unificador de la humanidad. Y no somos solamente los seres humanos quienes compartimos esta experiencia, sino todos los seres sensibles. Ahora podemos ver que esta camaradería biológica no es más que el nivel exterior de una unión espiritual más profunda.

Presento ahora el nivel interno, lo cual es una hermosa manera de completar el círculo. Cuando accedemos por debajo de la psique superficial, donde la diferencia es prácticamente sinónimo de división, y donde la discriminación, los conflictos y las guerras son provocados por la ilusión de la separación, empezamos a descender a nuestras raíces espirituales comunes. Desconectamos de las capas superficiales de la mente y conectamos con nuestra naturaleza despierta compartida, con la mente de la luz clara, que está unificada. Como dice la autora Kat Duff: «Nuestras nociones de nosotros mismos, cuidadosamente construidas, acerca de dónde acabamos nosotros y dónde comienza el mundo, se disuelven sin que lo sepamos».[1] El sueño requiere que olvidemos nuestro yo individual y superficial. Al hacerlo, podemos recordar nuestro Yo unificado y colectivo (lo que realmente somos).

Esta unificación se asemeja al *inconsciente colectivo* de Jung, pero es aún más profunda. Cuando despertamos a la mente de la luz clara, ella es nuestra *supraconsciencia* colectiva, nuestra naturaleza búdica compartida. Así que no solo estamos unidos entre nosotros en este nivel más profundo sino que también estamos en comunión con lo divino, con el Buda interior. Como afirman los investigadores del sueño Jayne Gackenbach y Harry Hunt: «Cuanto más entramos en la madriguera, más colectiva se vuelve la experiencia».[2] Y más sublime.

Es posible que aún no lo conozcamos, que no reconozcamos todavía este campo unificado, pero ahí es donde vamos cada noche. Ahí es donde caemos cuando nos sumergimos en el sueño más profundo y de donde salimos cuando empezamos cada día. En este «nivel cero» del ser, la ignorancia se ve sustituida por la penetración, la consciencia por la sabiduría, la multiplicidad por la unidad y la guerra por el amor. La dualidad se funde de nuevo en la no dualidad, todas las noches.

Recuerda que la realidad es aquello a lo que atiendes. Atiende a la psique superficial, que está mirando siempre hacia *fuera*, y vas a rozar la superficie de la vida y permanecer dormido para siempre. Nunca sabrás quién eres realmente. Seguirás siendo víctima del robo de identidad primordial, un sirviente de la apariencia de tu ser. Invierte tu mirada y atiende a la mente de la luz clara, que siempre te invitará a ir *adentro*, y despertarás a tu verdadera naturaleza.

Como hemos visto, si somos conscientes de ello, cuando estamos más despiertos, más iluminados, es en el sueño profundo, sin sueños. Y, al contrario, cuando estamos más dormidos, menos iluminados, es en el llamado estado de vigilia. Incluso el filósofo francés Montaigne dijo: «Cuando dormimos estamos despiertos, y durante el estado de vigilia estamos dormidos». Los budas son aquellos que han despertado a esta comprensión y los seres sensibles son aquellos que no lo han hecho. Cuando «nos despertamos» por la mañana y nos exteriorizamos hacia fuera, hacia el mundo, en realidad nos quedamos dormidos. Entramos en el camino de los «exteriorizados» y comenzamos a caminar dormidos. Cuando nos disponemos a dormirnos conscientemente por la noche y nos encaminamos hacia el interior, tenemos una maravillosa oportunidad de despertar. Entramos en el camino de los «interiorizados» y emprendemos el viaje hacia el despertar.

Los «exteriorizados» «aparecen» todas las mañanas inconscientes de lo que acaban de dejar atrás. Esto es lo que da lugar a la sensación inefable de que les falta algo, lo cual impulsa su búsqueda para encontrarlo. Ese «algo» adopta muchas formas sustitutorias (la búsqueda de la felicidad, la búsqueda del placer, la búsqueda del sentido...), hasta que el auténtico «algo» se identifica, y la mente de la luz clara se ve finalmente como lo que en verdad se anhela.

Efectivamente, algo falta. Se ha producido un robo. Pero en este delito nadie te ha quitado «el artículo» (tu verdadera y valiosa identidad). Sencillamente, se te cayó. Se cayó del bolsillo de tu memoria.[3]

Y he aquí el resumen de todo: en nuestro centro, por debajo de cualquier idioma superficial, por debajo de cualquier sexo, raza, color o credo, por debajo incluso del más mínimo rastro de dualidad y diferencia, somos absolutamente lo mismo. Las prácticas de la noche nos llevan a este terreno común y nos despiertan a la universalidad de la condición humana. Cuando te duermes, estás yendo a mi encuentro (y al de todo ser vivo que habita en este planeta) en este nivel, el más profundo posible. Dormimos juntos; descansamos en la misma cama lujosa que es la mente primordial. Rumi lo expresa de esta manera:

> Más allá de las ideas del bien y del mal,
> hay un campo.
> Nos encontraremos allí.
> Cuando el alma yace en esa hierba,
> el mundo está demasiado lleno como para hablar de él.
> Las ideas, el lenguaje, incluso la expresión *el uno y el otro*
> no tienen ningún sentido.[4]

¿Recuerdas adónde va la mente en el sueño profundo, sin sueños? Baja de la cabeza y regresa al corazón. Cada noche, tú y yo nos encontramos en el nivel de nuestro corazón. Nuestra práctica consiste en no olvidar este encuentro nocturno cuando regresamos a la superficie de la vida y en mantener nuestra conexión con el corazón. Como dijo el filósofo Plotino: «Han visto a Dios y no lo recuerdan». No es solo que lo veamos; nos convertimos en él. En el fondo, todos somos Dios; sencillamente, lo olvidamos.[5] Dice Kat Duff:

Puede ser que no recordemos ese lugar apacible por la mañana, pero creo que podemos verlo en las caras de quienes están profundamente dormidos. Esos rostros tranquilos tienen un aspecto casi angelical [...] cuando contemplamos la cara de alguien que está durmiendo apaciblemente, parece como si se nos diera la oportunidad de ver a un ser con los ojos de Dios.[6]

Ayer un ratón estaba atrapado dentro de mi estudio, que da a un gran patio. Abrí la puerta y traté de hacer que saliese, pero siguió corriendo hacia atrás y adelante a lo largo de la pared del fondo. Finalmente se acurrucó en un rincón y observé cómo esa pequeña criatura aterrada permanecía ahí encogida. No tengo miedo de los ratones, así que después de estar unos momentos mirando a mi nuevo amigo, me acerqué a él lentamente y lo agarré. Mientras lo sujetaba pude sentir los latidos de su corazón. En ese instante sentí una conexión de corazón con él y me di cuenta de que él es igual que yo. Él también quiere ser feliz. Él también quiere evitar el sufrimiento. Mi cálido corazón palpitante es como el suyo, y el tuyo también lo es.

Lo llevé hasta el borde del patio y lo dejé libre. Al sentir su corazón toqué el mío. Fui consciente, una vez más, de que es cuando me quedo bloqueado viendo solamente las formas externas cuando pierdo las conexiones internas. Cuando sentí su pequeño corazón latiendo en mis manos, mi visión pasó inmediatamente de lo exterior a lo interior, de las apariencias a la realidad. Yo llevo un traje humano y él uno de ratón, pero por debajo de esas vestiduras compartimos el mismo corazón desnudo. Acaso yo lo liberé para que corriese por el campo, pero por un momento él me liberó de mi identificación exclusiva con las formas externas.

Así que la próxima vez que me veas a mí, a mi ratón o a cualquier otro ser, recuerda que nos hemos visto antes. Anoche mismo estábamos compartiendo la misma cama primordial, la misma mente y el mismo corazón. Recuerda que en este nivel fundamental, que es el nivel del amor primordial, seguimos estando juntos.

AGRADECIMIENTOS

Este libro es el fruto de una investigación de muchos años. Si bien gran parte de esta investigación se cita y acredita en las notas del final, gran parte de la información la obtuve por medio de las enseñanzas orales de maestros de meditación de la India, Nepal y todo Estados Unidos. Esta transmisión oral fue profunda, porque procedía de maestros que habían logrado el objetivo de las meditaciones nocturnas. Khenpo Tsültrim Gyamtso Rinpoche, Kenchen Thrangu Rinpoche, Dzogchen Ponlop Rinpoche, Tenzin Wangyal Rinpoche, Dzigar Kongtrul Rinpoche, Khenpo Karthar Rinpoche y Traleg Rinpoche son profesores que ofrecieron enseñanzas invaluables y muy importantes para este libro.

Un grupo selecto de lectores me ayudó a establecer la forma final de este libro. Estoy agradecido a David Berman, Jeremy Hayward, Karen Hayward, Jay Mutzafi y Patricia Keelin por sus inteligentes observaciones.

Gracias a Haven Iverson y Tami Simon de Sounds True por creer en este libro. Un agradecimiento especial a mi editora, Gretchen Gordon, una gran profesional. Su gran visión y atención al detalle hicieron posible este libro.

NOTAS

Prólogo

1. R. D. Laing, *The Politics of the Family* (Nueva York, Estados Unidos: Pantheon, 1971), p. 82.

2. Si bien Freud y Jung dedicaron mucho tiempo a los sueños, dedicaron muy poco a los sueños lúcidos. La primera edición de *La interpretación de los sueños* de Freud (1899) no contiene ninguna referencia explícita a los sueños lúcidos, pero la segunda edición sí. Jung se interesó poco por el tema, al menos en la línea de como se aborda en este libro. Sin embargo, trabajó con los sueños de formas muy creativas. Afirmó que él no soñaba sino que era soñado. Ver Mary Ziemer, «Lucid Surrender and Jung's, Alchemical Coniunctio», en *Lucid Dreaming: New Perspectives on Consciousness in Sleep,* vol. 1, eds. Ryan Hurd y Kelly Bulkeley (Santa Barbara [California], Estados Unidos: Praeger, 2014), para obtener un buen resumen de la relación que tenía Jung con la lucidez en los sueños.

3. Ver mi artículo «Just When You Think You're Enlightened» para leer más acerca de los peligros de compartir experiencias espirituales (*Buddhadharma: The Practitioner's Quarterly*, 12, n.º 4 [verano de 2014], pp. 31-35). El autor Kenneth Kelzer comparte esta advertencia: «Es difícil hablar de las experiencias místicas o incluso de los sueños lúcidos a las personas que no han tenido experiencias de este tipo [...] algunas personas pueden fácilmente enojarse [...] en tanto que no afirman haber tenido experiencias místicas ellas mismas y es fácil que puedan sentirse dejadas de lado» (Kenneth Kelzer, «The Mystical Potential of Lucid Dreaming», en Hurd y

Bulkeley, *Lucid Dreaming: New Perspectives on Consciousness in Sleep,* vol. 2, p. 301). Así que si bien el hecho de compartir puede conectarte con los demás, también puede hacer que otros se sientan excluidos.

4. La *contradicción escénica* surge cuando el contenido proposicional de una declaración contradice los supuestos en que se basa. «Estoy muerto» es un ejemplo contundente (no se puede estar muerto y contarlo). En el ámbito filosófico, el relativismo radical del posmodernismo es otro gran ejemplo: todo es relativo (excepto mi anuncio de esta relatividad). Esta declaración es absoluta. Las contradicciones escénicas son puntos ciegos peligrosos. Volveré a hablar de los puntos ciegos en este libro.

Introducción. Aventuras de la consciencia

1. Hay cuatro grandes escuelas de budismo tibetano. En orden de aparición, son las tradiciones *nyingma*, *kagyu*, *sakya* y *gelugpa*.

2. Lama Thubten Yeshe, *The Bliss of Inner Fire: Heart Practice of the Six Yogas of Naropa* (Somerville [Massachusetts], Estados Unidos: Wisdom Publications, 1998), p. 27. [En español: *El gozo de la meditación avanzada: la práctica de los seis yogas de Naropa.* Novelda (Alicante), España: Dharma, 2008].

3. Su Santidad el Dalái Lama, *Sleeping, Dreaming, and Dying: An Exploration of Consciousness with The Dalai Lama,* editado y narrado por Francisco J. Varela (Boston, Estados Unidos: Wisdom Publications, 1997), p. 45. [En español: *Dormir, soñar y morir: una exploración de la consciencia con el Dalai Lama* (2ª ed.), por Francisco J. Varela. Móstoles (Madrid), España: Gaia, 2009].

4. El investigador de los sueños Ryan Hurd dice: «Si concedemos que los sueños lúcidos pueden tener la capacidad de sanarnos, también debemos admitir que pueden tener la capacidad de ocasionarnos daño». (G. Scott Sparrow, «The Argument for Caution», en Hurd y Bulkeley, *Lucid Dreaming: New Perspectives on Consciousness in Sleep,* vol. 1, pp. 328-329).

5. Las enseñanzas budistas se organizan de varias maneras; los tres *yanas* y los tres giros son dos de las más célebres. Los tres *yanas*, o vehículos, son el *hinayana* (vehículo «estrecho» o «pequeño»), el *mahayana* (vehículo «ancho» o «grande») y el *vajrayana* (vehículo «diamante» o «indestructible»). Los tres *yanas* (*triyana*) y los tres giros (*dharmacakrapravartana*) no son lo mismo. El *hinayana* equivale más o menos al primer giro, pero tanto el segundo giro como el tercero forman parte del *mahayana*. El *vajrayana* no tiene que ver con los giros; a menudo se considera un subgrupo de enseñanzas dentro del *mahayana*. La filosofía es la misma, pero los métodos para realizarla son diferentes –los sutras *versus* el tantra.

6. En el budismo, *prajna* se traduce como «sabiduría», pero su significado es más próximo a «comprensión» o «conocimiento discriminador». Es la facultad de la mente que aprehende la verdad, la forma en que realmente

son las cosas, lo cual es un tema central de este libro. Si bien todos poseemos *prajna*, a menudo está subdesarrollado y requiere que lo cultivemos por medio de prácticas como la meditación del *insight* u otras formas de entrenamiento mental.

En el hinduismo, *prajna* es el estado de sueño profundo en que la actividad de la mente cesa y el *jiva* (lo que vive en el cuerpo exterior, o el yo que se identifica con el cuerpo exterior y la mente; en este libro lo denomino *psique*) se une, momentáneamente y de forma inconsciente, con el *brahman* (la consciencia absoluta o pura trascendencia; lo que en estas páginas se denomina la *mente de la luz clara*). Los Upanishads (posiblemente el primer mapa escrito de la mente) articulan cuatro estados de consciencia: *vaishvarana* (el estado de vigilia), *taijasa* (el estado de sueño), *prajna* (el sueño profundo, sin sueños) y *turiya* («el cuarto»; el estado de iluminación, supraconsciente). Lo llaman «el cuarto» porque trasciende los otros tres. Desde el punto de vista psicológico, se le llama *turiya*; desde el punto de vista filosófico, *brahman*. Así pues, *turiya* y *brahman* son los equivalentes hindúes a la mente de la luz clara. En el budismo, «el cuarto» está conectado con «el cuarto momento», la dimensión intemporal que está más allá de los otros tres momentos (el pasado, el presente y el futuro). Dicho de otra manera: el cuarto momento se refiere a la experiencia de la mente de la luz clara.

7. Ken Wilber establece una distinción importante entre los estados de consciencia y las estructuras (o etapas) del crecimiento. Viajar y evolucionar a través de los estados de consciencia será lo que haremos en este libro. Nos aventuraremos desde los estados densos (la consciencia de vigilia) hasta los estados sutiles (la consciencia en los sueños) y, después, hasta los estados muy sutiles (la consciencia en el sueño profundo, sin sueños) utilizando la meditación como vehículo.

Los estados de consciencia son la gran contribución de Oriente. Las estructuras de desarrollo son la gran contribución de Occidente. Aquello de lo que estamos hablando son niveles de desarrollo por los que pasamos a medida que nos hacemos mayores. Cientos de expertos occidentales han definido estas estructuras. Una de las propuestas más famosas es la del historiador cultural y filósofo evolutivo Jean Gebser, quien indicó que evolucionamos a través de cinco grandes etapas estructurales: la arcaica, la mágica, la mítica, la mental y la integral.

Cap. 1 - ¿Qué son los sueños lúcidos?

1. Algunos dicen que el término *sueño lúcido* empezó con Frederik van Eeden. Una denominación técnicamente más precisa sería *sueños conocedores*, utilizada por Stephen LaBerge (ver la nota 4 de este capítulo). También se

utiliza la denominación *sueños metacognitivos*, en que *metacognitivo* significa «pensar sobre pensar» o «reflexionar sobre los propios procesos mentales». Los sueños lúcidos se describen también como un estado de consciencia *híbrido* (serían un híbrido entre la vigilia y el soñar). Esto presenta un problema, y es que *híbrido* implica una combinación disociativa del soñar y la vigilia, lo cual está más en la línea del enfoque científico occidental de la presencia o la ausencia de la consciencia que del enfoque oriental, en el cual la consciencia presenta un abanico de posibilidades de manifestación (desde lo denso [la vigilia], pasando por lo sutil [los sueños], hasta lo muy sutil [el sueño sin sueños]). Este libro resuena más con el enfoque oriental.

Por otra parte, hay quienes utilizan la expresión *consciencia integrativa*, que también implica la integración de estados de consciencia habitualmente dispares, o *soñar volitivo*, que implica un control consciente. Algunos expertos afirman que la popular denominación *sueño lúcido* es típicamente occidental, porque es propia de una cultura (monofásica) que considera que la vigilia y el soñar son estados claramente distintos. Muchas culturas indígenas (polifásicas) no comparten este supuesto.

Los tres estados principales que son la vigilia, el soñar y el dormir no son mutuamente excluyentes. Como todos los demás aspectos de la realidad, se interpenetran. Cuando estamos teniendo una ensoñación diurna, estamos soñando en la vigilia; cuando estamos despiertos en un sueño, estamos teniendo un sueño lúcido; cuando estamos despiertos en el sueño sin sueños, gozamos de lucidez en el sueño profundo. Y por supuesto, desde el punto de vista espiritual, cuando estamos dormidos en la vida de la vigilia, somos seres confundidos, personas «normales». Los budas son, sencillamente, quienes permanecen despiertos en todos los estados.

2. El neurocientífico J. Allan Hobson teoriza que el hecho de reconocer que estamos soñando estimula la corteza prefrontal dorsolateral, que es la responsable de la autoconciencia y de la operativa de la memoria. Esta área está normalmente desactivada durante el sueño REM no lúcido (es decir, durante los sueños habituales). La corteza prefrontal dorsolateral también está asociada con la experiencia de cuándo y cómo actuar.

3. No se puede hablar de los sueños lúcidos sin referirse a Stephen LaBerge. Tiene un doctorado en Psicofisiología por la Universidad de Stanford y ha dedicado su vida a la exploración científica de los sueños lúcidos. Sus contribuciones son fundamentales y han influido sobre muchas páginas de este libro. El rigor que aporta a este campo es importante. Hay muchos volúmenes en el mercado sobre los sueños lúcidos; y puesto que los sueños tienen que ver con dimensiones de la experiencia muy personales, casi todo el mundo puede decir algo sobre ellos. En la literatura que he leído al

respecto, muchos libros se toman libertades creativas en sus relatos. Es difícil justificar las experiencias interiores subjetivas. Esto hace que la ciencia que hay tras los sueños lúcidos, por no hablar del yoga de los sueños, sea difícil. Los sueños lúcidos se hallan todavía al margen de la ciencia y los estudios académicos, relegados a menudo a los místicos, los poetas o los seguidores de la Nueva Era. Enfrentándose a muchos obstáculos, LaBerge se ha pasado la vida perseverando para llevar la disciplina necesaria a un campo que está dominado por la especulación y la metafísica. Siempre se puede decir quiénes son los pioneros: aquellos que tienen todas las flechas clavadas en la espalda. Él es la voz pionera del pensamiento claro y preciso en un mundo confuso.

4. Volar y tener sexo son, de hecho, las dos actividades por las que más optan los soñadores lúcidos. Ver Bahar Gholipour, «What People Choose to Dream About: Sex and Flying», *LiveScience.com*, 10 de julio de 2014, livescience.com/46755-flying-sex-lucid-dream-content.html. Otras aventuras habituales son hacer cosas que es imposible hacer en la vida de vigilia: respirar bajo el agua, hablar con animales, viajar en el tiempo o ser otra persona.

5. Una razón neurobiológica de que los sueños cuenten la verdad es que la corteza prefrontal está desactivada cuando dormimos. Esta parte del cerebro está relacionada con la *función ejecutiva*, que tiene que ver con la capacidad de discernir entre el bien y el mal, de distinguir los pensamientos en conflicto, de predecir resultados, de aplicar valores morales y de moderar el comportamiento social. (Una de las cosas que hacen que los adolescentes y jóvenes se metan en problemas es que la corteza prefrontal no está totalmente desarrollada hasta los veinticinco años, lo que conduce a tomar malas decisiones y a un control social deficiente. La función ejecutiva es una función «parental»). Durante el sueño, el cerebro se expresa en gran parte sin censuras, y por lo tanto incluso secretos que no sabíamos que teníamos pueden «escaparse».

6. Aunque ambas palabras se usan indistintamente, hay una diferencia entre el *inconsciente* y el *subconsciente*. Este último puede definirse como «consciencia parcial» o «perteneciente a lo que está en el límite de la atención; perteneciente a aquello de lo cual uno es apenas consciente». En términos psicoanalíticos, es «una zona de transición a través de la cual debe pasar cualquier material reprimido en su camino desde el inconsciente hasta el consciente» (J. P. Chaplin, *Dictionary of Psychology*, 2.ª ed. [Nueva York: Dell, 1985], p. 452).

El inconsciente, en términos psicoanalíticos, es la región de la mente que constituye la sede de las represiones; también «caracteriza una actividad que el individuo no sabe por qué razón la está realizando» y «pertenece a todos los procesos psíquicos que no pueden ser traídos a la conciencia por medios ordinarios» (*Dictionary of Psychology*, p. 481).

El filósofo Evan Thompson ofrece este comentario, que es fundamental para la exploración que llevamos a cabo en este libro: «Una manera de pensar acerca de la idea yóguica, oriunda de la India, de la consciencia sutil es verla como que apunta a niveles más profundos de la consciencia fenoménica, a los que habitualmente no tenemos acceso cognitivo, especialmente si nuestra mente está inquieta y no entrenada en la meditación. De acuerdo con esta forma de pensar [...] gran parte de lo que la ciencia y la filosofía occidental describirían como inconsciente podría considerarse consciente, en el sentido de que implica niveles sutiles de conciencia fenoménica a los que podría accederse por medio de un entrenamiento mental de carácter meditativo» (ver *Waking, Dreaming, Being: Self and Consciousness in Neuroscience, Meditation, and Philosophy* [Nueva York, Estados Unidos: Columbia University Press, 2015], p. 8).

7. Tadas Stumbrys, *et al.*, «The Phenomenology of Lucid Dreaming: An Online Survey», *American Journal of Psychology*, 127, n.º 2 (verano de 2014), pp. 191-204.

8. Kelly Bulkeley, «Lucid Dreaming by the Numbers», en Hurd y Bulkeley, *Lucid Dreaming: New Perspectives on Consciousness in Sleep,* vol. 1, pp. 1-22.

9. Viktor I. Spoormaker y Jan van den Bout, «Lucid Dreaming Treatment for Nightmares: A Pilot Study», *Psychotherapy and Psychosomatics*, 75 (2006), pp. 389-394. Este estudio mostró que la lucidez no era necesaria para disminuir la frecuencia de las pesadillas; el tratamiento del sueño lúcido bastó para reducirlas. Ver también Antonio Zadra y Robert O. Pihl, «Lucid Dreaming as a Treatment for Recurrent Nightmares», en *Psychotherapy and Psychosomatics*, 66 (1997), pp. 50-55.

10. Patrick Bourke y Hannah Shaw, «Spontaneous Lucid Dreaming Frequency and Waking Insight», *Dreaming*, 24, n.º 2 (junio de 2014), pp. 152-159. «Los resultados muestran que quienes tienen sueños lúcidos a menudo resuelven significativamente más problemas de perspicacia en general que los soñadores no lúcidos. Esto sugiere que la perspicacia experimentada durante el estado de sueño puede estar relacionada con la misma cognición subyacente necesaria para la perspicacia en el estado de vigilia».

11. Hay estudios que han revelado que determinadas cosas que experimenta el cuerpo de sueño a menudo se corresponden con cosas que experimenta el cuerpo físico. Y, lo que es más importante, el cerebro no puede distinguir entre algo que es «real» y algo que es soñado. Ver Morton Schatzman *et al.*, «Correspondence During Lucid Dreams Between Dreamed and Actual Events», en *Conscious Mind, Sleeping Brain: Perspectives on Lucid Dreaming,* eds. Jayne Gackenbach y Stephen LaBerge (Nueva York, Estados Unidos: Plenum, 1998).

12. «Lucid Dreamers Are Using Their Sleeping Time to Get Ahead», *Business Insider India,* 18 de agosto de 2014, businessinsider.in/Lucid-Dreamers-Are-Using-Their-Sleeping-Time-To-Get-Ahead/articleshow/40376872. cms.

13. Janine Chasseguet-Smirgel, «"Creative Writers and Day-Dreaming": A Commentary», en *On Freud's «Creative Writers and Day-Dreaming»,* eds. Ethel Spector Person, Peter Fonagy y Servulo Figueira (New Haven [Connecticut], Estados Unidos: Yale University Press, 1995), p. 113.

Cap. 2 - Un mapa para las prácticas nocturnas

1. El Noble Óctuple Sendero constituye la última de las Cuatro Nobles Verdades (la verdad del sufrimiento, la del origen del sufrimiento, la del final del sufrimiento y la del camino que conduce al final del sufrimiento). Las cuatro verdades nobles son la primera enseñanza del Buda, que describe la trayectoria desde el *samsara* (el sufrimiento) hasta el nirvana (la felicidad). Los ocho factores son: la visión correcta, la determinación correcta, el habla correcta, la acción correcta, los medios de vida correctos, el esfuerzo correcto, la conciencia del momento correcta y la meditación correcta. *Correcto* (o *recto*) se traduce a veces como *completo.*

2. En un sueño, el miedo no siempre desaparece al empezar la lucidez. Es más la comprensión de que no podemos sufrir ningún daño físico en ese reino lo que nos ofrece la oportunidad de continuar explorando el sueño a pesar de la reacción de miedo frente a sus contenidos.

3. Matthew Kelly, *The Rhythm of Life: Living Every Day with Passion and Purpose* (Nueva York, Estados Unidos: Touchstone, 2004), p. 298.

4. Este es, por supuesto, el motivo por el cual tenemos miedo a la muerte, que constituye el oscurecimiento último, la oscura cortina final. La *visión correcta* se puede aplicar especialmente cuando se trata de ver la oscuridad de la muerte y más allá de ella. El yoga de los sueños y el yoga del sueño descorren esta cortina y pueden eliminar por lo tanto el miedo a la muerte (esto es lo que los vincula con el yoga del bardo).
En otro orden de cosas, cuando los astrónomos hablan de materia oscura y energía oscura, este adjetivo hace referencia al hecho de que no saben nada sobre esa materia o esa energía, que forman la mayor parte de la materia y energía del universo. También en su caso, *oscuridad* es la palabra en clave para designar su ignorancia.

5. Podemos ver el proceso de despertar de dos maneras: el enfoque relativo o progresivo, y el absoluto o repentino. El enfoque relativo, que está en sintonía con la psicología occidental, consiste en hacer consciente lo inconsciente. Es un camino más gradual. El enfoque absoluto o fructificador tiene más que ver con relacionarse directamente con lo que surge en el

momento, y desemboca en la capacidad de autoliberar cualquier cosa que surja en la mente en el instante mismo en que se manifiesta. El enfoque fructificador no está interesado en la historia, sino en despertar instantáneamente de ella (y de cualquier otra cosa que oscurezca la mente de la luz clara). En casi treinta años que llevo estudiando el budismo, que está especializado en este enfoque, no he oído nunca decir a un maestro budista «háblame de tu pasado», que es casi lo primero con lo que se empieza en muchas modalidades de psicoterapia.

6. C. G. Jung, *Collected Works,* vol. 8 (Princeton, [Nueva Jersey], Estados Unidos: Princeton University Press, 1969), p. 310.

7. El grado de control en los sueños es un tema controvertido. Los yoguis de los sueños tibetanos afirman que es posible el control total sobre los sueños. Si uno tiene el control total de su mente, puede controlar todo lo que surge en ella. Pero muchos soñadores lúcidos occidentales afirman que tener el control en un sueño lúcido no significa que se tenga un control total sobre todos los detalles del sueño. Aseguran que el control se ve limitado a aquello en lo que nos enfocamos en el sueño. El paisaje del sueño es creado por un aspecto más grande de la mente inconsciente, y si bien podemos dirigir la atención a distintos aspectos del paisaje del sueño y alterarlos, no controlamos el fondo del sueño. Esto nos lleva a una pregunta: si el soñador no controla el sueño, ¿quién lo hace? Para una discusión occidental sobre el tema del control en los sueños, ver Robert Waggoner, *Lucid Dreaming: Gateway to the Inner Self,* capítulo 2, «Does the Sailor Control the Sea?» (Needham [Massachusetts], Estados Unidos: Moment Point Press, 2009).

8. Si podemos relacionarnos con *todo* lo que surge con total ecuanimidad, no hay «experiencias no deseadas». Si ya no hay experiencias no deseadas, no hay necesidad de rechazar la experiencia y derivarla a la mente inconsciente. Si dejamos de rechazar, dejamos de «abastecer» a la mente inconsciente (la «consciencia almacén», u octava consciencia del *yogachara*) y esta acaba por vaciarse. Llegado este punto, la mente inconsciente desaparece por completo, porque todo se ha llevado a la luz de la mente consciente, que es la mente despierta. Solo hay conciencia. Así pues, por medio de aceptar todo lo que surge, que es la esencia de la práctica espiritual, podemos, potencial y progresivamente, ir acabando con la mente inconsciente, y por lo tanto con el *samsara*. Así es como purificamos el karma. La ecuanimidad purifica el karma. En este punto, dejamos de dormir y soñar, y logramos el despertar de los budas. La confusión se ha convertido en sabiduría, la mente inconsciente se ha vuelto plenamente consciente, la oscuridad se ha transformado en luz.

9. La cuestión espinosa de qué es la iluminación o el despertar espiritual sigue siendo uno de los temas más debatidos en la espiritualidad. Estar iluminado significa distintas cosas para distintas personas, por no hablar de distintas tradiciones. En el budismo hay volúmenes enteros (como el Dasabhumika Sutra) dedicados a las etapas del despertar, y cada uno de los tres giros cuenta con su propia descripción, así como con diferentes articulaciones de las etapas. Una clasificación habitual es la de los diez *bhumis* («niveles» o «bases») del desarrollo espiritual. Si alguien puede alcanzar tan solo el primer *bhumi*, es un enorme logro. Esto no pretende desalentar a la gente de emprender el camino hacia el despertar sino únicamente ponerlo en una perspectiva realista y moderar las afirmaciones exageradas de muchos occidentales que afirman haber alcanzado la iluminación. No estoy en condiciones de evaluar los niveles de realización de cada cual, pero se puede decir que el despertar completo, en esta era moderna, es extremadamente inusual. Es mucho más importante hablar de los aspectos prácticos del despertar, lo cual es uno de los objetivos de este libro.

    Para hacer las cosas aún más interesantes, y ser más precisos, no es lo mismo *despertar* que *crecer*, o la iluminación horizontal que la vertical, respectivamente. Esto incluye la importante distinción entre realizar todos los estados de la consciencia y todas las estructuras de la consciencia, como se dice en la nota 7 de la introducción.

10. *Ego* designa en este libro el sentido del sí mismo, o aquello que el filósofo estadounidense Daniel Dennett dice que es «una especie de protuberancia interna concentrada consistente en sentirse distinto». Vamos a descubrir que este sentido del sí mismo es ilusorio. En el nivel absoluto, el ego no existe. El ego es solo una manera divertida de ver las cosas, una manera de secuestrar el desarrollo. El filósofo escocés David Hume (1711-1776) examinó profundamente sus experiencias para tratar de encontrar al yo que estaba teniendo dichas experiencias, pero lo único que pudo encontrar fue la experiencia misma. Llegó a la conclusión de que el yo no es un objeto, sino simplemente un «manojo de sensaciones». A partir de esto, el filósofo británico Derek Parfit distinguió entre los llamados teóricos del ego, quienes creen que realmente hay un yo, y los teóricos del «manojo», que afirman que el yo es una ilusión. Parfit dice a continuación que el Buda fue el primer teórico del «manojo». El yo no es más que un haz de ilusiones; su existencia es solo relativa (ver Susan Blackmore, *Consciousness: A Very Short Introduction* [Oxford, Reino Unido: Oxford University Press, 2005], p. 68).

11. Un retiro de oscuridad es una práctica específica asociada con el *thögal*, una de las prácticas más avanzadas del *dsogchen*. Este retiro también está relacionado con las enseñanzas del bardo, y a menudo se lo denomina *el retiro*

del bardo. Tradicionalmente (solo bajo la estricta supervisión de un maestro de meditación, y tras años de preparación), el meditador se sumerge en la oscuridad total durante cuarenta y nueve días. A lo largo de este período, el brillo de la mente de la luz clara se manifiesta en varias «visiones», lo cual es análogo a lo que ocurre durante la segunda fase del bardo luminoso del *dharmata* tras la muerte. Si uno cree que esas visiones son reales, en lugar de alcanzar la iluminación «alcanza» la locura. Es un retiro potencialmente peligroso y revelador. En menor grado, todos padecemos distintos niveles de locura cuando creemos que nuestras «visiones» diarias (las apariencias de la vida de la vigilia) son reales. El retiro de oscuridad muestra al meditador las raíces de toda esta locura. Ver la introducción de Chögyam Trungpa a su traducción de *The Tibetan Book of the Dead* (Boston [Massachusetts], Estados Unidos: Shambhala, 1975); Tenzin Wangyal, *Maravillas de la mente natural: la esencia del dzogchen en la tradición bon, originaria del Tíbet* (México: Pax México, 2004) y Christopher Hatchell, *Naked Seeing: The Great Perfection, the Wheel of Time, and Visionary Buddhism in Renaissance Tibet* (Oxford, Reino Unido: Oxford University Press, 2014).

12. Ver Chögyam Trungpa, *Shambhala: la senda sagrada del guerrero* (Barcelona, España: Kairós, 1986), como uno entre muchos ejemplos.

13. Lee la «etapa 8» del capítulo 15 para obtener más inspiración acerca de por qué vale la pena realizar estas prácticas sutiles.

14. Bruce Tift, *Already Free: Buddhism Meets Psychotherapy on the Path of Liberation* (Boulder [Colorado], Estados Unidos: Sounds True, 2015), pp. 62-63 y 70.

Cap. 3 - Los ciclos del sueño

1. American Sleep Apnea Association, sleepapnea.org/i-am-a-health-care-professional.html, consultado el 22 de marzo de 2014.

2. American Heart Association, *Sleep Apnea and Heart Disease, Stroke*, heart. org/HEARTORG/Conditions/More/MyHeartandStrokeNews/Sleep-Apnea-and-Heart-Disease-Stroke_UCM_441857_Article.jsp#, consultado el 3 de agosto de 2014.

3. David K. Randall, *Dreamland: Adventures in the Strange Science of Sleep* (Nueva York, Estados Unidos: W. W. Norton & Company, 2012), p. 26.

4. National Sleep Foundation, *Sleep Aids and Insomnia*, sleepfoundation.org/article/sleep-related-problems/sleep-aids-and-insomnia, consultado el 12 de mayo de 2014.

5. Randall, *Dreamland*, p. 233.

6. Statistic Brain Research Institute, *Sleeping Disorder Statistics*, statisticbrain. com/sleeping-disorder-statistics (12 de abril de 2015), consultado el 14 de julio de 2015.

7. *Medical Daily*, «Nearly a Third of Americans are Sleep Deprived», medical-daily.com/nearly-third-americans-are-sleep-deprived-240273, consultado el 14 de julio de 2015.

8. En una columna de opinión de *The New York Times* titulada «To Dream in Different Cultures» (13 de mayo de 2014), la antropóloga Tanya Luhrmann subraya que nuestra obsesión con las ocho horas de sueño ininterrumpido es un producto de nuestra era electrificada y de la luz artificial. Antes de los tiempos modernos, afirma, las personas «dormían de forma interrumpida», lo cual es más parecido a cómo duermen los animales semejantes a nosotros. Cita a Roger Ekirch, autor de *At Day's Close: Night in Times Past*, quien escribe que la gente iba a la cama para tener el «primer sueño» cuando se ponía el sol, pero que luego se despertaban durante toda la noche: «Hay muchas razones para creer que el sueño segmentado, como el que muestran muchos animales salvajes, fue durante mucho tiempo el patrón natural de nuestro sueño antes de la edad moderna; algo tan antiguo como la humanidad», asegura Ekirch. En muchas sociedades antiguas, lo que ocurría durante la noche era importante, y como la gente se despertaba con frecuencia, se acordaba más de sus sueños. Luhrmann continúa citando al antropólogo Eduardo Kohn, quien escribe: «Gracias a estas interrupciones continuas, los sueños desembocaban en la vigilia y la vigilia en los sueños de una manera que los unía a ambos». Y de formas que proporcionaban información a ambos estados. H. R. Colton y B. M. Altevogt, eds., *Sleep Disorders and Sleep Deprivation* (National Academic Press: Washington, D. C. [Estados Unidos], 2006), y Luiza Ch. Savage, «Sleep Crisis: The Science of Slumber», *Maclean's* (17 de junio de 2013).

9. Kat Duff, *The Secret Life of Sleep* (Nueva York, Estados Unidos: Atria Books, 2014), p. 72.

10. En el sueño de ondas lentas, los espacios entre las células del cerebro se expanden hasta en un 60%, lo que permite que el líquido cefalorraquídeo expulse las toxinas. Es tentador correlacionar esta mayor amplitud con lo que se dice en la jerga espiritual de «mezclar la mente con el espacio», lo cual también resuena con el inmenso espacio asociado con la mente de la luz clara, un estado que es más asequible para nosotros en el sueño de ondas lentas.

11. Una manera de trabajar con el insomnio por medio de los yogas internos es cultivar lo que la tradición *mahamudra* denomina, de forma evocadora, «*samadhi* subterráneo». En esta práctica visualizamos dos perlas negras en las plantas de nuestros pies, una en cada planta. Al llevar la mente tan abajo por medio de la visualización, los vientos y *bindus* que están reunidos en el chakra de la cabeza (dando lugar al insomnio) también son llevados hacia abajo, de forma que la mente se ve seducida a ir al chakra del corazón,

donde tiene lugar el sueño. (Los *bindus* son como gotas de consciencia y los chakras constituyen centros energéticos donde los *bindus* se agrupan para crear estados de consciencia, como veremos en el capítulo 5). Esta es una aplicación práctica del enfoque del *camino extremo hacia el medio*, en que el medio es el centro del corazón y el extremo son las plantas de los pies. He llevado a cabo esta práctica con éxito desigual.

12. Los biógrafos del Buda afirman que este dormía muy poco: una hora por noche y alguna siesta ocasional. He preguntado a varios maestros de meditación, entre ellos Khenpo Tsültrim Gyamtso Rinpoche, Sokse Rinpoche y Choje Rinpoche, sobre los budas y el sueño, y todos me dijeron que los budas no duermen. Tulku Urgyen Rinpoche indica que llegar a las etapas más altas de la realización espiritual «significa llegar al punto de la no distracción. En otras palabras, uno no duerme por la noche; uno no cae en el estado ilusorio del sueño, pero es capaz de reconocer los sueños como sueños. Durante el sueño profundo, tiene lugar un largo período continuo de vigilia luminosa» («Integrating View and Conduct», en *The Dzogchen Primer: Embracing the Spiritual Path According to the Great Perfection,* recopilado y editado por Marcia Binder Smith [Boston, Estados Unidos: Shambhala, 2002], p. 65).

13. No es solamente el aferramiento manifiesto lo que es agotador, sino también el apego encubierto. Puedes no sentir que te estás aferrando a las cosas, pero si crees en ellas (si piensas que hay algo ahí fuera que es sólido, duradero e independiente), esta percepción se debe a tu potente aferramiento encubierto, a tu apego a la creencia de que las cosas existen. Diré mucho más acerca de esto a lo largo del libro, así como sobre el tema del vacío, que tiene relación con ello.

14. Además de todo este aferramiento, tiene lugar mucha división, lo cual es también agotador. La dualidad es constantemente generada por una fracturación inexorable que separa el mundo en el yo y lo otro, y por una división aún más desestabilizadora que se traduce en «el yo dividido contra sí mismo». El psicoterapeuta Bruce Tift identifica cinco niveles sucesivos y persistentes de división inconsciente, cada uno de los cuales sirve para desconectarnos cada vez más de la verdad y de lo que realmente somos. La primera división es respecto a la verdad de nuestra experiencia, al negarnos a aceptar nuestra experiencia inmediata tal como es. La segunda división tiene lugar cuando añadimos la desconexión respecto de nuestra experiencia corporal inmediata, una disociación constante respecto de la verdad de que somos seres encarnados. La tercera división se produce cuando añadimos un flujo continuo de comentarios autorreferenciales a nuestra experiencia: tenemos una experiencia y al instante nos inventamos una historia sobre lo que tiene que ver esa experiencia con nosotros.

El cuarto nivel de desconexión tiene lugar cuando ligamos unos momentos de la experiencia con otros, con lo que creamos una ilusión de continuidad. Y el quinto nivel se produce cuando trabajamos para «estabilizar nuestro estado de lucha crónica por medio de sostener la afirmación de que hay algo muy importante que debe arreglarse en relación con "nosotros" o con la vida». (*Already Free*, pp. 115-116).

Las pesadillas revelan a menudo procesos inconscientes, lo que sugiere que (lo sepas o no) en una pesadilla, o en cualquier otro sueño en el que te veas perseguido o atacado, estás persiguiendo o atacando una parte de ti mismo (lo cual también es agotador). Toda esta persecución y división da lugar a una especie de síndrome de fatiga crónica psicológica y espiritual que es la característica definitoria de un ser sensible (un ser «no despierto»), y esto nos obliga a dormir.

El budismo cuenta con su propio conjunto de procesos subliminales que explican cómo el ego crea la ilusión agotadora del sí mismo y lo demás. Entre los más famosos de estos procesos están los cinco *skandhas* («agregados»), de los que hablaré más en el capítulo 12.

15. Christine Dell'Amore, «Why Do We Dream? To Ease Painful Memories, Study Hints», *National Geographic.com,* 30 de noviembre de 2011, news.nationalgeographic.com/news/2011/11/111129-sleep-dreaming-rembrain-emotions-science-health/.

16. Fariba Bogzaran y Daniel Deslauriers, *Integral Dreaming: A Holistic Approach to Dreams* (Nueva York, Estados Unidos: State University of New York Press, 2012), pp. 59-60.

17. *Ibid.*, p. 63.

18. Con instrumentos afinados llegan mediciones afinadas, de modo que se han añadido dos nuevos estados a estos cuatro estados clásicos. En el extremo más bajo, el estado épsilon (0-0,5 hercios) se ha asociado con estados intensamente meditativos. En el extremo más alto, el estado gamma (30-100+ hercios) se asocia con la coordinación de señales a través de distancias más largas en el cerebro y está vinculado a acciones o asociaciones complejas que requieren el uso simultáneo de múltiples áreas del cerebro. Pero la investigación se está alejando de estas etapas fijas a medida que se desarrollan formas más sofisticadas de efectuar mediciones en el cerebro dormido. Con las técnicas de neuroimagen (fMRI, escáneres PET), los electroencefalogramas de alta densidad y el análisis espectral (que mide la amplitud y la fase de la actividad eléctrica en las frecuencias y escalas de tiempo más amplias) están surgiendo nuevos modelos.

19. La misma «reducción de marchas» tiene lugar en la meditación profunda, en que la respiración puede reducirse a unas pocas respiraciones por

minuto y las ondas cerebrales pueden desacelerar desde los rangos beta o alfa hasta theta e incluso delta (o épsilon).

20. La sacudida hípnica se caracteriza a menudo por contracciones musculares repentinas y la sensación de dar un paso al vacío o de caer. Esta sensación de caer es interesante desde el punto de vista de los yogas internos, como veremos, porque conciliamos el sueño cuando los *bindus* (gotas de consciencia) caen desde el chakra de la cabeza hasta el chakra del corazón. También es sugerente que las «contracciones» aparezcan asociadas con esta etapa, lo cual podría constituir una respuesta defensiva contra la sensación de caer en el espacio. Para un examen a fondo del estado hipnagógico, ver Thompson, *Waking, Dreaming, Being*, pp. 107-138.

21. ¿Por qué pasamos tanto tiempo en esta fase? Estudios recientes sugieren que los recuerdos basados en hechos se alojan temporalmente en el hipocampo antes de ser enviados a la corteza prefrontal, que puede ser que cuente con un mayor espacio de almacenamiento. El psicólogo Matthew Walker, de la Universidad de California (Berkeley), que dirigió uno de estos estudios, escribe: «Es como si la bandeja de entrada de nuestro hipocampo estuviese llena, de modo que, mientras no nos durmamos y vaciemos estos e-mails fácticos, no vamos a recibir ningún correo más. Cualquier otro correo "rebotará", hasta que nos durmamos y traslademos esos correos a otra carpeta. El sueño es sofisticado; actúa localmente para darnos lo que necesitamos». Ver Yasmin Anwar, «An Afternoon Nap Markedly Boosts the Brain's Learning Capacity», *Berkeley News*, 22 de febrero de 2010, newscenter.berkeley.edu/2010/02/22/naps_boost_learning_capacity.

22. Duff, *The Secret Life of Sleep*, p. 50. La científica del sueño Penny Lewis, de la Universidad de Manchester, habla de la *ingeniería del sueño*, que está concebida para optimizar el sueño y mantener el sueño de ondas lentas a medida que envejecemos. La aspiración de la ingeniería del sueño es, por lo tanto, sostener la función cognitiva, reducir los efectos del envejecimiento, incrementar la creatividad y mejorar la capacidad de resolución de problemas.

23. Las personas narcolépticas entran directamente en el REM; pasan de la fase 1 al REM en cuestión de segundos. En el insomnio familiar fatal, la persona no pasa nunca de la fase 1. No necesitamos entrar en detalles científicos, pero es útil tener en cuenta que estos ciclos no son secuencias progresivas que mantengan un orden fijo.

Cap. 4 - Técnicas occidentales de inducción de la lucidez en los sueños

1. Aunque este capítulo está dedicado a los métodos occidentales, la importancia de la intención es un ingrediente común a las técnicas orientales y

las occidentales. En Oriente, a la intención se la denomina *el poder de la resolución*, y tiene que ver con el poder del karma. El karma es, básicamente, la ley de causa y efecto. En tibetano, *karma* se traduce con la palabra *leh*, que significa «acción»; y todo, en la acción, tiene que ver con la causa y el efecto.

El karma plenamente constituido tiene cuatro aspectos: la intención, la acción, la compleción exitosa y el júbilo. Estos aspectos hacen referencia a la intención que hay detrás de una acción, a la acción misma, al hecho de completar la acción con éxito y a una sensación de satisfacción por haber llevado a cabo la acción. La intención es el primero de estos cuatro aspectos y el principal. La importancia del yoga de los sueños es que por medio del poder de la resolución sembramos semillas kármicas que pueden madurar en el sueño y desencadenar la lucidez.

2. Robert F. Price y David B. Cohen, «Lucid Dream Induction», en Gackenbach y LaBerge, *Conscious Mind, Sleeping Brain*, p. 131.

3. Puesto que la sociedad occidental tiende a subestimar los sueños, también tiende a subestimar la importancia de recordar bien los sueños. Otras culturas que dan importancia a recordar los sueños también la dan a lo que ocurre por la noche. Tanya Luhrmann, antropóloga de Stanford («To Dream in Different Cultures», *The New York Times,* 13 de mayo de 2014) pasó tiempo en iglesias evangélicas en Accra, Ghana y Chennai (India) y escribe: «Una de las diferencias más llamativas es que los cristianos de Accra y Chennai dicen que Dios habla con ellos mientras duermen, y en sus sueños. Los despierta llamándolos por sus nombres. En cambio, los sujetos americanos, cuando se les preguntaba acerca de sucesos extraños que experimentaban por la noche, era más probable que dijeran algo como esto: "Veo cosas, pero es por falta de sueño". Parece probable que la forma en que nuestra cultura nos invita a prestar atención a este espacio delicado en el que nos estremecemos en la frontera del sueño cambia lo que recordamos de él».

4. Patricia Garfield, *Creative Dreaming* (Nueva York, Estados Unidos: Ballantine, 1974), p. 200; el capítulo 8, «How to Keep Your Dream Diary», ofrece muchos consejos sobre cómo recordar mejor los sueños.

5. *Ibíd.*

6. Como veremos, el yoga de los sueños insiste en lo opuesto: que el estado de vigilia no es, esencialmente, más real o irreal que el estado de sueño. Pero esta premisa no niega la eficacia de comprobar el estado de consciencia en que nos encontramos para activar la lucidez en los sueños. Con el yoga de los sueños, en lugar de comprobar el estado de consciencia, practicamos ver *todos* los acontecimientos de la vigilia como oníricos.

7. Hay disponibles algunos dispositivos innovadores para ayudarnos a comprobar el estado de consciencia en que nos hallamos. Por ejemplo, una web ofrece esta descripción: «Si se lleva durante el día, Dream Rooster vibra en silencio durante diez segundos a intervalos aleatorios. Usted, sencillamente, comprueba si está soñando cada vez que siente que el Dream Rooster vibra debajo de su ropa». También puede ayudar a realizar ciertas fantasías en los sueños lúcidos. Sarah Coughlin, «Why Masturbate When You Can Have Sex Dreams?», *Refinery29*, 3 de diciembre de 2014, refinery29.com/2014/12/78860/dream-rooster-sex-toy.

8. Daniel J. Boorstin, *The Discoverers: A History of Man's Search to Know His World and Himself* (Nueva York, Estados Unidos: Random House, 1983), p. xv. [En español: *Los descubridores* (Barcelona, España: Crítica, 2008)].

9. *Karl Popper*, spaceandmotion.com/Philosophy-Karl-Popper.htm, consultado el 13 de abril de 2015.

10. R. K. Prasad, «The Illiterate of the 21st Century Will Not be Those Who Cannot Read and Write, but Those Who Cannot Learn, Unlearn, and Relearn» —Alvin Toffler, ComLab India, 9 de septiembre de 2009, blog. commlabindia.com/elearning-design/how_can_you_unlearn, consultado el 22 de mayo de 2014.

11. Siguiendo con el ejemplo, es posible que tu tío difunto pueda aparecérsete como una visión durante el día, pero es más probable que se te aparezca en sueños. Entre otras formas de clasificar las señales oníricas, Stephen LaBerge ofrece esta lista: señales oníricas relacionadas con acciones (coches que vuelan, caminar sobre el agua...); relacionadas con formas (un perro diminuto, una bicicleta enorme); relacionadas con un contexto (encontrarse con Jesucristo, llegar a ser presidente) y relacionadas con el mundo interior (un gran miedo, una pasión intensa). Tim Post, «Educational Frontiers of Training Lucid Dreamers», en Hurd y Bulkeley, *Lucid Dreaming: New Perspectives on Consciousness in Sleep,* vol. 1, pp. 132-133.

12. Mi amiga Patricia Keelin relató un sueño lúcido en que se dio cuenta de que no proyectaba ninguna sombra y se deleitó en el pensamiento de haberse convertido en «la luz». Esta es una idea atractiva, por parte de una onironauta veterana, sobre la luz de la mente que brilla en nuestros sueños e ilumina los «objetos» oníricos, que se autoiluminan y por lo tanto son autoconscientes. Se trata de una conciencia por reflejo, de la que hablaré en la conclusión de este libro. Cuando regresamos a la luz (la mente de la luz clara del yoga del sueño), e incluso cuando nos aproximamos a ella (en los sueños), las sombras desaparecen progresivamente (en sentido literal y figurado).

13. La meditación *mindfulness*, como veremos en el capítulo 6, es un tipo de ejercicio de memoria. Consiste en acordarse de regresar al presente. La

memoria es clave para las prácticas nocturnas y para las prácticas espirituales en general.

14. Hay psicólogos del desarrollo que han descubierto que los niños muy pequeños no tienen sentido de la permanencia de los objetos, que es la idea de que algo existe incluso cuando no se ve. Este uno de los primeros indicios de la cosificación (de la no lucidez) en el proceso de desarrollo. Los niños no han sido totalmente condicionados a ver el mundo como lo hacemos nosotros. Se podría argumentar que esta es una de las razones por las cuales los niños tienen más sueños lúcidos que los adultos.

15. Stephen LaBerge, *Lucid Dreaming: The Power of Being Awake and Aware in Your Dreams* (Nueva York, Estados Unidos: Ballantine, 1985), pp. 155-156.

16. Si utilizas aplicaciones, puedes descargarte algunas innovadoras que tal vez te resulten útiles. Estas son algunas de las más populares: Awoken, Lucid Dreamer, Dream: On, DreamZ, Shadow, Dreame, Artify, DreamCatcher Project, Lucid Dream Ultimate, CanLucidDream o 10 Steps to Lucid Dreams.

 DreamZ lleva a cabo un seguimiento de los movimientos de la persona durante el sueño (usando el sensor de su teléfono inteligente para determinar su ciclo de sueño) y luego emite una señal de audio que actúa como una señal onírica cuando está en REM. Shadow es un despertador que despierta lentamente al soñador y transcribe los sueños que grabe con la voz. Este despertar gradual permite a los soñadores conservar el estado hipnopómpico, lo cual contribuye a que recuerden sus sueños con mayor facilidad. Estos sueños registrados pueden cargarse en una amplia base de datos que permite a los investigadores estudiar los patrones del sueño (de quienes, obviamente, den permiso para ello). Esto puede permitir buscar respuestas a preguntas como estas: ¿Qué es el mundo de los sueños? ¿Qué sueñan las mujeres parisinas o los niños de Bogotá? Dreame es una aplicación que simplifica la grabación de los sueños y también vincula a los usuarios con psicólogos e intérpretes de los sueños que pueden ayudarles a analizar sus datos. Artify es un proyecto de los fundadores de Dreame que conecta a los usuarios con artistas que convierten descripciones de sueños en ilustraciones. El cielo es el límite con estos dispositivos innovadores. Para echar un vistazo a estas aplicaciones, visita world-of-lucid-dreaming. com/lucid-dreaming-apps.html.

17. Resumido en Adam Clark Estes, «Scientists Have Induced Lucid Dreaming with Electric Shocks», *Gizmodo.com*, 12 de mayo de 2014, gizmodo.com/ scientists-have-induced-lucid-dreaming-with-electric-sh-1575033076, y en Nicola Davis, «Lucid Dreaming Can Be Induced by Electric Scalp Stimulation, Study Finds», *TheGuardian.com,* 11 de mayo de 2014, theguardian.com/lifeandstyle/2014/may/11/lucid-dreaming-electric-scalp-

stimulation-study. Ver el estudio original, Ursula Voss, *et al.*, «Induction of Self Awareness in Dreams Through Frontal Low Current Stimulation of Gamma Activity», *Nature Neuroscience*, 17 (2014), pp. 810-812. Este estudio no deja de tener sus detractores; otros científicos del sueño ponen en entredicho tanto los métodos utilizados como las definiciones de lucidez que ofrece.

18. Voss *et al.*, «Induction of Self Awareness in Dreams Through Frontal Low Current Stimulation of Gamma Activity», *Nature Neuroscience*, 17 (2014), pp. 810-812.

19. *Advanced Lucid Dreaming: The Power of Supplements: How to Induce High Level Lucid Dreams and Out of Body Experiences*, de Thomas Yuschak (2006), es una obra autopublicada en que el autor narra su experiencia personal con varios fármacos en relación con la inducción de la lucidez en los sueños. Algunas pruebas indican que la vitamina B_6, que convierte el triptófano en serotonina (y desempeña un papel en la función cerebral y nerviosa), puede asociarse con sueños más vivos. Un suplemento de 100 miligramos de vitamina B_6 parece ayudar a algunos soñadores lúcidos. El libro de Yuschak enumera docenas de posibilidades más, muchas de las cuales no he probado.

20. Otros inhibidores de la acetilcolinesterasa son el donepezil, la rivastigmina y la huperzina. Algunas sustancias naturales como la salvia (*Salvia*), especialmente la salvia española (*Salvia lavandulaefolia*), también han demostrado ser efectivas a la hora de activar la lucidez.

21. En «The Sleep Industry: Why We're Paying Big Bucks for Something That's Free», *Time,* 28 de enero de 2013 (business.time.com/2013/01/28/the-sleepindustry-why-were-paying-big-bucks-for-something-thats-free/), la psicóloga Kit Yarrow ofrece estos consejos, avalados por el tiempo, para una buena higiene del sueño:

- *Lleva una rutina.* Entrena tu cuerpo por medio de acostarte y levantarte a la misma hora cada día.
- *No hagas muchas cosas distintas en la cama.* Las asociaciones tienen mucha fuerza. Usa la cama solamente para dormir y tener sexo con el fin de crear un vínculo entre la cama y el sueño.
- *Elimina las distracciones.* Asegúrate de que tu habitación está fresca (entre 15,5 y 19 grados centígrados es lo ideal), oscura y en silencio durante toda la noche. La «luz azul» de la pantalla de la mayor parte de los ordenadores, tabletas y teléfonos móviles presenta alguna semejanza con la luz diurna y reprime la secreción de melatonina. Si es necesario, ponte una máscara de sueño y tapones en los oídos. Además, mantén la cama limpia de objetos.

- *Despeja tu mente.* Concéntrate en la respiración y cuenta «uno» al inhalar y «dos» al exhalar. No vayas más allá de estos números; ve del uno al dos y del dos al uno, porque si no, sin querer, vas a permanecer alerta para no perderte con números más altos.
- *Ten a mano un cuaderno para tomar notas.* Si eres el tipo de persona que permanece despierta cavilando, pon los pensamientos intrusivos en papel. Así les permites que se vayan y que no regresen hasta el día siguiente, en lugar de estresarte en relación con ellos mientras no te duermes.
- *Evita los estimulantes cerca de la hora de acostarte.* Deja de beber cafeína hacia el mediodía y haz ejercicio lo más temprano que puedas por la mañana. (El alcohol puede facilitar la aparición del sueño, pero cobra su peaje a lo largo del resto de la noche; normalmente hace que aumente la cantidad de veces en que la persona se despierta durante un rato).
- *Apaga el ordenador y el móvil.* Quienes mandan mensajes de texto y usan sus ordenadores una hora antes de acostarse duermen menos horas, tienen menos probabilidades de gozar de un sueño de calidad y es menos probable que se despierten renovadas.

Cap. 5 - Técnicas orientales de inducción de la lucidez en los sueños

1. Hay incontables libros sobre el cuerpo interior. En cuanto al punto de vista *kagyu*, el libro clásico sigue siendo *The Profound Inner Principles*, de Rangjung Dorje (Boston, Estados Unidos: Shambhala, 2013). En cuanto a los puntos de vista orientales y occidentales, ver *Cuerpo de Oriente, mente de Occidente: psicología y sistema de chakras como vía de autoconocimiento y equilibrio personal*, de Anodea Judith (España: Arkano Books, 2015), y *The Subtle Energy Body: The Complete Guide*, de Maureen Lockhart (Rochester [Nueva York], Estados Unidos: Inner Traditions, 2010).

2. Mis prácticas principales en cuanto a los yogas internos son el *vajrayogini* interno, con el que empecé a sentir mi cuerpo sutil de forma directa, y los seis yogas de Naropa. El yoga del «calor interno» de *chandali* (sánscrito) o *tummo* (tibetano) es una práctica central de los yogas internos, que nos enseña a controlar los vientos y las gotas. Cuando el cuerpo interior sutil se abre con los yogas internos, ablanda el cuerpo exterior; y cuando el cuerpo exterior se ablanda por medio de los yogas externos, el cuerpo interior sutil se abre. Los yogas internos y externos se afectan mutuamente y, a su vez, ambos abren y ablandan la mente.

   El yoga de los sueños y el yoga del sueño son dos yogas, dentro de los seis yogas de Naropa, que siguen el *chandali*. Cuando aprendí cómo cambiar los *bindus* por medio de la práctica del *chandali*, me fue posible llevar los *bindus* al chakra de la garganta (en aras del yoga de los sueños) y al chakra del corazón (en aras del yoga del sueño). Si deseas practicar el yoga de los sueños y el yoga del sueño en profundidad, los seis yogas te resultarán muy útiles.

3. Aunque nacemos con nuestros canales configurados de ciertas maneras (una configuración que afecta directamente a nuestra experiencia consciente), estos canales no están fijados. Podemos cambiar su configuración. Hay algo externo que se corresponde con este concepto interno. La última moda en neurociencia es la *neuroplasticidad*, el descubrimiento de que los circuitos de nuestros cerebros no están cableados. Al cambiar nuestra forma de pensar, podemos cambiar literalmente nuestro cerebro. De manera similar, al cambiar nuestra forma de pensar podemos cambiar nuestros *nadis*, lo cual podríamos denominar *nadiplasticidad*. La meditación cambia la configuración y textura de nuestros *nadis*. Los yogas internos abordan este proceso más directamente.

   La razón por la cual es útil saber esto, en términos del yoga de los sueños, es que la configuración de nuestros *nadis* determina nuestro talento para la lucidez. Hay personas cuyo cableado las predispone a la lucidez. Y la buena noticia que nos trae la *nadiplasticidad* es que podemos cambiar nuestros *nadis* con el fin de que se nos dé mejor la lucidez. Tu cerebro y tu cuerpo sutil no están grabados en piedra. Podríamos decir que están grabados en plástico o, mejor aún, que no están grabados en modo alguno. La idea es que podemos cambiar nuestra configuración al respecto.

4. Para una visión completa de las muchas definiciones y aplicaciones de los *bindus*, ver Hatchell, *Naked Seeing*, pp. 134-144.

5. Una versión perfeccionada de esta técnica consiste en meter los dedos pulgares en las palmas y cerrar los otros cuatro dedos sobre ellos durante la inhalación. Colocar la punta de los pulgares en la base de los anulares cierra un canal asociado con el pensamiento discursivo. Al exhalar, abre los dedos, como en un gesto de expulsión.

6. Algunos textos invierten los canales y sus vientos en el caso de las mujeres, lo cual sugiere que estas deberían tumbarse sobre su lado izquierdo y cerrar el canal izquierdo. Pero hay estudios que han revelado que tanto a los hombres como a las mujeres les va mejor con la lucidez si están acostados sobre el lado derecho. Ver Stephen LaBerge, «Lucid Dreaming and the Yoga of Dream State», en *Buddhism and Science: Breaking New Ground,* editado por B. Alan Wallace (Nueva York, Estados Unidos: Columbia University Press, 2003), p. 239.

7. Aunque los canales y los vientos no son físicos, tienen cierto grado de correlación con lo físico; de otro modo, tumbarse sobre el lado derecho no tendría ningún efecto sobre el cuerpo sutil.

8. Variaciones del *nyingma* son visualizar el AH de color blanco, o sustituir el AH con la visualización de Guru Rinpoche, o Tara, o cualquier otra deidad con la que se tenga una conexión. Otra variación consiste en visualizar un poco más grande lo que sea que concibamos en la garganta; a medida que se progresa con la práctica, se va visualizando más pequeño.

9. Maria Popova, «Better than Before: A Pyschological Field Guide to Harnessing the Power of Habit», *Brain Pickings*, brainpickings.org/2015/03/23/better-than-before-gretchen-rubin, consultado el 13 de febrero de 2015.

10. Este postulado básico es la base de cosas como el *phowa* o budismo de la tierra pura, y es una enseñanza central en todas las prácticas del bardo.

11. Chökyi Nyima Rinpoche, con David R. Shlim, *Medicine and Compassion: A Tibetan Lama's Guidance for Caregivers* (Boston, Estados Unidos: Wisdom Publications, 2006), p. 68. [En español: *Medicina y compasión: consejos de un lama tibetano para cuidadores*. Madrid, España: Gaia, 2006].

12. Geshe Tashi Tsering, *Buddhist Psychology: The Foundation of Buddhist Thought*, vol. 3 (Boston, Estados Unidos: Wisdom Publications, 2006), p. 160.

13. Guru Rinpoche garantiza esto. Ver Jamgon Kongtrul, *White Lotus: An Explanation of the Seven-line Prayer to Guru Padmasambhava* (Boston, Estados Unidos: Shambhala, 2007).

14. *Dharma* proviene de la raíz sánscrita *dhr*, que significa «sostener, aguantar, apoyar», y tiene al menos tres significados. Hace referencia, en primer lugar, a las enseñanzas del Buda; en segundo lugar, al orden natural del universo, y en tercer lugar, a los átomos de experiencia, o elementos que conforman el mundo empírico.

Estos «cuatro *dharmas* de los sueños» están inspirados en los famosos cuatro *dharmas* de Gampopa: «Concédeme tus bendiciones para que mi mente pueda ser una con el *dharma*. Concédeme tus bendiciones para que mi *dharma* pueda progresar a lo largo del camino. Concédeme tus bendiciones para que mi camino pueda aclarar la confusión. Concédeme tus bendiciones para que la confusión pueda transformarse en sabiduría». Doy las gracias a Larry Siedel por la idea que hay detrás de los cuatro *dharmas* de los sueños.

He aquí una oración que me dio Tulku Thondup Rinpoche: «Esta noche, practicaré el yoga de los sueños para liberarme a mí mismo, y liberar a todos los seres, del océano del *samsara*. Que todos los seres puedan alcanzar la felicidad perfecta y el despertar completo. Una y otra vez, reitero mi aspiración de reconocer los sueños como sueños, las ilusiones como ilusiones, la confusión como confusión, y ver la naturaleza búdica en todo. Mientras me duermo, visualizo al precioso Chenrezig en el centro de mi garganta. Y ruego, una y otra vez: "Noble Chenrezig, ayúdame por favor a disolver las distracciones y los obstáculos para que pueda reconocer los sueños como sueños y dejar descansar mi mente en la conciencia mientras duermo"».

Esta «Oración para reconocer el estado del soñar» es de Su Santidad Dudjom Rinpoche: «La esencia combinada de todos los budas/que impregna el señor del océano, de los mandalas y las familias de los budas; lama raíz incomparablemente bondadoso, lo más valioso, ¡por favor, escúchame!/¡Por favor, te ruego que bendigas mi mente!/¡Por favor, concédeme tus bendiciones para que pueda reconocer los sueños como sueños!/¡Por favor, bendíceme con el poder de cambiar mi percepción y aparecer consciente en mis sueños!/¡Por favor, concédeme tus bendiciones para que los sueños surjan como expresiones de la mente de la luz clara!/¡Por favor, concédeme tus bendiciones para que la claridad y la dicha estén continuamente integradas!».

15. B. Alan Wallace (trad.), *Natural Liberation: Padmasambhava»s Teachings on the Six Bardos,* con comentarios de Gyatrul Rinpoche (Boston, Estados Unidos: Wisdom Publications, 1998, p. 151). *Samadhi* significa «absorción meditativa», o el enfoque total de la mente en un único objeto. El *samadhi* es un estado en que el sujeto (la consciencia) y el objeto se unen en una única experiencia.
16. Andreas Mavromatis, *Hypnagogia: The Unique State of Consciousness Between Wakefulness and Sleep* (Nueva York, Estados Unidos: Routledge and Kegan Paul, 1987), p. 79.
17. Ver Vesna A. Wallace, *The Inner Kalacakratantra: A Buddhist Tantric View of the Individual* (Nueva York, Estados Unidos: Oxford University Press, 2001), p. 57.
18. Tenzin Wangyal y Mark Dahlby, ed., *The Tibetan Yogas of Dream and Sleep* (Ithaca [Nueva York], Estados Unidos: Snow Lion, 1998), p. 34.
19. Yasmin Anwar, «An Afternoon Nap Markedly Boosts the Brain»s Learning Capacity», *Berkeley News,* 22 de febrero de 2010. newscenter.berkeley.edu/2010/02/22/naps_boost_learning_capacity.
20. *Nap-Deprived Tots May Be Missing Out on More Than Sleep, Says New CU-Led Study*, News Center: University of Colorado Boulder, 3 de enero de 2012, colorado.edu/news/releases/2012/01/03/nap-deprived-tots-may-be-missing-out-more-sleep-says-new-cu-led-study.
21. Joe Martino, «How Long to Nap for the Biggest Brain Benefits», *CollectiveEvolution.com*, 17 de febrero de 2014, collective-evolution.com/2014/02/17/how-long-to-nap-for-the-biggest-brain-benefits.
22. Finalmente, los estudios han revelado que las siestas de la mañana favorecen los sueños lúcidos más que las de la tarde (el 42% *versus* el 12%). Ver Tadas Stumbrys y Daniel Erlacher, «The Science of Lucid Dream Induction», en Hurd y Bulkeley, *Lucid Dreaming: New Perspectives on Consciousness in Sleep,* vol. 1, p. 87.

23. Roger N. Shepard, *Mind Sights* (Nueva York, Estados Unidos: W. H. Freeman, 1990) pp. 37-38.
24. Amanda Gardner, «"Power Naps" May Boost Right-Brain Activity», *CNN online*, 25 de septiembre de 2013, cnn.com/2012/10/17/health/health-naps-brain.
25. Judith R. Malamud, «Learning to Become Fully Lucid: A Program for Inner Growth», en Gackenbach y LaBerge, *Conscious Mind, Sleeping Brain*, p. 311.

Cap. 6 - Una meditación fundamental: el mindfulness

1. Los estudios han revelado que quienes practican la meditación *mindfulness* tienen más sueños lúcidos (ver Varela, *Sleeping, Dreaming, and Dying: An Exploration of Consciousness with The Dalai Lama*, p. 104 [recuerda que este libro se encuentra también en español; ver la nota 3 de la introducción]) y que los meditadores experimentados tienen, de forma significativa, más sueños lúcidos (ver Jayne Gackenbach, Robert Cranson y Charles Alexander, «Lucid Dreaming, Witnessing Dreaming, and the Transcendental Meditation Technique: A Developmental Relationship», *Lucidity Letter*, 5 [1986], pp. 34-40).
2. Así como la lucidez cultivada en la vida diaria la llevamos a los sueños, la lucidez cultivada en los sueños la llevamos a la muerte. Esta es otra manera en que el yoga de los sueños nos prepara para la muerte.
3. Un ejemplo asombroso de ceguera por falta de atención puede encontrarse en theinvisiblegorilla.com/videos.html.
4. Un día de dieciséis horas tiene 57.600 segundos. Mira tu mente para ver si tienes uno o más pensamientos de distracción por segundo. LONI website, «Brain Trivia», loni.usc.edu/about_loni/education/brain_trivia.php.
5. *Lojong*, o «entrenamiento mental», es una práctica emblemática fundamental del *mahayana*; el *bodichita*, o «corazón y mente despiertos», es una práctica *mahayana* que cultiva la compasión; el yoga de la deidad, o práctica *yidam*, es una meditación de la que hablaré más adelante, junto con las meditaciones sin forma de prácticas como la *dsogchen* y la *mahamudra*. En las enseñanzas *dsogchen* se enseña que «la dualidad empieza con [...] [un] proceso llamado "extravío" («*khrul pa*»), en el sentido de que la conciencia comete un error y se extravía de sí misma, y cae en el sufrimiento. Esta porción extraviada de la conciencia acaba por constituir nuestro universo cotidiano de autoalienación, ignorancia y violencia» (ver Hatchell, *Naked Seeing*, p. 58).
6. La superdistracción conduce al *supersamsara*. El comentario de Sogyal Rinpoche sugiere que incrementar la distracción es lo mismo que incrementar el *samsara*. Con todos nuestros dispositivos modernos, esas armas inteligentes de distracción masiva (teléfonos inteligentes, tabletas, etc.), basta

con que echemos un vistazo al mundo para ver la verdad de esta máxima. Muchas tradiciones hablan de nuestra época como la «Edad Oscura» (*kali yuga* en el hinduismo) o, en nuestros términos, la «Edad del Sueño». La oscuridad de la ignorancia ataca expresándose momento a momento como distracción. La gente asocia a menudo la oscuridad de esta era con el cambio climático, la destrucción ambiental, el caos religioso y político y sucesos por el estilo. Pero todo esto no son más que las manifestaciones externas del origen oculto de esta oscuridad. La verdadera oscuridad proviene de la naturaleza insidiosa y clandestina de las convulsiones que agitan el mundo. La distracción es el auténtico bombardero de nuestra época, un bombardero invisible. Esto no quiere decir que la tecnología en sí sea el problema; lo es la relación inadecuada que tenemos con ella. El problema es que no utilizamos la tecnología, sino que permitimos que ella nos utilice y abuse de nosotros.

7. Pueden encontrarse instrucciones detalladas y recursos en mi obra *Meditation in the iGeneration: How to Meditate in a World of Speed and Stress* (Lafayette [Colorado], Estados Unidos: Maitri, 2014). El libro de Pema Chödrön *Cómo meditar* (Málaga, España: Sirio, 2013) es otro recurso valioso.

8. Drew Leder, *The Absent Body* (Chicago, Estados Unidos: University of Chicago Press, 1990), p. 173.

9. La científica Candace Pert asevera que nuestro cuerpo *es* la mente subconsciente, lo que encuentra eco en el hecho de que el cuerpo no puede mentir. El escritor científico Tor Nørretranders afirma: «Un individuo que es uno con su cuerpo no puede mentir (como saben muy bien los niños) [...] También se dice que es muy difícil mentir en el lenguaje de signos utilizado por las personas sordas» (Tor Nørretranders, *The User Illusion: Cutting Consciousness Down to Size* [Nueva York, Estados Unidos: Viking, 1991], pp. 154 y 429). El lenguaje del cuerpo es el más verdadero.

10. Ver *Your Unconscious Mind Is Running Your Life*, lifetrainings.com, lifetrainings.com/Your-unconscious-mind-is-running-you-life.html.

Cap. 7 - La mirada del león

1. *Lookin' for Love* fue escrita por Wanda Mallette, Bob Morrison y Patti Ryan, y grabada por el cantante estadounidense de música *country* Johnny Lee para la banda sonora de la película *Cowboy de ciudad* (dirigida por James Bridges en 1980). En términos del *yogachara*, uno de los modelos doctrinales centrales de nuestro recorrido, Trungpa Rinpoche dice: «Es la séptima consciencia la que aparece». Es la mente *klesha* (*klishtamanas* en sánscrito), o «mentalidad afligida», la que observa la octava consciencia y la confunde con el yo, y a la vez toma todo lo demás por «lo otro». Cuando uno alcanza la budeidad, la mentalidad afligida se transforma en la

sabiduría de la ecuanimidad, o igualdad, lo cual en cierto nivel puede definirse como la realización de la igualdad o no dualidad entre el yo y lo otro, entre lo interior y lo exterior.

2. Una de las contemplaciones principales del budismo son los *cuatro recordatorios*, o los *cuatro pensamientos que giran la mente*. Están concebidos para hacer que la mente deje de mirar hacia fuera y pase a mirar hacia dentro. Chökyi Nyima Rinpoche afirma que cuando finalmente se llevan los cuatro recordatorios al corazón, se ha completado el 50% del camino espiritual. He aquí, pues, lo importante que es pasar de ser un «exteriorizado» a ser un «interiorizado». Es mucho más fácil alcanzar el logro del despertar cuando se está mirando en la dirección correcta.

Los cuatro pensamientos «que giran la mente», tal como los establece Trungpa Rinpoche, son los siguientes: «En primer lugar, contemplar el valor inapreciable de ser libre y haber sido favorecido. Esto es difícil de obtener y fácil de perder, por lo que hay que aprovecharlo para hacer algo significativo. En segundo lugar, el mundo entero y sus habitantes no son permanentes. En particular, la vida de los seres es como una burbuja. La muerte llega sin previo aviso; mi cuerpo será un cadáver. En ese momento, el *dharma* será mi única ayuda. Tengo que practicarlo con esfuerzo. En tercer lugar, cuando llegue la muerte, estaré indefenso. Puesto que creo karma, debo abandonar las malas acciones y dedicarme siempre a realizar acciones virtuosas. Pensando en esto, todos los días voy a examinarme. Y en cuarto lugar, los hogares, los amigos, la riqueza y las comodidades del *samsara* son el tormento constante de los tres sufrimientos; son como el banquete que tiene lugar antes de que el verdugo nos conduzca hasta la muerte. Tengo que cortar el vínculo con el deseo y el apego, y alcanzar la iluminación por medio del esfuerzo».

En un nivel aún más profundo, o más interior, un objetivo central de los yogas internos es llevar los vientos al canal central. Cuando uno se «centra» de esta manera, los vientos ya no se desplazan a los otros canales, y por lo tanto ya no impulsan pensamientos y percepciones sensoriales ordinarios. Ya no somos arrojados fuera de nosotros mismos por los vientos internos y dejamos de estar perdidos en el mundo exterior. Los yogas internos son otro conjunto de prácticas centradoras que vuelcan la mente hacia dentro.

3. En términos neurocientíficos, los «exteriorizados» son víctimas, literalmente, de una «captura sensorial». Los psicólogos lo llaman *captura atencional exógena*. La atención es capturada y mantenida como rehén por los estímulos externos. Esto forma parte del robo de identidad del que hemos estado hablando. Nos identificamos con lo externo (la casa, el coche, el yate, el trabajo, etc.) y con el estatus que todo ello nos confiere. El robo de

identidad consiste en lo siguiente: uno siente que posee estas cosas, pero en realidad estas lo poseen a uno.

Los magos llaman a la captura sensorial *desorientación pasiva* o, lo que es lo mismo, la forma en que ellos hacen que no prestemos atención a lo que realmente está ocurriendo, lo que genera la ilusión de la magia. Todas estas denominaciones son sinónimo de *distracción*.

4. Peter Kreeft, *How to Win the Culture War*, en su blog, peterkreeft.com/topics-more/how-to-win.htm.

5. Martin Lowenthal, *Dawning of Clear Light: A Western Approach to Tibetan Dark Retreat Meditation* (Charlottesville [Virginia], Estados Unidos: Hampton Roads, 2003), pp. 6-7. La diabetes, el cáncer, la obesidad, la depresión y las enfermedades cardiovasculares se han vinculado a una sobrexposición a la luz por las noches.

6. En realidad, nadie sabe cuándo nació Jesucristo. El 25 de diciembre se popularizó como el día de su nacimiento porque era una fecha que ya se estaba celebrando dentro de las tradiciones paganas como el día del nacimiento del sol, el momento del año en que la luz regresaba al mundo (parece que el 25 de diciembre estaba lo suficientemente próximo al solsticio de invierno). El cristianismo, por lo tanto, forma parte de la familia de la *teología solar*, en que el Hijo de Dios se asocia con el sol de nuestro sistema solar.

   En el taoísmo se dice: «Cuando se entra en la oscuridad y esta deviene total, la oscuridad está a punto de convertirse en luz». Esto aparece representado en la imagen del yin y el yang, y también tiene sentido en el ámbito del yoga del sueño: cuando entramos en la oscuridad total del sueño profundo, sin sueños, el yoga del sueño nos muestra cómo transformar esa oscuridad en luz. Para ver esta luz hay que tener abierto el *tercer ojo*, el cual designa, simbólicamente, la visión no dualista.

7. *Vipashyana*, literalmente «meditación del *insight*», es un método importante para mirar hacia dentro. Puesto que estamos tan acostumbrados a mirar hacia fuera, a veces resulta de ayuda apagar la luz. El sol lo hace al final de cada día, nosotros lo hacemos cuando cerramos los ojos y muchas meditaciones del *insight* lo hacen por medio de invitarnos a mirar hacia el interior. Enfocados con estas lentes, los yogas nocturnos parecen coherentes con el significado más profundo de «meditación del *insight*».

8. La distinción determinante entre «exteriorizado» e «interiorizado» puede ayudarnos a relacionarnos de otra manera con el éxito y el fracaso convencionales. Desde una perspectiva espiritual, el éxito convencional puede convertirse fácilmente en fracaso espiritual, porque el éxito distrae mucho y tiende a mantenernos enfocados hacia fuera en busca de *más*. No hay mayor tiranía que la del éxito. Nos perdemos en las proyecciones de la

mente y nos enganchamos a ellas de forma adictiva. El fracaso convencional, por otra parte, puede conducir al éxito espiritual, porque el fracaso tiende a bloquear la trayectoria «exteriorizada» y abocarnos hacia dentro. La clave es relacionarnos adecuadamente con el éxito y el fracaso. Si nos relacionamos con el éxito convencional de la forma apropiada, no permitiremos que se nos suba a la cabeza; si nos relacionamos con el fracaso convencional de la forma apropiada, podemos permitir que nos conduzca al corazón.

9. El budismo habla de la omnisciencia (*sarvajna*, «conciencia de todo»; o *sarvakarajnata*, «conocimiento de todos los aspectos») de los budas. Un buda no es solamente alguien «despierto», sino que la raíz sánscrita *budh*, «despertar, conocer, percibir», se traduce también como «uno que sabe». Los budas son quienes han despertado a la verdadera naturaleza de las cosas, quienes conocen la diferencia entre la realidad y las apariencias. Si bien hay unos cuantos eruditos que afirman que esta omnisciencia es literal —es decir, que un buda es alguien que lo sabe todo acerca de todas las cosas; así es como «aparece» el término *omnisciencia*—, la realidad que hay detrás de este término, en la jerga budista, es que la omnisciencia hace referencia al hecho de saber que toda apariencia relativa tiene una naturaleza absoluta, esto es, hace referencia al hecho de saber que todo está vacío. Esta es la diferencia entre el conocimiento y la sabiduría. Los budas no son necesariamente supereruditos que adquieren conocimientos acerca de todas las cosas (por más útil que esto pueda ser en aras de ayudar a los demás), sino que han adquirido la sabiduría. El conocimiento, por sí mismo, no es liberador. La sabiduría sí que lo es. Técnicamente, los budas poseen las cinco sabidurías: la sabiduría *dharmadhatu*, la sabiduría del espejo, la sabiduría de la conciencia discriminadora, la sabiduría de todos los logros y la sabiduría de la ecuanimidad.

10. Según una interpretación budista, cuando Dionisio Areopagita dice que «Dios es invisible desde el exceso de luz», se refiere a que la esencia de la mente (Dios, el *dharmakaya*) se pierde (se vuelve invisible) en el despliegue o la luminosidad de la mente (los *rupakayas*). Estamos cegados por la luz, nuestra propia luz, y creemos que ese despliegue es la realidad. La ceguera es lo mismo que la cosificación.

11. Carl Jung, *Memories, Dreams, Reflections* (Nueva York, Estados Unidos: Vintage Books, 1989). [En español: *Recuerdos, sueños, pensamientos* (Barcelona, España: Seix Barral, 2001)].

12. Nyoshul Khenpo, *Natural Great Perfection* (Ithaca [Nueva York], Estados Unidos: Snow Lion, 1995), p. 136.

13. Ver Venerable Khenchen Palden Sherab Rinpoche y Venerable Khenpo Tsewang Dongyal Rinpoche, *The Lion's Gaze: A Commentary on Tsig Sum*

Nedek, editado por Joan Kaye (Boca Raton [Florida], Estados Unidos: Sky Dancer, 1998).

Cap. 8 - Meditaciones y visualizaciones avanzadas

1. La práctica de la etapa de generación (*kyerim* en tibetano, *utpattikrama* en sánscrito; también llamada yoga de la deidad o meditación *yidam*), que tiene que ver con generar la visualización de formas intencionadamente, está diseñada para purificar el nacimiento. Es la primera mitad de la meditación «de la etapa de generación y compleción», que podría decirse que constituye un tercio de la totalidad de la meditación *vajrayana* (los yogas internos y la meditación sin forma constituyen los otros dos tercios). Al final de la práctica de visualización, las formas visualizadas se disuelven en el vacío, o «mueren» en la no forma. De ahí que la práctica de la etapa de compleción esté diseñada para purificar la muerte. La práctica de la etapa de generación puede utilizarse para reforzar el yoga de los sueños (puesto que trabaja con generar formas mentales intencionadamente) y la práctica de la etapa de compleción puede utilizarse para reforzar el yoga del sueño (puesto que trabaja con disolver estas formas en el vacío intencionadamente).

2. Ver Thompson, *Waking, Dreaming, Being: Self and Consciousness in Neuroscience, Meditation, and Philosophy,* p. 183. El capítulo 6 de este libro, «Imagining: Are We Real?», explora la relación entre los sueños y la imaginación con gran detalle, si bien Thompson no aborda la práctica de la visualización directamente.

3. Ver *Video Games Change How You Dream, Increase Lucid Dreaming,* 27 de enero de 2014, truthisscary.com/2014/01/video-games-change-how-you-dream-increase-lucid-dreaming/.

4. Esta es la razón por la cual el arte de la pintura *thangka,* si se aborda de forma correcta, es una práctica espiritual potente. En lugar de trazar el contorno de una flor de loto, se pinta toda una deidad, o un mandala. Si después se hace la *sadhana* (la meditación de la etapa de generación) asociada con esa deidad o ese mandala, se puede dar vida a la *sadhana,* y por lo tanto a las energías asociadas con esa deidad o ese mandala. Esto está también conectado con la forma de *nirmanakaya* conocida como «*nirmanakaya* artesanal». Los más grandes artistas de la pintura *thangka* o de la escultura *rupa* imbuyen su arte de espíritu, con lo cual le dan vida. Podemos sentir esto en las grandes obras de arte espiritual. El artista inyecta e infunde sabiduría a su arte, con lo cual este puede ser una fuente de refugio espiritual, una representación de la mente despierta.

5. Las sílabas semilla (*bijaksara* en sánscrito; *bija* está emparentado con *bindu*) son la esencia condensada de una deidad, un *bodhisattva* o un buda (y, en

última instancia, cualquier fenómeno). Constituyen la representación sonora irreductible de algo. Las sílabas semilla son también la condensación última del *dharma*, la quintaesencia de los mantras. En la cosmología budista e hindú, la totalidad del universo constituye una manifestación de luz y sonido, y podemos por lo tanto captar la esencia de dicho universo como sonido, por medio de los mantras y las sílabas semilla. El cristianismo se hace eco de este principio cuando dice: «Al principio fue el verbo [el sonido] y el sonido se hizo carne». El *Big Bang* alude a este principio desde una perspectiva científica. Las singularidades se asocian con el principio de la sílaba semilla, del que derivan singularidades matemáticas, tecnológicas, gravitatorias, etcétera.

6. La programación neurolingüística denomina *anclaje* a esto. Se anclan (correlacionan) estados de consciencia con pasos alrededor de la flor de loto.

7. El sentido del yo siempre parece tener una ubicación específica, que para la mayor parte de las personas parece ser la cabeza, detrás de los ojos, o en la zona de la frente (donde se ubica el *tercer ojo*). En nuestra imaginación podemos ver desde la posición que queramos, pero la mayor parte de la gente ubica la posición del sentido del yo en la cabeza, lo cual concuerda con la idea de que la consciencia de vigilia se concentra en el chakra de la cabeza. Esta ubicación de la identidad se debe probablemente al hecho de que la visión es el sentido predominante en los humanos, y nuestro sentido más dualista (podemos ver más lejos de lo que podemos oír, oler, degustar o tocar). Es la posición por medio de la cual, literalmente, vemos el mundo (lo otro) y, figuradamente, a nosotros mismos. Cuando soñamos, no tenemos cabeza, y tampoco cuerpo. Pero a causa de la fuerza del karma de los hábitos, pensamos que sí los tenemos. Seguimos sintiendo que vemos el sueño desde nuestros ojos, los cuales no existen.

Douglas Harding escribió un libro innovador, *On Having No Head: Zen and the Rediscovery of the Obvious* (Londres, UK: Arkana, 1986), en el que habla de las «ocho etapas del camino sin cabeza». Es una manera inteligente de trabajar con la profunda noción de *anatman* o *no yo*. La ausencia de cabeza equivale a la ausencia de yo. Imagínate relacionándote con tu mundo sin el punto de referencia de la cabeza. Si lo hago yo, experimento que las cosas se abren y se vuelven oníricas rápidamente. Me proporciona un atisbo de la no dualidad de la consciencia. Este ejercicio sobre la ausencia de cabeza o de ego puede desencadenar un cambio de perspectiva repentino y esclarecedor: ¿quién está viendo qué?

8. Una variante de esta forma de descenso consiste en visualizar una fila de AH que se extiende de la cabeza a la garganta. Mientras uno se duerme, va dejando que caigan los AH visualizados mientras lleva la mente de la

cabeza a la garganta. Los AH caen como cuando las fichas de dominó caen una sobre otra.

9. Cuando una persona adopta formalmente el budismo, «toma refugio» en las tres joyas. Toma refugio en el Buda, como ejemplo de alguien que despertó; en el *dharma*, las enseñanzas que nos muestran cómo despertar, y en la *sangha*, la comunidad espiritual que tiene la motivación de despertar. A su manera, el ego también toma refugio; pero en lugar de tomar refugio en estas tres joyas del despertar, lo hace en sus propias tres joyas: el sueño, la ignorancia y la distracción.

10. Citado en *Shambhala Sun*, mayo de 2014, p. 32.

11. Psicológicamente, nos escondemos en lo que Carl Jung denominó «la sombra». Las sombras son aspectos de nosotros mismos que rechazamos y que proyectamos en los demás o en el mundo. Esta máxima resume el tema: siempre que algo nos *afecta* más de lo que nos *informa*, probablemente estamos habiéndonoslas con una proyección o elemento en la sombra. En nuestra terminología, las sombras acechan en el ancho de banda de la mente sustrato. Cuando la mente de la luz clara brilla a través de este nivel subconsciente, el cual actúa como un filtro, y el resplandor natural de la mente de la luz clara se pervierte y aparece como una proyección. En lugar de ver la luz, vemos sombras filtradas. En lugar de ver la verdad, vemos mentiras que ni siquiera sabíamos que estuviéramos contando. Es decir, nos perdemos en las proyecciones de la mente sustrato. La mente de la luz clara sigue resplandeciendo por debajo de él, como un sol que nunca se pone, pero no la vemos brillar sobre nuestro mundo. No vemos la realidad tal como es. Vemos una versión muy coloreada, filtrada y proyectada de esta luz, que aparece distorsionada por todos los residuos presentes en el ancho de banda del sustrato.

Cap. 9 - Iluminando la mente más profunda

1. El siguiente modelo constituye una adaptación de la descripción del despliegue de la mente según el *yogachara*, que contempla nueve estratos. Los estratos uno a seis de la consciencia corresponden a la psique; los estratos siete y la mayor parte del ocho, al sustrato, y el estrato nueve (el cual no incluyen la mayor parte de las exposiciones convencionales, que se detienen en la octava consciencia), a la mente de la luz clara.

2. El mismo descenso tiene lugar en la muerte; esta es la razón por la cual el yoga de los sueños conduce al yoga del bardo. «Caemos en la muerte» al final de la vida de la misma manera que «caemos en el sueño» cada noche.

3. Elizabeth Lloyd Mayer, *Extraordinary Knowing: Science, Skepticism, and the Inexplicable Powers of the Human Mind* (Nueva York, Estados Unidos: Bantam, 2008), p. 216. [En español: *Conocimiento extraordinario: ciencia, escepticismo*

y los poderes inexplicables de la mente humana (Barcelona, España: Libros de la Liebre de Marzo, 2010)].

4. Para los estudiantes serios, hay una diferencia entre la *consciencia sustrato* (que aquí denomino la *mente sustrato*) y el *sustrato*. Es la diferencia que se da entre *alaya* («sabiduría») y *alaya vijnana* («consciencia» o «sabiduría dividida/bifurcada»; *vi,* «dividida»; *jnana,* «sabiduría»). Ver B. Alan Wallace, *Stilling the Mind: Samatha Teachings from Dudjom Lingpa's Vajra Essence* (Boston, Estados Unidos: Wisdom Publications, 2011) y Karl Brunnhölzl (trad.), *Luminous Heart: The Third Karmapa on Consciousness, Wisdom, and Buddha Nature* (Ithaca [Nueva York], Estados Unidos: Snow Lion, 2009), para más información sobre el sustrato y la consciencia sustrato.

5. El cerebro nos está mintiendo constantemente y nosotros nos creemos sus embustes. En realidad no «vemos» nada. Procesamos patrones relacionados con objetos que están «ahí fuera» y nos construimos falsas representaciones del mundo: «Pasas de detectar puntos de luz en los fotorreceptores a detectar la presencia del contraste, de los bordes y las esquinas; de aquí pasas a construir objetos completos, lo cual incluye la conciencia de su color, tamaño, distancia y relación con otros objetos. En este proceso, tu sistema visual lleva a cabo deducciones y conjeturas desde el primer momento. Percibes un mundo tridimensional a pesar de que una mera imagen bidimensional ha impregnado cada retina. Tus circuitos visuales amplifican, eliminan, hacen converger y hacer divergir la información visual. Percibes lo que ves de forma diferente a cómo es en realidad [...] elaboras mucho a partir de lo que ves [...] sencillamente, no puedes dar crédito a tus ojos» (Stephen L. Macknik, Susana Martínez-Conde y Sandra Blakeslee, *Sleights of Mind: What the Neuroscience of Magic Reveals about Our Everyday Deceptions* [Nueva York, Estados Unidos: Picador, 2011], pp. 12-13). [En español: *Los engaños de la mente: cómo los trucos de magia desvelan el funcionamiento del cerebro* (Barcelona, España: Destino, 2013)].

6. Esta es una idea antigua que cuenta con una célebre representación en Occidente: la alegoría de la caverna de Platón. Imagina un grupo de prisioneros que han vivido toda la vida encadenados de tal manera que solamente pueden ver la pared de una cueva. Se pasan el tiempo observando las sombras que proyectan en la pared todo lo que pasa por delante de una hoguera que hay tras ellos. Las sombras (apariencias) es lo más próximo a la realidad que pueden ver en relación con esos objetos. Para Platón, el filósofo es aquel que se autolibera de esta atadura a las sombras y que finalmente ve la realidad que las proyecta.

7. Sam Harris, *Waking Up: A Guide to Spirituality Without Religion* (Nueva York, Estados Unidos: Simon & Schuster, 2014), p. 38. [En español: *Despertar: una guía para una espiritualidad sin religión* (Barcelona, España: Kairós, 2015)].

8. Ogyen Trinley Dorje, *The Heart Is Noble: Changing the World from the Inside Out* (Boston, Estados Unidos: Shambhala, 2013), p. 60. [En español: *El corazón es noble: cómo cambiar el mundo desde dentro hacia fuera* (Málaga, España: Sirio, 2013)].

9. Confundimos la satisfacción del deseo con su trascendencia temporal. Pensamos que somos felices cuando obtenemos lo que queremos, pero si miramos profundamente descubriremos que en realidad somos felices porque dejamos de desear. Como dice el Karmapa, «nosotros mismos [nuestro deseo] somos el mayor problema». El filósofo griego Epicuro señaló: «No eches a perder lo que tienes por desear lo que no tienes; pero recuerda que lo que tienes ahora se encontró una vez entre las cosas que solo esperabas tener».

10. En las enseñanzas del bardo (o posmuerte) del budismo tibetano se dice que llega un punto, en el viaje que llevamos a cabo en la otra vida, en que nos encontramos con tres grandes simas o fallas. Esta es una experiencia arquetípica que representa las tres líneas de fractura que emanan de la falla principal que es la dualidad. Es decir, una vez que fracturamos la realidad en el yo y lo demás, podemos o bien desear eso otro (y caer en la falla de la pasión), o bien rechazarlo (y caer en la falla de la agresión) o bien sentir indiferencia por ello (y caer en la falla de la ignorancia). Como los miles de líneas de fractura que salen de una grieta central en la realidad, todas nuestras vidas «conscientes» consisten en caer constantemente en una grieta secundaria u otra (es decir, en un engaño u otro).

11. Dalai Lama, *The Universe in a Single Atom: The Convergence of Science and Spirituality* (Nueva York, Estados Unidos: Morgan Road, 2005), p. 125. [En español: *El universo en un solo átomo* (Barcelona, España: Debolsillo, 2011)].

12. Así como nos levantamos de la cama por la mañana y regresamos a ella cada noche, el lecho que es la mente de la luz clara es aquello de lo que *todo* surge y adonde todo vuelve. Los pensamientos surgen de este lecho primordial y después se disuelven en él; nuestra forma física, y por lo tanto la vida misma, surgen de este mismo lecho en la mañana que es nuestro nacimiento y se disuelven de nuevo en él en la noche que es nuestra muerte. La mente de la luz clara es el útero y la tumba de toda la realidad manifiesta.

13. El lado oscuro (el enemigo cercano) de «pasar a través» es pensar que esto implica «cortar y tirar». «Pasar a través» sugiere un aspecto del camino (el camino «repentino») y el acceso inmediato al estado despierto. Otro aspecto del camino, más gradual, consiste en «entablar amistad» con los contenidos de la psique y el sustrato e integrarlos. El resultado final es el mismo, pero los medios para obtenerlo son distintos. Ambos caminos conducen a la integración y la plenitud.

14. Thomas Merton, *The Wisdom of the Desert* (Nueva York, Estados Unidos: New Directions, 1960), p. 11. [En español: *La sabiduría del desierto* (Madrid, España: Biblioteca de Autores Cristianos, 1997)].

15. Reconocen nuestra apariencia relativa pero también ven, a través de ella, nuestra naturaleza búdica (la mente de la luz clara). Esto da lugar a la *percepción pura*, a la que me referiré nuevamente cuando hable de los beneficios del yoga de los sueños. En público, este reconocimiento es cortés. En privado, puede ser colérico. Los estudiantes devotos se abren, voluntariamente, a ser «traspasados» por maestros compasivos. Las tradiciones están repletas de relatos de maestros que adoptan una manifestación iracunda para traspasar la psique y el sustrato de sus estudiantes.

16. Los «ojos» supramundanos se mencionan en todo el budismo. Hay referencias a ellos en la literatura de los *nikayas*, el *abhidharma* y el *prajnaparamita* («perfección de la sabiduría»), en el *dsogchen* y el *kalachakra*. En el Sutra de la Perfección de la Sabiduría en Veinticinco Mil Líneas, los «ojos divinos» permiten ver los efectos del karma en los demás, y los «ojos del *dharma*», que están relacionados con la actividad compasiva, permiten ver las historias personales de los demás, su desarrollo espiritual y la mejor forma de ayudarles. Cuando, en el capítulo 18, hablo de los rayos X que permiten percibir las formas ilusorias, estos están conectados con los «ojos de la penetración» que ven la vacuidad.

17. Sogyal Rinpoche, *Glimpse After Glimpse: Daily Reflections on Living and Dying* (Nueva York, Estados Unidos: HarperOne, 1995), entrada del 16 de julio. [En español: *Destellos de sabiduría: reflexiones sobre la vida y la muerte* (Barcelona, España: Urano, 1996)].

18. Mientras no llegamos a escuchar al sabio que tenemos dentro (el gurú interior) y confiar en él, confiamos en el sabio que está fuera, el gurú exterior. Pero el maestro exterior no es más que la encarnación y la voz de nuestra sabiduría interior. Esta es la razón por la cual los verdaderos devotos conectan tan fuertemente con un gurú. En esencia, están conectando con el representante de su propia sabiduría. Cuando recibimos enseñanzas de un maestro en nuestros sueños, el representante surge ahora como una manifestación más directa de nuestra mente de la luz clara. Entre los cuatro tipos de gurús (el gurú físico, el texto como gurú, el mundo como gurú y el gurú interior), el gurú último es el buda (el gurú) interior (nuestra mente de la luz clara).

19. Mientras que la influencia de la mente inconsciente relativa es a menudo negativa, la influencia de la mente inconsciente absoluta es siempre positiva. Puede decirse que todo lo positivo tiene su origen en este centro de nuestro ser, que es absolutamente puro. Las cosas se vuelven más perfectas cuando aprendemos a descansar en esta gran perfección natural. Puede

ser que no sean «perfectas» desde el punto de vista del ego, pero sí lo son desde el punto de vista de la realidad.

20. Sogyal Rinpoche, *Glimpse After Glimpse: Daily Reflections on Living and Dying,* entrada del 6 de noviembre [para la referencia de este libro en español, ver la nota 17 de este mismo capítulo].

Cap. 10 - Los límites difusos de la mente

1. En cuanto al karma, esto significa que podemos crearnos buen karma (buenos hábitos) en los sueños o purificar el karma por completo. Esto abunda en un tema central del camino espiritual: primero sustituimos el mal karma por el buen karma, y después eliminamos o purificamos la totalidad del karma. Esta máxima se corresponde con las dos maneras en que el yoga de los sueños transforma la mente inconsciente relativa. Nuestras meditaciones diarias también hacen esto, pero con el yoga de los sueños lo hacemos más directamente, porque en este caso trabajamos con niveles más profundos de la mente, donde se almacenan las semillas kármicas. Como es un procedimiento más directo, podemos limpiar la consciencia almacén con mayor rapidez. El yoga de los sueños forma parte del *vajrayana*, que a menudo se dice que es «la vía rápida». Pero *rápido* no siempre quiere decir *fácil*, y *rápido* es además un concepto relativo.

2. Traleg Rinpoche afirma que podemos tener sueños lúcidos, lo que implica la capacidad de practicar el yoga de los sueños, y no recordarlo al despertar. Es decir, el trabajo de transformación se lleva a cabo incluso si no lo recordamos. Hay otros datos que parecen confirmar esto (ver James F. Pagel, «Lucid Dreaming as Sleep Meditation», en Hurd y Bulkeley, *Lucid Dreaming: New Perspectives on Consciousness in Sleep,* vol. 1, p. 64). El filósofo Evan Thompson escribe: «El hecho de que no tengas recuerdos de algún período de tiempo no implica necesariamente que no tuvieses ninguna consciencia durante ese tiempo. Pudiste haber estado consciente (en el sentido de gozar de estados o procesos cualitativos de sensaciones o consciencia) pero, por una razón u otra, no haber sido capaz de formar el tipo de recuerdos que más tarde puedes recuperar y exponer verbalmente» (*Waking, Dreaming, Being: Self and Consciousness in Neuroscience, Meditation, and Philosophy,* p. 252).

Algunos soñadores caminan, hablan, escriben, cocinan, comen, conducen o tienen sexo sin recordarlo al despertar. En algunos casos extraordinarios, incluso llevan a cabo crímenes violentos, como asesinatos y el suicidio, estando dormidos. La corteza prefrontal, que observa y controla nuestros impulsos, está desconectada durante el sueño profundo, de modo que no puede censurar ciertos actos. (Si quieres leer algunos relatos fuertes de sonambulismo, consulta el capítulo 8, «Bumps in the Night», del libro de David K. Randall *Dreamland: Adventures in the Strange Science of Sleep*). Si todo esto puede acontecer sin que la persona lo recuerde, está claro que podemos tener sueños lúcidos y no recordarlos, lo cual debería animarnos incluso más a realizar las prácticas del yoga de los sueños.

3. Los psicólogos occidentales podrían argumentar que cuando adquirimos la lucidez en nuestros sueños ya no es la mente inconsciente la que está operativa, porque no podemos estar conscientes e inconscientes al mismo tiempo (despiertos y dormidos). Esta es la razón por la cual los científicos rechazaron los sueños lúcidos como imposibles, hasta que se demostró científicamente su existencia. Una forma de dar respuesta a esta paradoja consiste en concebir que la mente inconsciente sigue creando el fondo o la atmósfera general del sueño (aún estamos soñando, después de todo) pero que la mente consciente (la parte lúcida) está también operativa, trabajando para transformar directamente lo que la mente inconsciente ha presentado (el contenido del sueño).

4. Esto concuerda con la perspectiva de que la atención plena es también una capacidad innata, y por lo tanto natural, de la mente. Es muy difícil lograr que los maestros de meditación hablen de sus capacidades en relación con los sueños lúcidos, pero los pocos que hacen referencia a su lucidez en los sueños revelan un dominio elevado y que tienen esta experiencia a menudo.

5. La relajación no adecuada, en este contexto, sería por ejemplo dejarse caer en un sofá y dejarse ir «a la manera occidental». La relajación adecuada pertenece al ámbito de la meditación.

6. G. Scott Sparrow, *Lucid Dreaming; Dawning of the Clear Light* (Virginia Beach, Estados Unidos: A.R.E. Press, 1982), p. 34. Ver también Andrew Holecek, *The Power and the Pain: Transforming Spiritual Hardship into Joy* (Ithaca [Nueva York], Estados Unidos: Snow Lion, 2010), para leer más acerca de la bendición que suponen las crisis.

7. Inayat Khan, *The Sufi Message of Hazrat Inayat Khan: The Art of Being* (Los Ángeles, Estados Unidos: Library of Alexandria, 2001), p. 189.

8. La escuela del *vedanta advaita* (*advaita*, «no dual»; *veda-anta*, «veda-fin», o el final de los Vedas, lo cual hace referencia a los Upanishads, los textos fundacionales del hinduismo) se refiere al sueño profundo como el *sueño semilla*, o *causal*, lo que significa que es el origen causal de la consciencia onírica y la de vigilia. En el *vedanta*, así como en el budismo *vajrayana*, la conciencia se identifica con un cuerpo muy sutil, el *cuerpo causal*, en el sueño profundo; con un cuerpo sutil, el *cuerpo mental*, en los sueños, y con un cuerpo denso, o físico, en el estado de vigilia. Lo que me interesa resaltar aquí ahora es el hecho de que tanto la consciencia del sueño como la de vigilia surgen del sueño profundo, sin sueños.

9. Nuestro *samsara* finaliza cuando por fin despertamos a las cosas tal como son. Pero el conjunto del *samsara* nunca acaba, porque siempre habrá otros seres dormidos a la auténtica naturaleza de las cosas, perdidos en el sueño de las meras apariencias.

Cap. 11 - Una taxonomía de los sueños

1. Las investigaciones modernas sobre los sueños también tienen algo que decir acerca de los tipos de sueños y su relación con las fases del sueño. Los sueños hipnagógicos se producen cuando nos dormimos y tienden a ser muy visuales e intensos (como las alucinaciones), pero carecen de un hilo conductor. Los sueños que tenemos cuando el sueño es ligero tienden a ser dispersos y reproducen actividades del día. Los de la fase REM tienden a ser largos y a contar con un hilo conductor semejante al del estado de vigilia. Y los que tenemos en la fase profunda del sueño son a menudo raros; pueden implicar sensaciones corporales extremas y terrores nocturnos (manifiestan procesos mentales intensos pero subdesarrollados). Ver Lynne Malcolm, «The New Science of Sleep and Dreaming», *ABC Radio National*, 29 de octubre de 2014, abc.net.au/radionational/programs/allinthemind/the-new-science-of-sleep-and-dreaming/5850416.

2. Robert Bly, *Kabir: Ecstatic Poems* (Boston, Estados Unidos: Beacon Press, 2011).

3. ¿Qué tipo de «otros seres»? Como se sugiere más adelante, seres realizados que parecen tener la capacidad de «entrar» en la mente de otro a este nivel. El budismo tibetano incluiría aquí a los protectores de la sabiduría (*dharmapalas*), a los *yidams* y a otros seres del nivel *sambhogakaya*. Los chamanes tendrían su propia lista.

4. Atesóralos pero sé cauto a la hora de compartirlos: «Si uno cuenta el sueño a personas cercanas, este puede perder su carácter informativo; no contarlo preserva la eficacia de las señales» (Bogzaran y Deslauriers, *Integral Dreaming: A Holistic Approach to Dreams*, p. 157).

5. Marcia Binder Schmidt y Michael Tweed, eds., *Perfect Clarity: A Tibetan Buddhist Anthology of Mahamudra and Dzogchen* (Hong Kong: Ranjung Yeshe, 2012), pp. 87 y 89.

6. Dzigar Kongtrul Rinpoche dice que la experiencia del *déjà vu* puede ser que surja un sentido intuitivo de las semillas kármicas en el *alaya* antes de madurar como la experiencia propiamente dicha.

7. En términos del budismo *vajrayana*, esta es la unión de la práctica de la etapa de creación y la práctica de la etapa de compleción. Desde la perspectiva del *mahayana*, es la unión de la forma y la vacuidad. En este nivel elevado uno nunca abandona el «*samadhi* de la talidad», o eso que estamos denominando mente de la luz clara, y, por lo tanto, todo lo que surge en

este *samadhi* se percibe como la expresión perfectamente pura de la naturaleza de la mente. Regresaré a este tema tan importante cuando hable de las sutilezas de las formas ilusorias. Tenzin Wangyal dice: «Desarrollar la capacidad de tener sueños directamente procedentes de la mente de la luz clara es semejante a desarrollar la capacidad de sostener la presencia no dual de *rigpa* durante el día. Al principio, *rigpa* y el pensamiento parecen diferentes, desde el momento en que en la experiencia de *rigpa* no hay pensamientos, y si aparecen pensamientos nos distraemos y perdemos el *rigpa*. Pero cuando se desarrolla la estabilidad en el *rigpa*, los pensamientos surgen y se disuelven sin perturbar el *rigpa* en absoluto; el practicante permanece en la conciencia no dual» (*The Tibetan Yogas of Dream and Sleep*, p. 63). Cuando nos integramos plenamente con la mente de la luz clara, dejamos de soñar por completo. Alguien podría decir que lo que ocurre es que los sueños no se recuerdan, pero el budismo afirma que este no es el caso. Los sueños finalizan.

8. Ver Bogzaran y Deslauriers, *Integral Dreaming*, pp. 89-103.

9. Ver John Welwood, *Psicología del despertar: budismo, psicoterapia y transformación personal* (Barcelona, España: Kairós, 2002), y Ken Wilber, *Integral Meditation: Mindfulness as a Way to Grow Up, Wake Up and Show Up in Your Life* (Boston, Estados Unidos: Shambhala, 2016).

10. Para una interpretación de los sueños de tipo hindú, ver Swami Sivananda Radha, *Realities of the Dreaming Mind: The Practice of Dream Yoga* (Spokane [Washington], Estados Unidos: Timeless Books, 2013). La autora utiliza la denominación *yoga de los sueños* de una forma no tradicional, pero sus métodos de interpretación acaban por conducir al soñador a lo divino que mora en su interior.

11. *Espiritualidad* es un término que intento utilizar con toda la cautela posible, porque da a entender experiencias ajenas a la vida diaria y conduce fácilmente a una actitud escapista. *Espiritual*, por definición, se contrapone a *material*, y por lo tanto implica a menudo algo de otro mundo, opuesto a este mundo. Sin embargo, la espiritualidad real consiste en unir lo espiritual con lo material, lo cual constituye una de las interpretaciones de la expresión *no dualidad*. La espiritualidad real está plenamente encarnada, y es vivida aquí y ahora. Tiene que ver con encontrar el cielo en la tierra y en descubrir la inseparabilidad entre el nirvana y el *samsara*. La espiritualidad no consiste en huir de nuestras experiencias vitales espinosas por medio de entrar en una especie de dicha ultracorporal y estéril. Consiste en despertar a la dicha inherente a toda experiencia.

12. Si quieres leer una historia conmovedora, te recomiendo el capítulo 3, «The Disembodied Lady», del libro de Oliver Sacks *The Man Who Mistook His Wife for a Hat* (Nueva York, Estados Unidos: Harper & Row, 1985). [En

español: *El hombre que confundió a su mujer con un sombrero* (Barcelona, España: Anagrama, 2009)]. Escribe Sacks en otra parte: «Debemos suponer en estos casos [de premoniciones oníricas] que la enfermedad ya estaba afectando la función neuronal, y que la mente inconsciente, la mente soñadora, era más sensible a esto que la mente de la vigilia [...] Hay pacientes con esclerosis múltiple que sueñan con remisiones pocas horas antes de que acontezcan, y hay pacientes en proceso de recuperarse de derrames cerebrales o lesiones neurológicas que tienen significativos sueños de mejoría antes de que dicha mejoría se manifieste "objetivamente"» (*Dreaming and the Self: New Perspectives on Subjectivity, Identity, and Emotion,* Jeannette Marie Mageo, ed. [Albany (Nueva York)], Estados Unidos: State University of New York Press, 2003], pp. 63-64). Los sueños proféticos también se denominan *prodrómicos, premonitorios, prolépticos o teoréticos* (Havelock Ellis, *The World of Dreams* [Boston, Estados Unidos: Houghton Mifflin, 1911], p. 157).

13. Carl Jung, ed., *Man and His Symbols* (Londres, UK: Aldus Books, 1964), p. 37. [En español: *El hombre y sus símbolos* (Barcelona, España: Paidós Ibérica, 1995)].

14. La madre de un buen amigo mío murió y, mientras mi amigo estaba lamentando su pérdida, la madre difunta (o su imagen proyectada) acudió a mí en un sueño y me pidió que le transmitiera este mensaje: «Morir no fue algo tan malo; tan solo requirió algo más de tiempo de lo que pensaba». En otra ocasión, en que mi centro de meditación estaba en medio de problemas administrativos insolubles, tuve un sueño en el que, de pronto, hubo una erupción de crudo (petróleo) en el césped que rodea el centro. Cuando compartí este sueño en la siguiente reunión del consejo y sugerí que el mensaje era que refinásemos nuestra riqueza interior cruda y la convirtiésemos en gasolina (energía) que pudiésemos compartir con los demás, fuimos por fin capaces de superar nuestros problemas.

15. Un exponente supremo de este tipo de sueño es cuando a los mayores lamas, como Su Santidad el Dalái Lama o el Karmapa, les piden que localicen *tulkus* (lamas reencarnados). Son los discípulos de la encarnación previa de ese lama quienes, en su búsqueda de su nueva encarnación, piden a un maestro de esa categoría que les ayude a encontrarlo. El maestro dormirá con esa intención, tendrá un sueño en que se le revelará dónde se encuentra el *tulku* y comunicará dicho sueño a esos discípulos, quienes usarán esa información para localizarlo.

16. La nueva ciencia de la neuroplasticidad concuerda con los principios kármicos. Este campo de la neurociencia afirma que la mente es plástica y que lo que hacemos con nuestra mente puede, literalmente, cambiar la estructura de nuestro cerebro. Con cada pensamiento, palabra o acción

que repetimos, estamos fortaleciendo las conexiones neuronales en el cerebro; estamos, metafóricamente, haciendo los surcos más profundos, lo cual hace que nos resulte más fácil caer en dichos surcos. Ver Sharon Begley, *Entrena tu mente, cambia tu cerebro* (Barcelona, España: Granica, 2008).

17. También dejan de soñar las personas que tienen lesiones en la corteza parietal derecha o izquierda y en la unión occípito-temporoparietal, lo cual no tiene nada que ver con el karma (al menos, con el concepto de karma al que nos referimos en este libro). Sería interesante ver si el sueño de la fase REM también deja de tener lugar cuando la consciencia almacén es vaciada.

18. Tulku Urgyen Rinpoche, *Blazing Splendor: The Memoirs of Tulku Urgyen Rinpoche, as told to Erik Pema Kunsang and Marcia Binder Schmidt* (Hong Kong: Ranjung Yeshe Books, 2005), p. 82.

19. Los bardos solamente existen a partir de la confusión. Para un buda, no hay ningún bardo.

Cap. 12 - La ruptura del marco: una introducción a las formas ilusorias

1. Los soñadores lúcidos tienen un sistema vestibular mejor (el cual está asociado con el equilibrio y la orientación en el espacio) y, desde el punto de vista oriental, unos canales configurados en el cuerpo sutil que los predisponen a la lucidez. Los investigadores del sueño Thomas Snyder y Jane Gackenbach recopilaron estos datos: «Las personas propensas a tener sueños lúcidos pueden describirse de esta manera: sensibles a las señales táctiles/cenestésicas y vestibulares, menos dependientes del campo visual externo, relativamente independientes del campo, con el límite del cuerpo bien delimitado, andróginos en su rol sexual y abiertos a los riesgos internos pero no a los externos, más orientados hacia sí mismos que hacia la sociedad, y tienden a la introversión y a tener un nivel de atención relativamente alto» («Individual Differences Associated with Lucid Dreaming», en Gackenbach y LaBerge, *Conscious Mind, Sleeping Brain*, pp. 254-255).

2. Dzogchen Ponlop, *Mind Beyond Death* (Ithaca [Nueva York], Estados Unidos: Snow Lion, 2006), p. 67. [En español: *La mente más allá de la muerte* (Barcelona, España: Kairós, 2015)].

3. *Falsos despertares* es algo que puede aplicarse a muchos maestros «iluminados» que enseñan en Occidente. Se trata de personas que han tenido *experiencias* temporales de iluminación y que piensan que esas experiencias constituyen la *realización*. Las experiencias espirituales siempre tienen un comienzo y un final; nunca duran. Son la «niebla» de las experiencias místicas, la cual siempre se disipa. La realización es estable, como una montaña. Muchos occidentales se aferran a sus experiencias espirituales (y a menudo las proclaman), lo cual no permite que la experiencia madure como

realización. Quedan atrapados, a menudo durante el resto de sus vidas, en el pensamiento de que están despiertos, cuando lo único que han hecho ha sido deslizarse en otro tipo de sueño. Los falsos despertares son el origen de falsos profetas y de «maestros» que saben venderse muy bien. Ver Andrew Holecek, «Just When You Think You're Enlightened», *Buddhadharma: The Practitioner»s Quarterly*, 12, n.º 4 (verano de 2014), pp. 31-35.

4. Wendy Doniger O'Flaherty, *Dreams, Illusion, and other Realities* (Delhi, India: Motilal Banarsidass, 1987), p. 197.

5. Esta es *exactamente* la misma cualidad que define la forma despierta de relacionarse con cualquier cosa que surja en la mente. Es decir, esta capacidad de ser testigo de cualquier cosa que surja en la mente con total ecuanimidad es precisamente lo que lleva esta forma de relación despierta a cualquier estado de consciencia. Para un buda (un ser despierto) tanto la vigilia como los sueños y el sueño sin sueños surgen y se disuelven en la vasta extensión de una mente así de abierta. Para un buda, estos estados son por lo tanto equivalentes, pues el buda ha despertado a la irrealidad o el vacío de todos ellos.

6. Bruce Tift, *Already Free: Buddhism Meets Psychotherapy on the Path of Liberation* (Boulder [Colorado], Estados Unidos: Sounds True, 2015).

7. Doniger O'Flaherty, *Dreams, Illusion, and other Realities*, p. 202.

8. Si llevamos a cabo las prácticas de las formas ilusorias, estaremos practicando la esencia del yoga de los sueños, incluso si nunca intentamos realizar las prácticas nocturnas, si no tenemos éxito con ellas o si nunca tenemos un sueño lúcido. Si no tienes éxito con el yoga de los sueños, aún puedes conectar con su esencia. Tsongkhapa, el fundador de la tradición *gelugpa* del budismo tibetano, y muchos otros maestros afirman que el yoga de los sueños forma parte del yoga de las formas ilusorias, de lo cual se deduce que las prácticas de las formas ilusorias son las principales.

9. Se cree que la fusión de parpadeo tiene lugar a causa de un proceso llamado *persistencia de la visión*. Esto está asociado con la capacidad que tiene la retina humana (o, si se está meditando, el ojo de la mente) de retener la imagen de un objeto durante la quinta parte de un segundo cuando este ya no se halla en el campo visual. Se trata de una especie de eco visual del objeto. La persistencia de la visión es lo que crea la ilusión de la permanencia de los objetos, y por lo tanto de la *buena continuación* (ver las notas 10 y 11 de este capítulo).

10. La fusión de parpadeo da lugar a la *buena continuación*, denominación acuñada por los psicólogos de la Gestalt para referirse al proceso por medio del cual nuestros cerebros hacen que las cosas parezcan sólidas o completas a partir de una información limitada. (La etimología de la palabra *con-fusión*, «fundir todo», tiene unas implicaciones cognitivas y espirituales profundas).

11. La *buena continuación*, tan codiciada por el ego, se echa a perder. En la tradición *abhidharma*, cada momento, que se define como «el tiempo que se necesita para chasquear los dedos», se compone de sesenta y cuatro *submomentos*. Los meditadores avanzados son capaces de percibir estos submomentos, así como todos los otros átomos de experiencia (*dharmas*) que subyacen a todas las apariencias.

12. Tanto la ceguera por falta de atención como la ceguera al cambio están en la raíz de muchos problemas, como nuestra incapacidad de ver o admitir que el clima está cambiando, que la distracción se está convirtiendo en una epidemia, que la velocidad y la codicia están destruyendo nuestro mundo, etcétera.

13. Thompson, *Waking, Dreaming, Being: Self and Consciousness in Neuroscience, Meditation, and Philosophy*, p. 174.

14. Ken Wilber, *The Spectrum of Consciousness* (Wheaton [Illinois], Estados Unidos: Theosophical Publishing House, 1977), p. 179. [En español: *El espectro de la conciencia* (Barcelona, España: Kairós, 2005)].

15. Es posible que la inestabilidad mental constituya una de las razones por las cuales la naturaleza desarrolló la parálisis del sueño durante el sueño REM, como una forma de protegernos a nosotros mismos y proteger a los demás de las mentes inestables cuando estas andan sueltas durante los sueños. Imagina la inestabilidad física que habría, el caos que se originaría, si nuestros sueños (especialmente los infectados con deseos inconscientes o agresividad) pudiesen exteriorizarse. Sería interesante estudiar a los maestros de meditación con mentes muy estables para ver si experimentan la parálisis del sueño durante el sueño REM o si, en su caso, esta atonía aparece de alguna manera mitigada. Quizá las mentes muy estables, cuando son «desatadas», no necesitan la «correa», porque no necesitan ser sujetadas como las nuestras.

16. Lopon Kalsang Dorje, *The Radiance of Possibility Within Bardo* (Kathmandu [Nepal]: Lopon Kalsang Dorje, 2009), p. 23.

17. Esta estabilidad lo es todo cuando la mente anda suelta sin restricciones en el gran sueño que acontece al final de esta vida, que es la muerte. La mente se convierte en la realidad que hay después de la muerte, porque no hay otra cosa. Cuando la literatura del bardo habla de las «terribles experiencias del bardo», el terror que se experimenta no es más que la mente inestable desatada sin restricciones (sin el cuerpo). La mente estable no experimenta terror. En el bardo, la estabilidad de la mente se convierte prácticamente en el nuevo cuerpo de la «persona», que se refugia en él. Esta es la razón por la cual el *mindfulness* nos prepara muy bien no solamente para los sueños, sino también para la muerte.

Cap. 13 - Las prácticas de las formas ilusorias

1. Kodo Sawaki Roshi, «Looking Beyond the Lens», *Buddhadharma: The Practitioner»s Quarterly*, 13, n.º 4 (verano de 2015), p. 50.

2. Ver Macknik, Martínez-Conde y Blakeslee, *Los engaños de la mente: cómo los trucos de magia desvelan el funcionamiento del cerebro*.

3. Ver, por ejemplo, Al Seckel, *The Great Book of Optical Illusions* (Richmond Hill [Ontario], Estados Unidos: Firefly Books, 2002); E. Richard Churchill, *How to Make Optical Illusion Tricks and Toys* (Nueva York, Estados Unidos: Sterling, 1989); y Keith Kay, *The Little Giant Book of Optical Illusions* (Nueva York, Estados Unidos: Sterling, 1997).

4. En un estudio reciente publicado en *Human Brain Mapping*, varios investigadores (entre ellos Robin Carhart-Harris, del Departamento de Medicina del Imperial College de Londres) descubrieron que la droga psilocibina, alteradora de la mente, inducía estados mentales que por lo general solo experimentamos cuando soñamos y cambios en la actividad cerebral que podían contribuir a cambios permanentes en cuanto a la forma de ver el mundo. Rachel Feltman, del *Washington Post*, escribe: «La administración de la droga justo antes del sueño o durante este parecía promover mayores niveles de actividad durante el sueño REM, que es cuando tienen lugar los sueños. El hallazgo es interesante, dice Carhart-Harris, puesto que los individuos tienden a describir su experiencia con las drogas psicodélicas como si estuvieran "soñando despiertos"». Estas drogas psicolíticas (que aflojan la mente) no solo invitan a una realidad onírica, sino que tienden a suprimir la realidad sólida o del ego: «Nuestro firme sentido del yo (los hábitos y experiencias que creemos que forman parte integral de nuestra personalidad) resulta silenciado en estos viajes. Carhart-Harris cree que las drogas pueden desbloquear emociones a la vez que "básicamente, matan el ego", lo que permite a los usuarios ser menos estrechos de mente y soltar perspectivas negativas. Todavía no está claro por qué esto puede tener efectos más profundos a largo plazo en el cerebro que nuestros sueños nocturnos». De acuerdo con Carhart-Harris, dice Feltman: «[Estas drogas podrían] estar, esencialmente, aflojando las mentes de esas personas, promoviendo así en ellas un cambio de perspectiva permanente» (Rachel Feltman, «Psychedelic Mushrooms Put Your Brain in a "Waking Dream", Study Finds», *Washington Post*, 3 de julio de 2014).
En un comunicado de prensa del 3 de julio de 2014, Carhart-Harris afirma: «Me fascinó ver similitudes entre el patrón de actividad cerebral en un estado psicodélico y el patrón de actividad cerebral durante los sueños, especialmente porque ambos implican las áreas primitivas del cerebro vinculadas a las emociones y la memoria. Las personas a menudo describen que tomar psilocibina les induce un estado de ensueño y nuestros

hallazgos, por primera vez, han proporcionado una representación física de la experiencia que tiene lugar en el cerebro». Carhart-Harris continúa: «Una red en particular que se mostró especialmente afectada [es decir, que se vio invalidada] desempeña un papel central en el cerebro. Es una red que, esencialmente, "lo mantiene todo junto", y está asociada a nuestro sentido del yo». Ver eurekalert.org/pub_releases/2014-07/icl-nsd070114.php.

5. El maestro *kagyu* Khenpo Tsültrim Gyamtso Rinpoche hace que sus estudiantes estén cantando estas canciones constantemente.

6. Los cinco *skandhas*, o agregados, son los cinco ingredientes que abarcan el sentido del yo: la forma, la sensación, la percepción, la formación y la consciencia.
   En cuanto al habla ilusoria, en el budismo, las *formas imperceptibles* constituyen el *skandha* de la forma, que está generalmente asociado con los objetos materiales. Una de ellas es denominada *forma originada a partir del compromiso correcto*, lo cual hace referencia a los votos. Esto significa que las palabras, en la forma de votos, se considera que tienen casi forma, literalmente.

7. *Dasa-kusala-karmapatha* en sánscrito, o las «diez buenas formas de acción». Son la versión budista de los diez mandamientos. Tres de ellas atañen al cuerpo: no matar, no robar y no tener comportamientos sexuales inapropiados. Y las tres últimas atañen a la mente: no codiciar, no odiar y mantener una visión correcta.

8. Descrito en Bernard McGrane, *The Un-TV and the 10 mph Car: Experiments in Personal Freedom and Everyday Life* (Fort Bragg [California], Estados Unidos: The Small Press, 1994).

9. Un estudio publicado en 2014 por la revista *Science* sugería que la gente odia tanto estar a solas con sus pensamientos que prefiere el dolor a estar a solas con su mente (Timothy D. Wilson *et al.*, «Just Think: The Challenges of the Disengaged Mind», *Science*, 345, n.º 6.192 (julio de 2014), pp. 75-77). Frente a la elección de sentarse a solas con sus pensamientos durante quince minutos o poder distraerse con sacudidas eléctricas durante ese período de tiempo, una cuarta parte de las mujeres y dos tercios de los hombres eligieron la distracción de las sacudidas en lugar de su propia compañía. Uno de los hombres que participaron en el estudio se aplicó ciento noventa sacudidas dentro de ese «período de pensamiento» de quince minutos, y la mayor parte de los sujetos se las aplicaron unas siete veces. En las conclusiones del estudio se dice: «La mayoría de la gente prefiere hacer algo a no hacer nada, incluso si ese algo es negativo».

10. Andrea Miller y los editores de *Shambhala Sun*. También, *Buddha's Daughters: Teachings from Women Who Are Shaping Buddhism in the West* (Boston, Estados Unidos: Shambhala, 2014), p. 139.

11. Chögyam Trungpa, *The Sadhana of Mahamudra* (Halifax [Nova Scotia], Canadá: Nalanda Translation Committee Publications, 1990), p. 19.

12. La *ecolocalización* la utilizan las personas ciegas (por medio de tocar con sus bastones, etc.) en un proceso llamado *búsqueda acústica del camino* para orientarse por el mundo con pistas acústicas en lugar de visuales. Los murciélagos, delfines, ballenas y otras formas de vida salvaje, así como los dispositivos de sonar humanos, también definen la propia ubicación por medio de discernir la ubicación de los demás.

13. Acaso no sientas que estás aferrándote a los pensamientos y a los objetos, pero la expresión encubierta del aferramiento es el apego y la fijación. Este es un nivel de aferramiento que ha estado operativo durante tanto tiempo que ahora es inconsciente. El apego y la fijación quedan normalmente al descubierto cuando algo desaparece o alguien muere. El dolor y la aflicción que experimentamos en relación con esa pérdida es directamente proporcional a la fijación subliminal que tenemos con ello. Si realmente nos duele cuando algo se nos quita, eso significa que estábamos muy apegados. Imagina que tienes tus músculos en un estado de contracción constante y que llevas tanto tiempo contrayéndolos que has olvidado que lo estás haciendo. Es agotador, tanto si eres consciente de ello como si no.

14. Khenpo Tsültrim Gyamtso, *Stars of Wisdom: Analytical Meditation, Songs of Yogic Joy, and Prayers of Aspiration*, traducción, edición e introducción por Ari Goldfield y Rose Taylor (Boston, Estados Unidos: Shambhala, 2010), pp. 65-66. [En español: *Estrellas de sabiduría* (Huesca, España: Chabsel, 2012)].

Cap. 14 - Primeras etapas y prácticas del yoga de los sueños

1. El Noble Óctuple Camino, que constituye la Cuarta Noble Verdad (el camino que conduce al fin del sufrimiento), abarca la visión correcta, la determinación correcta, el habla correcta, la acción correcta, los medios de vida correctos, el esfuerzo correcto, la conciencia del momento correcta y la meditación correcta. Todo ello da lugar al contexto correcto, lo cual significa que cada aspecto de la propia vida se convierte en el camino y conduce, por lo tanto, a experimentar destellos de iluminación.

2. Stephen LaBerge escribe sobre la importancia del contraste y la percepción a que da lugar: «Si no sabes que hay un segundo estado de consciencia, no eres consciente del primer estado de consciencia (el estado de consciencia de la vigilia diaria). Entonces no sabes lo que es estar en un estado de consciencia. Los sueños lúcidos nos proporcionan una perspectiva adicional que nos da una visión mucho más amplia de las posibilidades de la vida» (en Lynne Malcolm y Katie Silver, «Tapping into the Power of Lucid Dreaming», *ABC Radio National*, 5 de noviembre de 2014, abc.net.

au/radionational/programs/allinthemind/tapping-into-the-power-of-lucid-dreaming/5868072). Cita de Orgyenpa procedente de *A Commentary on The Ocean of True Meaning,* tercera parte, por Khenpo Karthar Rinpoche (Woodstock [Nueva York], Estados Unidos: KTD Monastery, 1994), p. 41.

3. Este destello es conocido como *el camino de la visión*.

4. Esto es similar a lo que Jung denominó *individuación*, el proceso de hacerse consciente de uno mismo (por medio de los sueños o de la terapia) y descubrir el propio yo interior. Es el proceso de integrar lo consciente con lo inconsciente en el camino de la autorrealización. El proceso de integración es también análogo a la psicosíntesis, que pone el acento en hacer que las imágenes de los sueños formen parte de la propia conciencia, lo cual es distinto de seleccionar partes de los sueños con el fin de analizarlas, como se hace en el psicoanálisis.

   Integra los elementos dispares, y por lo tanto divididos, que hay dentro de ti mismo, y vas a hacer lo mismo con los demás de forma espontánea. A esto se refiere el Dalái Lama cuando habla del «desarme interno», el primer paso y el más importante en aras del desarme mundial. Como dice el antropólogo Kilton Stewart, «trabaja por la paz en la Tierra por medio de establecer primero la paz dentro de la tierra que es [tu] cuerpo». O, como dice el *Tantra de kalachakra*: «Como es dentro, es fuera».

5. Uno de mis profesores favoritos es Dzigar Kongtrul Rinpoche, que tiene un pronto maravillosamente colérico. Él no cree en los viajes psicológicos que hacemos en Occidente y a menudo lleva a sus estudiantes de vuelta a la tarea, cariñosamente, cuando se consienten dichos viajes. En una sesión de preguntas y respuestas, una estudiante habló largo y tendido sobre sus problemas psicológicos y sobre cómo estaba trabajando con ellos. El Rinpoche la escuchó pacientemente y después, como un cirujano experto, sacó su cuchilla: «Los estudiantes occidentales están siempre "procesando" sus problemas. ¡Prueba algo más directo! No te consientas tanto. Corta con eso». El Rinpoche es muy consciente del poder de los métodos psicológicos occidentales y lo que aportan al desarrollo humano, pero también es consciente de cómo podemos perdernos con esos métodos.

6. Lo que voy a decir ahora es una mera conjetura que no cuenta con ningún aval empírico ni con el aval de ningún estudio. A menudo me pregunto si el motivo por el cual tantos soñadores lúcidos (y no lúcidos) «volamos» en sueños es que los vientos internos que elevan los *bindus* desde el centro del corazón hasta la garganta también nos llevan a volar, casi como si continuásemos fluyendo con esos vientos en el aire del sueño.

7. Wangyal y Dahlby, *The Tibetan Yogas of Dream and Sleep*, p. 121.

8. Malamud, «Learning to Become Fully Lucid: A Program for Inner Growth», en Gackenbach y LaBerge, *Conscious Mind, Sleeping Brain*, p. 316.

9. Glenn H. Mullin (trad.), *Readings on the Six Yogas of Naropa* (Ithaca [Nueva York], Estados Unidos: Snow Lion, 1997), p. 127.

10. Para los practicantes de la etapa de generación, estos dos pasos se refieren a la *autovisualización* y la *visualización frontal*, respectivamente. En un tercer paso más avanzado, genera en tu sueño un palacio ricamente ornamentado, en que tú estás en el centro rodeado por un séquito divino.

11. Wallace, *Natural Liberation: Padmasambhava's Teachings on the Six Bardos*, p. 155.

12. El *orgullo de la deidad* es, al final, lo que separa a los seres sensibles de los budas. Se dice que en las etapas más avanzadas del camino uno de los obstáculos finales que hay que sortear para despertar es la confianza. Confianza en que *realmente* eres una deidad, en que eres un buda. Todo lo que ocurre es que no te lo crees. Una vez que doblas la esquina de la confianza, te hallas en el tramo final hacia la budeidad. Pero en nuestra cultura degenerada, esto no es fácil. Entre nosotros predomina la mentalidad de la carencia, y cuando aparece la confianza, a menudo lo que se manifiesta es su enemigo cercano, la arrogancia. Todos conocemos a personas que han sido golpeadas psicológicamente, no digamos ya espiritualmente, por unos padres, hermanos, maestros u otros mentores abusivos. La sustitución del «no puedes hacerlo» por el *«puedes* hacerlo» significa mucho para el éxito convencional y espiritual. Eliminar la duda (que proviene de la raíz *duo*, que originalmente significa «oscilar entre dos posibilidades») es fundamental en el camino espiritual. ¡Deja de oscilar entre lo que crees que eres (la psique dubitativa) y lo que realmente eres (la certera mente de la luz clara, o el buda interior)!

    Hace muchos años tuve un sueño potente sobre la eliminación de la duda. En ese sueño estaba de pie entre una multitud de curiosos mientras Trungpa Rinpoche caminaba hacia un paraninfo. Era como la escena de la pasarela de los Oscar; había mucha fanfarria y espectadores admirados por todas partes. El Rinpoche caminaba cojeando (estaba parcialmente impedido), con el apoyo de uno de sus asistentes. Mi cabeza estaba inclinada, por respeto y timidez. Cuando pasó por delante de mí, se detuvo, se desprendió del asistente que le ayudaba y me hizo un gesto para que me acercara (lo cual interpreté, más tarde, como una invitación a que saliera de mi concha). Miré detrás de mí, convencido de que estaba señalando a otra persona; estaba claro que yo no era digno de ser convocado. Pero su mirada me transmitió la certeza de que se estaba dirigiendo a mí, así que me acerqué a él, vacilante. A continuación se apoyó en mí, pasé a ocupar el lugar de su asistente y poco a poco comenzó a caminar de nuevo. Cuando hubo dado unos pocos pasos, el Rinpoche se volvió hacia mí y, con una voz dotada de una autoridad inquebrantable, dijo unas pocas palabras, prácticamente una orden, que me han inspirado durante décadas: «¡*Usted* puede hacerlo!». Las pronunció con tanta fuerza, con una confianza tan inquebrantable, que me he refugiado a menudo en su mandato cuando me he encontrado atormentado por la duda. Él vio en mí lo que yo era incapaz de ver en mí mismo.

13. Hatchell, *Naked Seeing,* p. 29.

14. Para quienes practiquen el yoga de la deidad, esta es otra manera de trabajar con el miedo (etapa 4). Es asombroso lo que puede encontrarse en Internet: nagual.yuku.com/topic/1735/Stopping-Inorganic-Beings-From-Hijacking-Your-Lucid-Dreams#.UzA-vl4x9ol.

15. Surgir como una deidad en el bardo del devenir es una instrucción fundamental del *Libro tibetano de los muertos*: «En este momento de terror, cuando los vengadores te persiguen irremisiblemente, debes visualizar de inmediato, con toda la fuerza de tu mente, al Santísimo Supremo Heruka, o a Hayagriva, o a Vajrapani, o a tu *yidam* [deidad] si tienes una, con un cuerpo enorme y unas gruesas extremidades, de pie en una actitud de ira aterradora, que aplasta todas las fuerzas del mal y las convierte en polvo» (Francesca Fremantle y Chögyam Trungpa (trads.), *The Tibetan Book of the Dead: The Great Liberation Through Hearing in the Bardo* [Boston, Estados Unidos: Shambhala, 1975], p. 89). [En español: *El libro tibetano de los muertos: la gran liberación por audición en el bardo* (Buenos Aires, Argentina: Troquel, 1996)]. Otra instrucción que se da en este libro legendario también tiene relación con las prácticas de las formas ilusorias, pues se dice que debemos ver todo lo que surge en el bardo como irreal: «Creí que lo inexistente existía, que lo falso era verdad, que la ilusión era real; es por eso por lo que he vagado por el *samsara* durante tanto tiempo. Si no me hubiera dado cuenta de que eso eran ilusiones, aún seguiría vagando por el *samsara* durante mucho tiempo, y desde luego caería en el pantano fangoso del sufrimiento. Ahora todas esas cosas son como sueños, como ilusiones, como ecos, como ciudades de *gandharvas*, como espejismos, como imágenes, como ilusiones ópticas, como la luna en el agua; no son reales, ni siquiera por un momento [...] Cuando uno se concentra exclusivamente en esta convicción, la creencia en la realidad de todas esas cosas resulta destruida, y cuando uno está convencido internamente de esto, la creencia en un yo se ve contrarrestada. Si entiendes así la irrealidad, desde el fondo de tu corazón, la entrada al útero estará sin duda cerrada [para ti]» (p. 86).

La frase «la entrada al útero estará sin duda cerrada» hace referencia al final del bardo del devenir, a cuando un ser del bardo está a punto de nacer físicamente. Esta instrucción es una manera de evitar este nacimiento samsárico. Pero el significado interno es el de que veamos la naturaleza ilusoria de las cosas tal y como aparecen ahora, y que cerremos el acceso al «nacimiento» a un estado mental samsárico aquí y ahora. Si vemos las cosas como ilusorias ahora mismo, evitaremos el renacimiento del *samsara* llegado el momento.

Si no puedes hacer esto, *El libro tibetano de los muertos* ofrece una última instrucción acerca de cómo purificar el propio nacimiento. Visualiza a tus futuros padres, hacia quienes te verás atraído, como si fuesen la deidad en la que meditas, o cualquier forma sagrada. Esto purificará la percepción que tengas de ellos y te ayudará a purificar tu nacimiento. La purificación, en los bardos o en la vida, consiste en ver la naturaleza ilusoria, el vacío, de todo lo que surge. Recuerda que el yoga de los sueños nació como una manera de prepararse para la muerte, así que con la etapa 5 uno se prepara directamente para los bardos.

16. Cuando los seres realizados sirven a quienes los rodean en esta tierra, lo hacen por medio de adoptar, de forma espontánea, las formas que resultan más beneficiosas para los demás, en función de las exigencias del entorno. Por ejemplo, cuando Trungpa Rinpoche llegó a Occidente desde el Tíbet, su propósito central era ayudar a otros a despertar. Sintonizó con el clima cultural occidental y acudió a cualesquiera formas que le posibilitasen llegar más a sus estudiantes. En su caso (esto es diferente de un *tulku* a otro) soltó la máscara de monje (el rol que le sirvió mientras se encontraba en Oriente) y se puso la máscara de un occidental moderno para relacionarse mejor con sus alumnos. Después cambió esa máscara en varias ocasiones a lo largo de su carrera docente, a veces para consternación de sus alumnos, que querían tener la seguridad de mantenerlo identificado con un papel determinado. No se pueden encasillar las expresiones de la iluminación, o congelarlas en ninguna forma sólida, duradera e independiente.

17. Esta etapa también sirve para prepararse para el bardo del devenir, también conocido como el bardo de la posibilidad. En este bardo es posible hacer que la conciencia sin forma adopte cualquier forma. Los seres iluminados hacen que la sabiduría (la mente de la luz clara) adopte una forma cuando, intencionadamente, nacen como «*tulkus* voluntarios» con el fin de ayudar a los demás. En el caso de los seres no iluminados, en cambio, su confusión toma forma sin que se den cuenta; nacen como «*tulkus* involuntarios», sin poner ninguna intención en ello, empujados por los vientos del karma.

Entre los cuatro tipos de *tulku* (supremo, bendito, jaspeado y elaborado), el más notable es el jaspeado o «diversificado». Este pasmoso nivel de *tulku* se da cuando la mente de la luz clara adopta no solo la forma de cualquier ser sensible (incluida cualquier forma de animal o insecto), sino *cualquier* tipo de forma. Esto significa que la mente de la luz clara puede manifestarse como objetos aparentemente inanimados (cualquier objeto que se pueda imaginar).

En el budismo, cada vez que un estudiante progresa a un nuevo nivel de la práctica se le da un nuevo nombre: un nombre de refugio, un nombre de *bodhisattva*, un nombre «secreto» o tántrico, y así sucesivamente. Esta es otra manera de expandir el sentido de la identidad.

Cap. 15 - El logro más alto: más etapas del yoga de los sueños

1. De un seminario sobre el yoga de los sueños que tuvo lugar en Phuntsok Choling, en Colorado.
2. Paul Tholey, «A Model for Lucidity Training as a Means of Self-Healing and Psychological Growth», en Gackenbach y LaBerge, *Conscious Mind, Sleeping Brain,* pp. 283-284.
3. ¿Cómo conciliar esta afirmación con el principio central de que la iluminación se logra simplemente por medio de relajarse en ella? En el budismo tibetano, la tradición *gelugpa* a menudo suscribe la opinión de que la iluminación debe ser alcanzada, mientras que las tradiciones *kagyu* y *nyingma* están más en sintonía con la visión de la relajación. Este es el clásico debate de lo *inmanente frente a lo trascendente*. Ambos enfoques son válidos. La aparente paradoja solo existe desde un punto de vista dualista. Una forma de abordar esta cuestión consiste en preguntarse: ¿cuál es el papel del esfuerzo en el camino? Desde la óptica trascendente, el papel del esfuerzo es fácil de entender: se necesita esfuerzo para alcanzar la iluminación. Desde la óptica inmanente, el papel del esfuerzo es más sutil: se requiere esfuerzo para crear el entorno en el que la relajación pueda surgir. Otra manera de contemplar el enfoque inmanente es decir que se necesita un esfuerzo para «des-cubrir» (destapar) la iluminación interior (ahí tenemos la paradoja de «tratar de relajarse»).
4. Yo no llevo a cabo prácticas para salir del cuerpo, pero algunos lectores puede ser que vean una relación entre esas prácticas y esta. En cierto nivel, todos los sueños son experiencias «fuera del cuerpo», pues estamos fuera del cuerpo físico y dentro de un cuerpo mental. En bastantes de los programas del yoga de los sueños que he impartido, muchos de los asistentes habían asistido previamente a cursos para salir del cuerpo en el Instituto Monroe (ver monroeinstitute.org para saber más sobre estas prácticas). No puedo avalar las prácticas para salir del cuerpo porque no sé lo suficiente al respecto. Lo mismo puedo decir de fenómenos como la proyección astral, el vuelo del alma o la autoscopia (ver el propio cuerpo desde la distancia).
   Ver el artículo de Harvey J. Irwin «Out-of-the-Body Experiences and Dream Lucidity: Empirical Perspectives» y el de Sue Blackmore «A Theory of Lucid Dreams and OBE's» en el libro de Gackenbach y LaBerge *Conscious Mind, Sleeping Brain,* para leer más sobre este controvertido

tema. El artículo de Blackmore es especialmente esclarecedor. Ver también Thompson, *Waking, Dreaming, Being: Self and Consciousness in Neuroscience, Meditation, and Philosophy*, pp. 203-229, para una visión perspicaz y saludablemente escéptica de las experiencias fuera del cuerpo.

5. Citado en *Sleeping, Dreaming, and Dying: An Exploration of Consciousness with The Dalai Lama*, pp. 38-39 y 125 [en la nota 3 de la introducción encontrarás la referencia de este libro en español]. El Dalái Lama también dice: «La finalidad de la práctica de desarrollar el cuerpo de sueño especial es, en última instancia, alcanzar el *sambhogakaya*, mientras que el propósito último de indagar en la luz clara [del sueño] es alcanzar el *dharmakaya*» (p. 46). Karma Chagme y, anteriormente, Dzigar Kongtrul tenían fama de ser muy buenos a la hora de crear el cuerpo de sueño especial.

    El cuerpo de sueño especial también tiene que ver con el fenómeno de los *delogs*, quienes tienen experiencias cercanas a la muerte de forma voluntaria. Ver Tulku Thondup, *Peaceful Death, Joyful Rebirth* (Boston, Estados Unidos: Shambhala, 2005), y Delog Dawa Drolma, *Delog: Journey to Realms Beyond Death* (Junction City [California], Estados Unidos: Padma, 1995) para leer más sobre el fenómeno de los *delogs*.

6. Otro aspecto de esta práctica vuelve a conectar el yoga de los sueños con el yoga del bardo. El yoga del bardo incluye una práctica esotérica llamada *phowa*, o «transferencia de la consciencia». Está más allá del ámbito de este libro explorar el *phowa*, pero existen cinco formas de *phowa vajrayana* y muchas formas de *phowa sutrayana*. Una de las formas del primero es el *phowa* celestial, el cual tiene relación con esta etapa del yoga de los sueños. En lugar de mandar el cuerpo de sueño a una ubicación física, con el *phowa* celestial se envía a una *tierra pura*, normalmente Sukhavati. Si se tiene éxito con esta etapa del yoga de los sueños se tiene éxito con el *phowa* celestial, y entonces uno está bien preparado para la muerte. Hablando dentro del contexto del yoga de los sueños, Tsongkhapa dice: «Efectúa viajes de visión por medio de proyectarte en las distintas tierras búdicas, como Sukhavati, Tushita, Akanishta y otras. Ahí puedes encontrarte con los budas y *bodhisattvas*, venerarlos, escuchar sus enseñanzas y participar en muchas otras actividades de esta naturaleza» (Mullin, *Readings on the Six Yogas of Naropa*, p. 127).

7. La CIA ha estado trabajando con la visión remota, pero nunca he encontrado la mención a ningún estudio en relación con la generación del cuerpo de sueño especial. El tema de la intención correcta, que es clave en esta etapa de la práctica, sería algo central en el caso de la CIA. Ver Mayer, *Extraordinary Knowing: Science, Skepticism, and the Inexplicable Powers of the Human Mind*, pp. 97-131 [ver la nota 3 del capítulo 9 para la referencia de este libro en español] para una exposición reveladora sobre la recogida de información a través de la visión remota.

8. Namkhai Norbu, *Dream Yoga and the Practice of Natural Light,* con introducción de Michael Katz (Ithaca [New York], Estados Unidos: Snow Lion, 1992), p. 41.

9. Esto no quiere decir que no se pueda acceder al sustrato o a la mente de la luz clara en la meditación diaria. Se puede, pero el tema es igual de sutil. El *samatha* sin forma o no referencial es una manera de acceder al sustrato durante el día, y el *dsogchen* o el *mahamudra* son formas de acceder a la mente de la luz clara durante el día. (Cuando uno está descansando en la naturaleza de la mente [la mente de la luz clara] y finalmente la experiencia «degenera», a menudo cae en el sustrato, y por lo tanto en el estado del *samatha* sin forma).

   Según el sistema *yogachara*, la mayor parte de nuestra vida como «exteriorizados» está dictada por las cinco consciencias sensoriales y por el aspecto exteriorizado de la sexta consciencia, que es la mente tal como habitualmente la conocemos (pensamientos, emociones y similares). La meditación corta nuestra implicación con las cinco consciencias sensoriales y vuelve la lente de la atención sobre la sexta consciencia, lo que experimentamos de forma acrecentada cuando meditamos (porque estamos menos distraídos por las cinco consciencias exteriorizadas). Cuando avanzamos con la meditación, nos giramos hacia el aspecto interiorizado de la sexta consciencia, lo cual tiene lugar cuando la mente se vuelve directamente sobre sí misma. Este enfoque «interiorizado» sigue acentuándose a medida que nuestra meditación avanza y logramos acceder a la séptima consciencia (el inconsciente) y a la octava (el sustrato), que es la base del *samsara*. Como ya hemos visto, aún podemos ir más hacia dentro; podemos pasar a través de las ocho consciencias y llegar a la mente de la luz clara, que es la «base carente de base» del *samsara* y el nirvana.

10. Garfield, *Creative Dreaming*, p. 94.

11. Thompson, *Waking, Dreaming, Being: Self and Consciousness in Neuroscience, Meditation, and Philosophy*, p. 163.

12. Traleg Kyabgon Rinpoche, curso en vídeo *Dream Yoga* (New York, Estados Unidos: E-Vam Buddhist Institute, 2008), disco n.º 4.

13. Ziemer, «Lucid Surrender and Jung's Alchemical Coniunctio», en Hurd y Bulkeley, *Lucid Dreaming: New Perspectives on Consciousness in Sleep,* vol. 1, p. 154.

14. Ryan Hurd, «Unearthing the Paleolithic Mind in Lucid Dreams», en Hurd y Bulkeley, *Lucid Dreaming: New Perspectives on Consciousness in Sleep,* vol. 1, p. 282.

15. Ted Esser, «Kundalini and Non-Duality in the Lucid Dreaming State», en Hurd y Bulkeley, *Lucid Dreaming: New Perspectives on Consciousness in Sleep,* vol. 2, pp. 237 y 255.

16. Namkhai Norbu, *Dream Yoga and the Practice of Natural Light*, p. 61. El yoga de los sueños está especialmente concebido para transformar el bardo del devenir, también conocido como el bardo de la oportunidad o de la posibilidad. Así como el hecho de despertar en el bardo del devenir nos puede dar muchas oportunidades tras la muerte, despertar en el bardo de los sueños nos puede dar muchas oportunidades durante la noche.

17. En la línea de lo que expreso de que el yoga de los sueños es la medida del camino, la autoliberación es otra manera de medir el progreso en el camino. Cuando empezamos el camino espiritual, la mente de la psique está en pleno funcionamiento y se pega a todo como un velcro. Nos aferramos a los rencores, no podemos dejar de lado los pensamientos y albergamos todo tipo de estados emocionales. La psique lleva a menudo la cuenta de los agravios y puede aferrarse a alguno durante décadas. A medida que avanzamos en el camino y vamos viendo a través de la psique poco a poco, podemos darnos cuenta de que nos es más fácil soltar las cosas. En lugar de estar de un humor de perros durante días, por ejemplo, tal vez solo lo estamos durante unas pocas horas, después durante unos cuantos minutos, y finalmente durante unos pocos segundos. En los niveles más altos de la realización espiritual, cuando la pegajosa psique ha sido reemplazada por la resbaladiza mente de la luz clara, nada se nos adhiere, ni siquiera por un segundo. Los pensamientos y las emociones siguen surgiendo pero se autoliberan al instante en la luz de la conciencia, sin dejar rastro.

Puedes observar esto de primera mano en tu meditación. Alguien nuevo en la meditación puede tardar varios minutos en darse cuenta de que se ha visto atrapado en una fantasía antes de «despertar» de esa distracción. Un meditador de nivel medio puede ser consciente de que se ha distraído en cuestión de segundos y liberarse así de la distracción. En el caso de un practicante avanzado que esté siempre lúcido, los pensamientos se liberan en el momento mismo en que surgen. Se autoliberan en el acto. Siguen apareciendo cosas en la mente, pero no permanecen en ella.

La autoliberación hace que no queden huellas, y esto significa el fin del karma. Es la mente pegajosa la que crea el karma (la mente que vuelve sobre un pensamiento o emoción una y otra vez al cavilar, reflexionar, preocuparse o mantener vivo de cualquier otra manera ese pensamiento o esa emoción, hasta mucho después de que debería haber dejado de existir). El karma son los hábitos, y los hábitos se forman mediante la reiteración. Si se suelta algo en el instante mismo en que llega, se suelta a la vez el karma. Esto es fundamentalmente lo que constituye el camino hacia la liberación total, o la iluminación. La autoliberación es la iluminación.

18. Ver Patricia Garfield, «Learn from Senoi Dreams», en *Creative Dreaming*, pp. 80-118.

19. Tsongkhapa dice: «[Medita] sobre la talidad de los sueños. Esta etapa de la práctica solo puede llevarse a cabo cuando el entrenamiento en la retención de la presencia consciente en los sueños se ha vuelto estable. Aquí, medita sobre ti mismo como la radiante forma manifiesta de la deidad del mandala. La sílaba mántrica HUM brilla con una gran luz desde tu corazón. Esta luz funde los objetos animados e inanimados presentes en el sueño en la luz, que se absorbe en ti mismo. Entonces, tu cuerpo también se funde en la luz, desde la cabeza hacia abajo y desde los pies hacia arriba, y se ve absorbido por el HUM de tu corazón. A continuación, el HUM se disuelve en la inaprehensible luz clara. Permite que tu mente descanse firmemente en esta luz». (Mullin, *Readings on the Six Yogas of Naropa*, p. 128).

Cap. 16 - Los enemigos cercanos y otros obstáculos

1. Ver Patricia Garfield, «Learn from Senoi Dreams», en *Creative Dreaming*, pp. 80-118.

2. El *Random House Dictionary* define el nihilismo como rechazo total de las leyes e instituciones establecidas, una forma extrema de escepticismo: la negación de toda la existencia o de la posibilidad de que la verdad cuente con una base objetiva, nadeidad o no existencia, aniquilación del yo y, en manifestaciones extremas, anarquía, terrorismo u otras actividades revolucionarias.

3. John Welwood, «Intimate Relationship as a Spiritual Crucible», *Shambhala Sun*, 17, n.º 2 (2008), p. 63.

4. A. H. Almaas, *Facets of Unity: The Enneagram of Holy Ideas* (Boston, Estados Unidos: Shambhala Publications, 2002), p. 54. [En español: *Facetas de la unidad: el eneagrama de las ideas santas* (Barcelona, España: Libros de la Liebre de Marzo, 2009)].

5. Se dice que es por esto por lo que el Buda se manifestó en los *kayas* de la forma (*rupas*) del *sambhogakaya* y el *nirmanakaya*. Alguien que está en el *dharmakaya* puede ver y escuchar a quienes están en los niveles *sambhogakaya* y *nirmanakaya*, pero no al revés. Es decir, alguien que está en el *nirmanakaya* (nuestro nivel) no puede ver o escuchar a aquellos que están en los *kayas* más altos (hay que alcanzar el primer *bhumi*, o nivel de realización, para percibir de forma estable el *sambhogakaya*, y el décimo *bhumi* para mantener la percepción del *dharmakaya*). Así que, por compasión, los budas del *dharmakaya* se manifiestan en formas del *sambhogakaya* y *nirmanakaya* para poder comunicarse con personas como nosotros.

6. Transformar la psique en lugar de rechazarla es la esencia de la práctica *vajrayana*. La *vajrayana* es una tradición alquímica, lo cual significa que transforma el «plomo» de la psique y el sustrato en oro. La confusión se torna

en sabiduría. Concretamente, el sustrato pasa a ser sabiduría tipo espejo, y la psique, sabiduría de la conciencia discernidora.

7. Un sinónimo de *mente de la luz clara* es *bondad fundamental*. La bondad fundamental no es solamente nuestra naturaleza básica absoluta; es también una práctica del ámbito de lo relativo. Dicha práctica conduce a la naturaleza absoluta de la siguiente manera. Practicamos la bondad fundamental, y aceleramos por lo tanto su realización, cada vez que buscamos la bondad, las cualidades de la iluminación, en nosotros mismos y en los demás (se tratará este tema más adelante cuando hable de la práctica de la *percepción pura* o *del mundo sagrado*). Mira *a través* del lado oscuro de una persona y encontrarás la luz en su interior (como un padre que ve a través de la rabieta de su hijo y, por lo tanto, no se deja llevar por ese trastorno emocional). Practica buscar al «amigo cercano» en cualquier situación adversa (que parezca tu enemiga). Siempre está ahí. Este es otro ejemplo de asumir la responsabilidad de nuestra iluminación y llevarla a la práctica. Como veremos, también es otro ejemplo de la máxima que dice que la realidad es aquello a lo que prestamos atención.

8. Traducido a partir de la traducción-adaptación de Jim Scott (Tegchokling, Boudha, Nepal, 2010).

9. Este es el mensaje devastador de la escuela *prasangika madhyamaka*, que va a destruir todo lo que intentes decir acerca de la realidad. Si puedes ponerle palabras, los *prasangikas* aniquilarán esas palabras (y te dejarán sin nada). Y la no coseidad es lo más cerca de la verdad que se puede llegar. Esto es lo que se denomina una *negación que no afirma*: uno niega, pero no afirma, lo cual le deja con las manos vacías y, por lo tanto, manteniendo la verdad. Decir que la realidad es un sueño es una negación que no afirma: el sueño niega la solidez, pero no afirma nada que ocupe el lugar de esa solidez.

10. Wallace, *Natural Liberation: Padmasambhava's Teachings on the Six Bardos*, pp. 151 y 157.

11. Namkhai Norbu, *Dream Yoga and the Practice of Natural Light*, p. 56.

12. G. Scott Sparrow, *Lucid Dreaming: Dawning of the Clear Light* (Virginia Beach, Estados Unidos: A.R.E. Press, 1982), p. 41.

13. Así es también, exactamente, como nos distraemos y perdemos la lucidez en relación con nuestros pensamientos. Recuerda que el budismo se refiere a menudo a la actividad del pensamiento como el movimiento de la mente. La consciencia es un detector de movimiento; se nutre de él.

14. Algunos informes sobre los sueños sugieren, sin embargo, que fijar la mirada en un punto fijo en el sueño tiende a acabar con él, porque puede terminar con la característica REM del soñar. Como he dicho antes, sé tu propio instructor de meditación.

15. Harry T. Hunt y Robert D. Ogilvie, «Lucid Dreams in Their Natural Se-ries: Phenomenological and Psychophysiological Findings in Relation to Meditative States», en Gackenbach y LaBerge, *Conscious Mind, Sleeping Brain*, p. 392.
16. Namkhai Norbu, *Dream Yoga and the Practice of Natural Light*, p. 56.

Cap. 17 - Una introducción al yoga del sueño

1. Varela, *Sleeping, Dreaming, and Dying: An Exploration of Consciousness with The Dalai Lama*, p. 41 [ver la referencia de este libro en español en la nota 3 de la introducción].
2. Tulku Urgyen Rinpoche, *Blazing Splendor: The Memoirs of Tulku Urgyen Rinpoche* (memorias contadas a Kunsang y Binder Schmidt, pp. 232-233).
3. *Ibíd.*, p. 265.
4. El ancho de banda superior del yoga del sueño baja al sustrato, mientras que el ancho de banda más profundo baja a la realidad última (la mente de la luz clara). En términos del *yogachara*, esta sería la diferencia entre el *alaya vijnana* y el *alaya jnana*, respectivamente. Los textos hinduistas y budistas ofrecen interpretaciones distintas del sueño sin sueños. Estamos abordan-do los estados mentales más sutiles que existen, y explorar estas sutilezas con detalle está más allá del marco de este libro. Para saber más sobre es-tas diferencias sutiles, ver B. Alan Wallace, *Stilling the Mind: Samatha Teachings from Düdjom Lingpa's Vajra Essence* (Somerville [Massachusetts], Esta-dos Unidos: Wisdom Publications, 2011), pp. 160-180.
5. Para una exploración maravillosa de la luz y la mente, ver Arthur Zajonc, *Catching the Light* (New York, Estados Unidos: Oxford University Press, 1993). [En español: *Capturar la luz* (Vilaür [Gerona], España: Atalanta, 2015)].
6. En muchas tradiciones, la luz está profundamente vinculada a Dios. Hay unas cien deidades solares vinculadas con el sol, desde Ahura Mazda («Luz de Sabiduría») en el zoroastrismo hasta Shiwa Okar («Luz Blanca Apaci-ble») en el budismo *shambhala*. La *teología solar* existe desde hace miles de años. El yoga de la luminosidad es un tipo de no teísmo solar que apunta al dios interior, a la deidad solar que se encuentra en el centro de nuestro ser constituyendo precisamente el centro de nuestro ser.
7. Swami Sharvananda, *Kena Upanishad: With Sanskrit Text: Paraphrase with Word-for-Word Literal Translation, English Rendering, and Comments* (Madrás, India: Ramakrishna Math, 1920), pp. 11-14.
8. Dzogchen Ponlop, *Mind Beyond Death*, p. 86 [para la referencia de este libro en español, ver la nota 2 del capítulo 12]. El Rinpoche lanza esta adver-tencia: «Los métodos intensivos de la práctica [del yoga del sueño] debes practicarlos bajo la guía de tu profesor personal. Tratar de practicarlos por

tu cuenta, sirviéndote solamente de las descripciones que se encuentran en los libros, no es beneficioso; de hecho, puede resultarte perjudicial» (p. 87).

9. Mientras decimos, al meditar, «pensamiento» o «pensando» cuando los pensamientos irrumpen en nuestra conciencia, también podemos decir «eso no soy yo».

10. Zajonc, *Catching the Light*, p. 2 [para la referencia de este libro en español, ver la nota 5 de este capítulo].

11. No quieren personalmente nada para sí mismos, porque no hay nadie ahí. Han descubierto que el yo es una ilusión. Esto es sabiduría. Pero la sabiduría se expresa automáticamente como compasión, así que a la vez que no quieren nada para sí mismos quieren la felicidad para los demás. Así es como la pasión, o el deseo, se transforma en compasión.

12. La palabra tibetana *nang wa* (*snang ba*) es provocadora en el ámbito de la luz, las apariencias y la muerte. *Nang wa* tiene muchos significados. Como verbo, puede significar «aparecer, ser visible o manifiesto», y «existir u ocurrir»; como sustantivo, «rayos de luz», «una apariencia o circunstancia externa», «una forma interior de ver o considerar algo». También hace referencia a la etapa específica de la muerte en la que todo se disuelve y uno se queda solamente con «un cielo claro impregnado por la luz de la luna, vacío y radiantemente blanco».

13. Swami Sharvananda, *Kena Upanishad*, p. 7.

14. Lao-tzu, *Tao Te Ching,* traducido por Stephen Mitchell (New York, Estados Unidos: Harper & Row, 1988), p. 52. [En español: Lao Tse, *Tao Te Ching* (España: Alianza Editorial, 2011)].

15. Wangyal y Dahlby, *The Tibetan Yogas of Dream and Sleep*, p. 198.

16. Fariba Bogzaran, «Hyperspace Lucidity and Creative Consciousness», en Hurd y Bulkeley, *Lucid Dreaming: New Perspectives on Consciousness in Sleep,* vol. 2, p. 213.

17. Robert Waggoner, *Lucid Dreaming: Gateway to the Inner Self*, p. 81.

18. *Ibíd.*, pp. 81-82.

19. Ziemer, «Lucid Surrender and Jung»s Alchemical Coniunctio», en Hurd y Bulkeley, *Lucid Dreaming: New Perspectives on Consciousness in Sleep,* vol. 1, p. 157.

Cap. 18 - La práctica del yoga del sueño

1. Chökyi Nyima Rinpoche, «Meditation», en Binder Schmidt, *The Dzogchen Primer: Embracing the Spiritual Path According to the Great Perfection*, p. 53.

2. B. Alan Wallace, *Dreaming Yourself Awake: Lucid Dreaming and Tibetan Dream Yoga for Insight and Transformation* (Boston, Estados Unidos: Shambhala, 2012), pp. 60-61.

3. Muchos libros abordan el *mahamudra* y el *dsogchen*; algunos de mis favoritos son estos: las obras de Thrangu Rinpoche sobre el *mahamudra The Ninth Karmapa's Ocean of Definitive Meaning* (Ithaca, New York, Estados Unidos: Snow Lion, 2003), *Crystal Clear: Practical Advice for Mahamudra Meditators* (Hong Kong: Rangjung Yeshe, 2003), *An Ocean of the Ultimate Meaning: Teachings on Mahamudra* (Boston, Estados Unidos: Shambhala, 2004), *Pointing Out the Dharmakaya* (Ithaca, New York, Estados Unidos: Snow Lion, 2003), *Essentials of Mahamudra: Looking Directly at the Mind* (Boston, Estados Unidos: Wisdom, 2004); las obras de Tulku Urgyen Rinpoche sobre el *dsogchen, Pintar arco iris* (Alicante, España: Dharma, 2010), *As It Is,* vols. 1 y 2 (Hong Kong: Rangjung Yeshe, 1999, 2000), y los libros de Tsoknyi Rinpoche sobre el *dsogchen: Carefree Dignity: Discourses on Training in the Nature of Mind* (Hong Kong: Ranjung Yeshe, 1998), *Fearless Simplicity: The Dzogchen Way of Living Fearlessly in a Complex World* (Hong Kong: Ranjung Yeshe, 2003).

4. Namkhai Norbu, *Dream Yoga and the Practice of Natural Light*, p. 101.

5. Algunos soñadores lúcidos relatan que el hecho de cerrar los ojos en el sueño les hace regresar a la consciencia de vigilia y no a la conciencia sin sueños. Comprueba qué ocurre en tu caso.

6. Varela, *Sleeping, Dreaming, and Dying: An Exploration of Consciousness with The Dalai Lama*, p. 129 [ver la referencia de este libro en español en la nota 3 de la introducción].

7. HUM, «el sonido sonoro del silencio», es uno de los mantras más potentes. Es la sílaba semilla del *akshobya* (el aspecto mental de todos los budas) y se considera la sílaba semilla de la familia *vajra*, capaz de sacudirnos internamente y despertarnos. Dentro del HUM también están representados los cinco budas, por lo que el HUM invoca la energía de los cinco budas y nos empodera para que no olvidemos lo que somos. El HUM pertenece a la categoría de los mantras semicoléricos, concebidos para penetrar a través de la psique y el sustrato, y es por lo tanto uno de los grandes mantras «traspasadores». Con él, de alguna manera nos perforamos a nosotros mismos. La afirmación de que los mantras son «protectores de la mente» significa aquí que la recitación del HUM no solo permite acceder a la mente de la luz clara, sino que además la protege de la distracción y del olvido. El HUM nos protege contra el robo de identidad. En cuanto al *siddhi* relativo, el HUM se utiliza para traspasar rocas y similares; en cuanto al *siddhi* absoluto, traspasa algo aún más denso: los estratos de la psique y el sustrato petrificados.

El HUM fue utilizado por Padmasambhava en su aspecto colérico para someter a las fuerzas negativas presentes en el entorno del Tíbet. Fue por la fuerza del HUM por lo que la fortaleza de *rudra*, el arquetipo del ego, se redujo a polvo. HUM es el equivalente audible del *phurba*, o *kilaya*, una daga ritual de tres hojas que se utilizaba para penetrar los tres venenos de la pasión, la agresividad y la ignorancia (en calidad de anclados en la psique y el sustrato). Yo lo recito como el «triple HUM» («HUM, HUM, HUM») para reemplazar mi mantra samsárico habitual («yo, yo, yo»). El triple HUM representa que se penetran los tres venenos mencionados. Trungpa Rinpoche dijo que el *phurba*, y por lo tanto el HUM, «atraviesa el corazón de la confusa oscuridad» y revela la luz: «Lo que hace el HUM es darnos la experiencia abrupta de traspasar todos los pensamientos».

8. La investigadora de los sueños Clare Johnson escribe: «En las experiencias no duales de los sueños lúcidos, por lo general tenemos un sentido del cuerpo mínimo; tal vez nos experimentamos a nosotros mismos como un "punto de consciencia". Las percepciones sensoriales tienden a verse reducidas a una impresión de luz u oscuridad, y nuestros procesos de pensamiento se ven reducidos a un estado de no pensamiento por el que podemos decir de nosotros mismos, después del evento, que hemos existido como "conciencia pura". A menudo parece estar presente un sentido espacial, la impresión de existir en el espacio infinito, y la experiencia de no dualidad puede describirse como "fusionarse con la luz infinita" o como dejar de tener la sensación de llevar una existencia separada. En cierto sentido, ya no estamos en la brecha entre los sueños; nos convertimos en esa brecha» (Clare R. Johnson, «Magic, Meditation, and the Void: Creative Dimensions of Lucid Dreaming», en Hurd y Bulkeley, *Lucid Dreaming: New Perspectives on Consciousness in Sleep,* vol. 2, p. 63).

9. Este proceso es paralelo a la disolución de los elementos externos que tiene lugar durante la muerte, en que se va de la tierra densa al espacio sutil. Así que por medio de esta visualización estamos simulando la muerte. Cuando la realidad empieza a tomar forma en el bardo luminoso del *dharmata* tras la muerte, este proceso se invierte. De la pura luz blanca del espacio surge la luz verde del viento, la luz roja del fuego, la luz azul del agua y la luz amarilla de la tierra. Si estas luces no se reconocen por lo que son (la mente de la luz clara refractándose en los «colores» de las cinco familias búdicas), se van inmovilizando o cosificando como los elementos que dan lugar al cuerpo mental en el bardo del devenir, y después se cosifican como todos los elementos del mundo natural. Nuestro mundo, por lo tanto, no es más que luz inmovilizada, una luz que puede revelarse en las etapas avanzadas de las prácticas de las formas ilusorias.

10. Wallace, *Natural Liberation: Padmasambhava»s Teachings on the Six Bardos*, pp. 165-166.

11. *Propiocepción* significa la «percepción de uno mismo» (como individuo). Es la sensación de la posición relativa de las partes del cuerpo que están

próximas, o del conjunto del cuerpo, que nos dan los propioceptores ubicados en los músculos y las articulaciones. Esto no es lo mismo que la *interocepción*, por medio de la cual percibimos el hambre, el dolor y otras sensaciones internas, ni lo mismo que la *exterocepción*, por medio de la cual percibimos el mundo exterior. La propiocepción es lo que nos da la conciencia de la posición de nuestro cuerpo. La *propiocepción espiritual* es lo que nos da la conciencia (errónea) de la posición de nuestro sentido del yo. Esta es fundamentalmente la función de la séptima consciencia, que mira a la octava y la confunde con el inefable sentido del yo. El sentido del yo es realmente inefable, porque si nos tomamos la molestia de mirar de cerca (en esto consiste el camino espiritual), no vamos a encontrar ningún yo. De ahí que esta forma de propiocepción, por más que sea muy potente, es una ilusión.

12. El hecho de aguantar la respiración en el sueño se me ocurrió experimentando espontáneamente, pero tiene sentido. De acuerdo con los yogas internos, cuando los vientos fluyen por los dos canales laterales, la experiencia resultante es una experiencia de dualidad. Cuando los vientos pasan por el canal central, la experiencia resultante es la no dualidad. Es, en sentido literal y figurado, una experiencia que nos quita el aliento. Cuando esto ocurre en la vida, podemos sentarnos a meditar y no percibir la respiración. La psique ha muerto y se ha disuelto o bien en el sustrato más profundo (con el *samatha* sin forma) o bien en la mente de la luz clara (con la meditación *mahamudra* o la *dsogchen*), y un signo exterior de ello es que uno está vivo pero no respirando. Algunas prácticas de los yogas internos trabajan con la retención de la respiración como una manera de «obligarla» a pasar por el canal central, y por lo tanto de motivar la no dualidad. Observa tu mente cuando te encuentres con algo que te quite la respiración y verás que eso también te quita los pensamientos, ofreciéndote así una «instantánea» diurna de la mente de la luz clara. Haz este breve experimento: adopta una postura recta, mira al frente y aguanta la respiración con suavidad. ¿Qué le ocurre a tu mente?

    Los estudios han mostrado: «El control voluntario de la imagen mental de la respiración durante los sueños lúcidos se refleja en los cambios correspondientes en la respiración», lo que significa que aguantar la respiración en el sueño hace que se aguante la respiración en la realidad (LaBerge, *Lucid Dreaming: The Power of Being Awake and Aware in Your Dreams*, p. 85). Puesto que el cuerpo de sueño está vinculado con el cuerpo sutil, tal vez la respiración sutil (los «vientos») pasa por el canal central y ello desemboca en la experiencia de la mente de la luz clara. Pruébalo a ver si te funciona (recuerda que se trata de que seas tu propio instructor de meditación).

13. Wangyal y Dahlby, *The Tibetan Yogas of Dream and Sleep*, p. 157.

14. En *Manjushri Sadhana,* de Trungpa Rinpoche, se dice: «En la oscuridad de la atemorizante existencia, todos los seres están poseídos por [el enemigo que es] la ignorancia». Considerar que las cosas existen realmente (que son sólidas, duraderas e independientes) es el oscurecimiento de la vacuidad. Es otro ejemplo de que las apariencias (las cosas que parecen existir realmente) no se corresponden con la realidad (las cosas carecen de existencia inherente).

15. Johnson, «Magic, Meditation, and the Void: Creative Dimensions of Lucid Dreaming», en Hurd y Bulkeley, *Lucid Dreaming: New Perspectives on Consciousness in Sleep,* vol. 2, p. 60.

16. Hablando técnicamente, percibimos las formas como ilusorias de un modo *ultrapuro*, lo cual quiere decir que la percepción de las formas ilusorias tiene lugar espontáneamente. Ya no estamos fingiendo dicha percepción (como en las prácticas de las formas ilusorias) ni generándola (como en las prácticas puras de las formas ilusorias), sino que estamos lográndola. Efectivamente, lo hemos conseguido: hemos llegado al destino final diurno de verlo todo como un sueño de forma espontánea (es el *samadhi*, el cual es semejante a una ilusión). Ahora vemos las cosas con los ojos de la mente de la luz clara, como los budas.

17. Zajonc, *Catching the Light,* XIV [para la referencia de este libro en español, ver la nota 5 del capítulo 17].

18. *Ibíd.*, p. 208.

Cap. 19 - Los beneficios del yoga de los sueños y del yoga del sueño

1. Tholey, «A Model for Lucidity Training as a Means of Self-Healing and Psychological Growth», en Gackenbach y LaBerge, *Conscious Mind, Sleeping Brain*, pp. 276-277.

2. Patricia Garfield, «Clinical Applications of Lucid Dreaming, Introductory Comments», en Gackenbach y LaBerge, *Conscious Mind, Sleeping Brain*, p. 291.

3. Esto es lo que puede hacer por nosotros el entrenamiento cuando se trata de reconocer las señales oníricas recurrentes en la vida de la vigilia. En la vida tendemos a reiterar las reacciones a los acontecimientos repetitivos incluso cuando estas reacciones son poco sabias, ineficaces o dañinas. Mientras no vemos el patrón que se está reproduciendo constantemente, no somos conscientes de que esos acontecimientos constituyen una oportunidad de ofrecer respuestas nuevas, creativas y constructivas (gracias a Patricia Keelin por esta idea).

4. Tarthang Tulku, *Openness Mind* (Berkeley [California], Estados Unidos: Dharma Press, 1978), p. 77.

5. Mi amiga onironauta Patricia Keelin compartió esto conmigo: «Durante mi primer taller con Stephen LaBerge, ofreció la idea de que las imágenes

atemorizantes de nuestros sueños tienen solamente el poder con el que las imbuimos. Reconocí la profunda verdad de estas palabras, de modo que decidí recordar este mensaje y cambiar mi respuesta frente a una pesadilla recurrente. Una semana después tuve la ocasión de hacerlo y experimenté una gran transformación emocional. Mi intención desencadenó la lucidez y literalmente aparté de golpe esa imagen, y encontré que no había más que el vacío tras ella. ¡Me había estado asustando a mí misma durante décadas innecesariamente! Cuando llegó el momento, más adelante, de hacer frente a la realidad de lo que había contribuido a mi miedo (la persona real que había detrás de la máscara del sueño), fui capaz de hacerlo con bastante claridad e incluso con un poco de compasión».

6. Ver Mayer, *Conocimiento extraordinario: ciencia, escepticismo y los poderes inexplicables de la mente humana*, para una discusión elegante acerca del *siddhi* relativo (*sadharanasiddhi* en sánscrito). Ramana Maharshi y muchos otros maestros advirtieron repetidamente a la gente contra el apego al *siddhi* relativo. El budismo *vajrayana* relaciona ocho *siddhis* ordinarios: la espada que hace invencible, el elixir para los ojos que hace que se puedan ver los dioses, la ligereza al correr, la invisibilidad, la esencia vital que preserva la juventud, la capacidad de volar, la capacidad de hacer ciertas píldoras y poder sobre el mundo de los espíritus y demonios (Ingrid Fischer-Schreiber *et al.*, eds., *The Encyclopedia of Eastern Philosophy and Religion* [Boston, Estados Unidos: Shambhala, 1989], p. 334). En la literatura se relacionan informalmente muchos otros poderes, tales como la clarividencia, la clariaudiencia y la capacidad de leer las mentes.

7. Khenpo Tsültrim Gyamtso Rinpoche, *The Practice of Spontaneous Presence: Stages of the Path of the Essence of Wisdom,* seminario en Kagyu Thubten Choling, julio de 1996 (Halifax, Nova Scotia: Vajravairochana Translation Committee, 1999), p. 54.

8. Sogyal Rinpoche, *Glimpse After Glimpse: Daily Reflections on Living and Dying,* entrada del 31 de marzo [para la referencia de este libro en español, ver la nota 17 del capítulo 9].

9. *You'll Be There* fue escrita por Cory Mayo y grabada por el cantante estadounidense de música *country* George Strait.

10. «The Doors of Liberation», *Shambhala Sun,* mayo de 2014, p. 58.

11. Jack Kornfield, *After the Ecstasy, The Laundry: How the Heart Grows Wise on the Spiritual Path* (Nueva York, Estados Unidos: Bantam Books, 2000), p. 122. [En español: *Después del éxtasis, la colada: cómo crece la sabiduría del corazón en la vía espiritual* (Barcelona, España: Libros de la Liebre de Marzo, 2010)].

12. El erudito budista Christopher Hatchell escribe: «En la Gran Perfección, los objetos externos aparentemente sólidos que nos rodean son, de hecho, una especie de saber solidificado: una gnosis de alta energía que se

ha vuelto confusa y se ha ralentizado hasta el punto de que ha entrado en un estado de latencia endurecida». La Gran Perfección es el *dsogchen*, que también puede ser llamado la Gran Pureza, y desemboca en ver el mundo purificado de estas tres manchas (*Naked Seeing: The Great Perfection, the Wheel of Time, and Visionary Buddhism in Renaissance Tibet*, p. 56). Hatchell asegura que esta forma de conocimiento es «epistemología tántrica», «la cual intenta establecer la verosimilitud de los modelos de percepción que no se ajustan al formato dualista de sujeto versus objeto dualista. [...] [por lo que] los objetos percibidos por una mente no son más que la exteriorización que esa mente hace de sí misma [...] al igual que los múltiples rayos del sol son inseparables del sol propiamente dicho, por lo que tanto la mente ignorante como los objetos aparentemente sólidos del mundo son las eflorescencias atenuadas de una conciencia que se ha desviado mucho de su fuente» (p. 363).

13. Ken McLeod, *Wake Up to Your Life: Discovering the Buddhist Path of Attention* (Nueva York, Estados Unidos: HarperCollins, 2001), p. 382.

Cap. 20 - El yoga del bardo

1. Para saber más sobre el yoga del bardo, ver mi libro *Preparing to Die: Practical Advice and Spiritual Wisdom from the Tibetan Buddhist Tradition* (Boston, Estados Unidos: Snow Lion, 2013); Dzogchen Ponlop, *La mente más allá de la muerte*; Sogyal Rinpoche, *The Tibetan Book of Living and Dying* (Nueva York, Estados Unidos: HarperCollins, 1992) [en español: *El libro tibetano de la vida y de la muerte* (Barcelona, España: Urano, 2015)]; Thondup, *Peaceful Death, Joyful Rebirth: A Tibetan Buddhist Guidebook* (Boston, Estados Unidos: Shambhala, 2006) y Francesca Fremantle, *Luminous Emptiness: Understanding the Tibetan Book of the Dead* (Boston, Estados Unidos: Shambhala, 2001).

2. Esta afirmación amplía una idea de LaBerge que es aplicable a la experiencia posterior a la muerte: «La consciencia de vigilia es la consciencia del soñar [del bardo] con limitaciones sensoriales; la consciencia del soñar [del bardo] es la consciencia de vigilia sin limitaciones sensoriales». Según la tradición tibetana, hay seis bardos o estados de consciencia que abarcan la totalidad de las experiencias posibles: el bardo de esta vida, el bardo de la meditación, el bardo de los sueños, el bardo de la muerte, el bardo del *dharmata* y el bardo del devenir. En este contexto, cada estado de consciencia es un bardo, o un estado entre otros dos estados. En su sentido más amplio, el yoga del bardo es cualquier práctica que una todos estos estados de consciencia en una consciencia constante, sin fisuras. *Sin fisuras* significa que no hay roturas o lagunas (o «siestas conscienciales») en que nos adormilamos y perdemos la conciencia por medio de alguna

de las diversas formas de distracción que de otro modo separan (y por lo tanto crean) estos bardos. Esta es la razón por la cual para un ser que ha despertado (para un buda) no hay bardos. Los bardos solo existen para los seres confusos. En el caso de un buda, la consciencia constante tiende un puente entre los seis estados. Los budas no se distraen nunca, lo que significa que nunca duermen, sueñan o mueren en el sentido convencional de estos términos. Nunca «se pierden». Nunca pierden su mente de la luz clara mientras se manifiesta en estos seis estados. Tienen la luz de la conciencia siempre encendida.

3. Todo lo que tiene forma (como el cuerpo y la psique) obviamente muere. Pero la mente búdica de la luz clara, como conciencia sin forma, no nació y por lo tanto no puede morir. Identifícate con ella y habrás alcanzado la inmortalidad. Pero, por supuesto, para hacer esto antes debes morir a cualquier nivel de identificación con cualquier nivel de la forma, o soltarlo. Esta es, en resumen, la naturaleza de la totalidad del camino espiritual: morir antes de que llegue el momento de la muerte.

4. Sogyal Rinpoche, *Glimpse After Glimpse: Daily Reflections on Living and Dying*, entrada del 14 de octubre. [Para la referencia de este libro en español, ver la nota 17 del capítulo 9]. Este «algo», por supuesto, es la no coseidad de la mente de la luz clara.

5. Hunt y Ogilvie, «Lucid Dreams in Their Natural Series: Phenomenological and Psychophysiological Findings in Relation to Meditative States», en Gackenbach y LaBerge, *Conscious Mind, Sleeping Brain*, pp. 398-399.

6. El erudito Thomas McAlpine escribe que en el Antiguo Testamento «hay una relación léxica significativa entre el sueño y la muerte. Entre los distintos campos de actividad que comparten vocabulario con el campo humano del dormir, el campo de la muerte tiene tanto la mayor cantidad de palabras en común [...] como el mayor número de apariciones de estas palabras [...] Se podría hablar de la muerte en términos del sueño; un sueño del que no se despierta» (*Sleep, Divine and Human, in the Old Testament* [Sheffield, Reino Unido: Sheffield Academic Press, 1987], pp. 144 y 149).

7. En términos más filosóficos, esto a veces se denomina la «teoría de la recapitulación». Para poner un ejemplo, la microgenia (el origen del momento) recapitula la ontogenia (el origen de un ser), la cual recapitula la filogenia (el origen de una especie), la cual recapitula la cosmogenia (el origen de un cosmos). Pueden encontrarse ecos de este tema en el dicho hermético o alquímico: «Como es arriba, es abajo», o en la máxima del *kalachakra*: «Como es dentro, es fuera». El antropólogo Gregory Bateson habla de *metapatrones*, o el patrón de los patrones; la teoría de la complejidad y el caos habla de *universalidad*, de *autosimilitud* y, por supuesto, de *fractales*. El libro de Douglas Hofstadter *Gödel, Escher, Bach: An Eternal Golden Braid*,

ganador del Premio Pulitzer, alude a este tema (*braid*, «trenza») a partir del trabajo de maestros de la lógica, las matemáticas, el arte y la música. No es de extrañar que el Proceso Universal encuentre iteraciones universales en múltiples disciplinas.

La idea de universalidad entraña promesas y peligros. La promesa es de unificación y comprensión recíproca (se acude a un proceso para ayudar a entender otro). El peligro (o enemigo cercano) son las conclusiones simplistas y erróneas, como «todos dicen lo mismo».

8. Varela, *Sleeping, Dreaming, and Dying: An Exploration of Consciousness with The Dalai Lama*, p. 40 [ver la referencia de este libro en español en la nota 3 de la introducción].

9. Bokar Rinpoche, Jennifer Pessereau (ed.) y Christiane Buchet (trad.), *Death and the Art of Dying in Tibetan Buddhism* (San Francisco, Estados Unidos: ClearPoint Press, 1993), p. 20.

10. Para crear una simetría con los tres bardos de la muerte, a veces denomino al primer bardo el *bardo doloroso del no devenir*. Esto lo conecta con el tercer bardo, el bardo kármico del devenir. El tercer bardo es donde nos convertimos en alguien, a partir de la fuerza de nuestro karma (los patrones de nuestros hábitos). El primer bardo es allí donde el cuerpo «deja de devenir» (muere). En inglés, el gerundio del verbo que indica «no devenir» (*unbecome*) es *unbecoming*, que, como adjetivo, significa «inapropiado, indecoroso», con lo cual mi expresión constituye también un juego de palabras sobre cómo la muerte es algo inapropiado y desfavorable para el ego.

11. Esto constituye una alusión a Dylan Thomas y su poema épico, la primera estrofa del cual es: «No entres dócilmente en esa buena noche; / la vejez debería arder y hablar con entusiasmo al final del día. / Enfurécete, enfurécete contra la muerte de la luz». Si contamos con la visión correcta, no hay necesidad de enfurecerse, porque la noche es buena y la luz no va a morir.

12. La primera fase del bardo del *dharmata* es la fase de la *vacuidad*. En ella queda al descubierto la no coseidad pura, la conciencia sin forma. La segunda fase, y la más famosa, es la de la *luminosidad*, la cual se describe asimismo en cuatro subfases. La segunda de estas subfases es la de la aparición de las cien deidades apacibles y coléricas. Puesto que el sueño es una experiencia análoga a la de la muerte pero no es la misma muerte, la plena expresión de estas dos fases del bardo del *dharmata* no es del todo evidente cuando entramos en el sueño sin sueños, es decir, no pasamos por las cuatro subfases de la fase de la luminosidad cuando dormimos.

13. «Cuarenta y nueve días» no es un tiempo fijo; puede ser mucho menos o mucho más. La duración viene dictada por el karma y por la resolución de las cuatro fuerzas del karma de transición: el pesado, el próximo, el de los hábitos y el azaroso.

14. Estos seres son los *tulkus*, también llamados «*nirmanakayas* voluntarios». Ver Tulku Thondup, *Incarnation: The History and Mysticism of the Tulku Tradition of Tibet* (Boston, Estados Unidos: Shambhala, 2011).

15. Toda la finalidad del yoga del bardo es ayudarnos a relajarnos en la muerte, como ejemplifica la postura yóguica *savasana* (la *postura del cadáver*), que acostumbra a adoptarse al final de las sesiones de yoga. Relajarse en la muerte no es fácil, sobre todo cuando nuestro reflejo habitual es el de contraernos en una última autodefensa mientras nuestro sentido del yo se está disolviendo (esencialmente, está siendo «forzado» a relajarse).

16. Wallace, *Natural Liberation: Padmasambhava's Teachings on the Six Bardos*, pp. 160-161.

17. Sogyal Rinpoche, *The Tibetan Book of Living and Dying*, p. 342 [para la referencia de este libro en español, ver la nota 1 de este mismo capítulo].

Epílogo

1. Duff, *The Secret Life of Sleep*, p. 9.

2. Hurd, «Unearthing the Paleolithic Mind in Lucid Dreams», en Hurd y Bulkeley, *Lucid Dreaming: New Perspectives on Consciousness in Sleep,* vol. 1, p. 278.

3. Para que veas lo rápido que olvidamos las cosas al despertar: en cuanto a nuestros sueños, olvidamos el 50% de lo que soñamos dentro de los primeros cinco minutos de estar despiertos, y el 90% al cabo de diez minutos. ¿Cuánto más rápida y total es la amnesia respecto a nuestra verdadera identidad, la mente de la luz clara que abandonamos tan recientemente?

4. Coleman Barks (trad.), *The Essential Rumi* (Nueva York, Estados Unidos: HarperOne, 2004), p. 16. [En español: *La esencia de Rumi: una antología de sus mejores textos* (Barcelona, España: Obelisco, 2002)].

5. Ver a los demás como budas vivientes es ver a través de nuestras partes oscuras y percibirlos como son realmente. Esta es la práctica de la percepción pura, la cual nos conecta con su pureza innata. Al ver a los demás de esta manera, identificándolos como budas, les ayudamos a reconectarse con su identidad primordial y a localizarla. Al hacer esto para ti primero (por medio de reconectarte con tu verdadera identidad y reubicarla), acabarás por hacerlo de forma espontánea por los demás. Es semejante a cómo el hecho de tratar a tu hijo adolescente como un joven adulto le ayuda a convertirse en tal.

6. Duff, *The Secret Life of Sleep*, p. 53.

LECTURAS RECOMENDADAS

Bogzaran, Fariba y Daniel Deslauriers. *Integral Dreaming: A Holistic Approach to Dreams*. Nueva York: State University of New York Press, 2012.

Gackenbach, Jayne y Stephen LaBerge, eds. *Conscious Mind, Sleeping Brain: Perspectives on Lucid Dreaming*. Nueva York: Plenum, 1998.

Garfield, Patricia. *Creative Dreaming*. Nueva York: Ballantine, 1974.

Gyatrul Rinpoche, comentario a *Natural Liberation: Padmasambhava»s Teachings on the Six Bardos*. Traducido por B. Alan Wallace. Boston: Wisdom Publications, 1998.

LaBerge, Stephen. *Lucid Dreaming: A Concise Guide to Awakening in Your Dreams and in Your Life*. Boulder (Colorado): Sounds True, 2004.

_____*Lucid Dreaming: The Power of Being Awake and Aware in Your Dreams*. Nueva York: Ballantine, 1985.

LaBerge, Stephen y Howard Rheingold. *Exploración de los sueños lúcidos*. Madrid, España: Arkano Books, 2014.

Hurd, Ryan y Kelly Bulkeley, eds. *Lucid Dreaming: New Perspectives on Consciousness in Sleep*. 2 vols. Santa Barbara (California): Praeger, 2014.

Namkhai Norbu. *Dream Yoga and the Practice of Natural Light*. Edición e introducción de Michael Katz. Ithaca (Nueva York): Snow Lion Publications, 1992.

O'Flaherty, Wendy Doniger. *Dreams, Illusion, and Other Realities*. Delhi, India: Motilal Banarsidass, 1987.

Sparrow, G. Scott. *Lucid Dreaming: Dawning of the Clear Light*. Virginia Beach: A.R.E. Press, 1982.

Tenzin Wangyal y Mark Dahlby, ed. *The Tibetan Yogas of Dream and Sleep*. Ithaca (Nueva York): Snow Lion, 1998.

Thompson, Evan. *Waking, Dreaming, Being: Self and Consciousness in Neuroscience, Meditation, and Philosophy*. Nueva York: Columbia University Press, 2015.

Varela, Francisco J., ed. *Dormir, soñar y morir: una exploración de la consciencia con el Dalai Lama* (2ª ed.). Móstoles (Madrid), España: Gaia, 2009.

Young, Serinity. *Dreaming in the Lotus: Buddhist Dream Narrative, Imagery, and Practice*. Boston: Wisdom Publications, 1999.

Waggoner, Robert. *Lucid Dreaming: Gateway to the Inner Self*. Needham (Massachusetts): Moment Point Press, 2009.

Wallace, Alan. *Dreaming Yourself Awake: Lucid Dreaming and Tibetan Dream Yoga for Insight and Transformation*. Boston: Shambhala, 2012.

ÍNDICE TEMÁTICO

Índice temático

Índice temático

SOBRE EL AUTOR

Andrew Holecek es escritor, maestro espiritual y filántropo. Hace más de treinta años que practica el budismo *vajrayana* y ha completado el tradicional retiro de tres años. Andrew tiene una sólida formación científica, que incluye una licenciatura en Biología, años como estudiante de Física y un doctorado en Cirugía Dental. Esto ha inculcado en él una naturaleza escéptica saludable, lo que le inspiró a ir directamente a la fuente para formarse en el budismo y la meditación budista. Ha estudiado exhaustivamente en Nepal, la India e incluso el Tíbet (la fuente geográfica del budismo) y ha recibido enseñanzas por parte de muchos de los más grandes maestros vivos.

Andrew es un pianista con nivel de concertista con un título en música clásica, además de un apasionado del arte. También es un deportista entregado que integra la salud física con sus empeños espirituales e intelectuales. Su pasión por el abanico completo de la vida incluye su deseo de entender la consciencia a través de la vigilia, los sueños, el sueño sin sueños y la muerte, y su amor por la ejercitación del cuerpo, la mente, el corazón y el espíritu.

En 1990, cofundó Global Dental Relief, que proporciona atención odontológica a los niños pobres de Nepal, la India, Camboya, Vietnam, Kenia y Guatemala.

Entre su actividad como escritor, sus retiros de meditación y su actividad docente a escala internacional, encuentra tiempo para pasear a su perro y disfrutar de los placeres de la vida en las montañas de Colorado. Para más información, visita www.andrewholecek.com.

ÍNDICE